中医特色疗法治百病丛书

神奇疗效好醋方

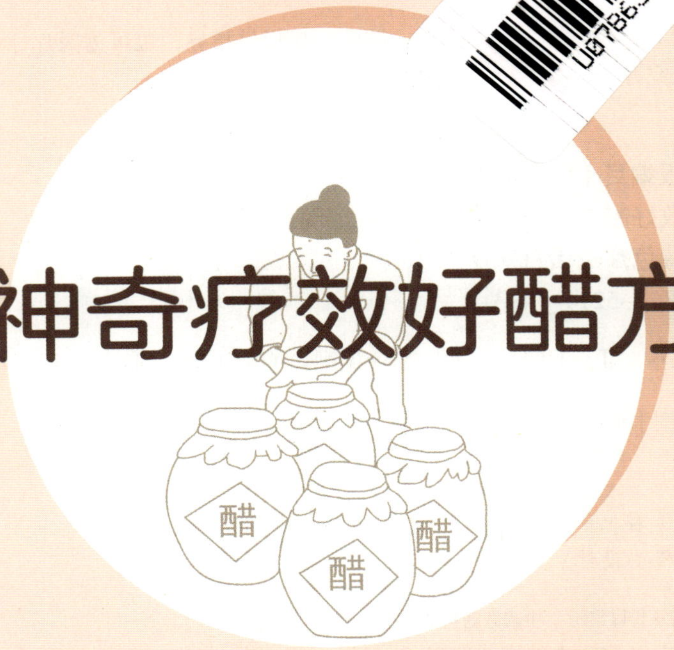

贾跃进　主编

中国健康传媒集团
中国医药科技出版社

内容提要

本书根据中医理论，以取材便利、制作简单、安全实用为原则，精选了最适合防病治病的古今醋方，内容包括醋的基础知识、内科病症醋疗方、外科病症醋疗方、妇科病症醋疗方、儿科病症醋疗方、皮肤科病症醋疗方、五官科病症醋疗方、男科病症醋疗方、美容养生醋疗方，用简单、精准的方法展示了醋方的制法用法、功效等。

本书可为家庭和个人养生保健、防病疗疾提供指导，也可为医疗、科研、生产单位等研究开发醋方、醋饮提供参考。

图书在版编目（CIP）数据

神奇疗效好醋方 / 贾跃进主编 .— 北京：中国医药科技出版社，2019.10

（中医特色疗法治百病丛书）

ISBN 978-7-5214-1413-4

Ⅰ.①神… Ⅱ.①贾… Ⅲ.①食用醋—食物疗法—验方 Ⅳ.① R247.1

中国版本图书馆 CIP 数据核字（2019）第 220704 号

美术编辑 陈君杞

版式设计 锋尚设计

出版 中国健康传媒集团 | 中国医药科技出版社

地址 北京市海淀区文慧园北路甲 22 号

邮编 100082

电话 发行：010-62227427 邮购：010-62236938

网址 www.cmstp.com

规格 710×1000mm 1/16

印张 18

字数 310 千字

版次 2019 年 10 月第 1 版

印次 2019 年 10 月第 1 次印刷

印刷 三河市万龙印装有限公司

经销 全国各地新华书店

书号 ISBN 978-7-5214-1413-4

定价 59.00 元

获取新书信息、投稿、为图书纠错，请扫码联系我们。

本书编委会

主　编　贾跃进

编　委　李　东　于　涛　齐丽娜

孙丽娜　董　慧　李　瑞

王红微　何　影　付娜仁图雅

张黎黎　刘　静　刘艳君

王一朝　温　慧　王冰冰

孙石春　李　瑾　王媛媛

张　楠

前言

食醋，含有丰富的氨基酸、有机酸、维生素等营养物质，经常食用可以软化血管、降低血压、预防动脉硬化、降低血糖，同时还有美容、杀菌、减肥等独特作用，长期饮用有利于防治多种疾病。近年来，随着生活水平的提高，人们的保健意识不断增强，食醋的保健功能也日益受到重视。为使读者更好、更多地了解食醋的保健作用，我们本着疗效可靠、日常实用的原则，编写了《神奇疗效好醋方》一书。

本书根据中医理论，以取材便利、制作简单、安全实用为原则，精选了最适合防病治病的古今醋方，以帮助人们更好地利用醋来养生、治病疗疾。本书内容包括醋疗基础知识、内科病症醋疗方、外科病症醋疗方、妇科病症醋疗方、儿科病症醋疗方、皮肤科病症醋疗方、五官科病症醋疗方、男科病症醋疗方、美容养生醋疗方，收录了常见病的醋疗良方，用简单、精准的方法，告诉人们醋方的制法用法及功效，让人们在品尝佳饮的同时防治疾病，益寿延年。

本书可为家庭和个人养生保健、防病疗疾提供指导，也可为医疗、科研、生产单位等研究开发醋方、醋饮提供参考。

由于编者学识所限，本书难免有疏漏之处，敬请广大读者提出宝贵意见，以便今后改进提高。

编者

2019年5月

目录

第一章 醋的基础知识

第二章 内科病症醋疗方

第三章 外科病症醋疗方

第四章 妇科病症醋疗方

第五章
儿科病症
醋疗方

第六章
皮肤科病
症醋疗方

第七章
五官科病
症醋疗方

第一章

醋的基础知识

- 醋的酿造与食用
- 醋的营养成分与功效
- 醋的医疗保健功能

第一节 醋的酿造与食用

醋是人们日常生活中不可缺少的调味品。它是用米、麦、高粱、玉米等酿制成的含有醋酸的液体，古代称为醯、酢、苦酒、米醋等。中国是世界上最早用谷物酿醋的国家，在我国食醋的应用有着悠久的历史。

一、醋的类别及其酿造方法

我国食醋的品种较多。由于酿制原料及工艺的不同，醋的风味各异，迄今尚无统一的分类方法。如果按制醋的工艺流程来分，可分为酿造醋和人工合成醋两大类。

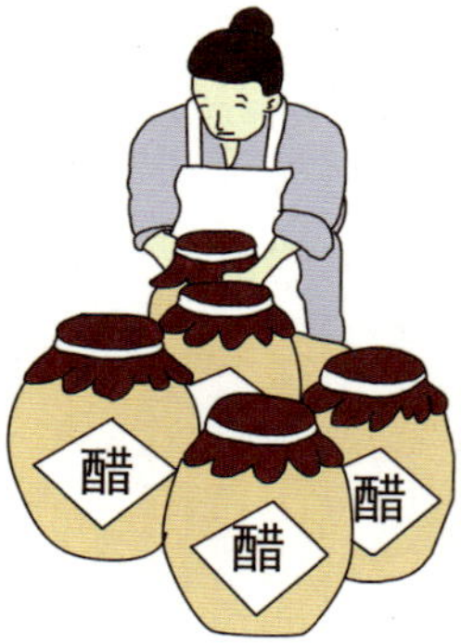

（一）酿造醋

酿造醋可分为米醋（用粮食原料制成）、糖醋（用饴糖渣等原料制成）、酒醋（以白酒、米酒或酒糟渣等原料制成）。米醋又因为加工方法不同可再分为熏醋、香醋、麸醋等。酿造醋品种由于选料和制法的不同，其性质特点略有差异，但总体而言，以酸味纯正、香味浓郁、色泽鲜明者为佳。

（二）人工合成醋

人工合成醋也称为醋精、白醋，是用可食用的冰醋酸稀释而成。其酸味大，无香味。冰醋酸对于人体有一定的腐蚀作用，使用时应进行稀释，通常规定冰醋酸浓度为3%～4%。这种醋不含有酿造醋的各种营养素，没有营养价值，仅能起到调味作用，不容易变质。如果无特殊需要，还是食用酿造醋为好。

二、食醋的选择与保存

（一）食醋的选择

在选择食醋时，首先要辨别质量及真伪。鉴别质量要看颜色、闻香味、尝味道。①颜色：食醋有红、白两种。优质红醋呈现琥珀色、红棕色、黑紫色；白米醋清亮、透明、无杂质。②香味：优质醋酸味芳香，无杂味。③味道：优质醋酸味虽高却无刺激感，酸味柔和，略有甜味，不涩，无异味。此外，优质醋清澈透亮，浓度适中，无悬浮物及沉淀物，无霉花浮膜。瓶装醋出厂3个月内禁止有霉花浮膜等变质现象；散装醋出厂1个月内不得有霉花浮膜。

假米醋是以工业冰醋酸直接兑水而成，颜色浅淡发乌，开瓶酸气冲鼻刺眼，无香味，有苦涩味，可见沉淀物和悬浮物。只要稍加观察，不难辨别真假。

购入食醋时可根据个人口味和烹饪需要，选择适用类型。食醋的类型有以下几种。

（1）烹调型食醋　酸度为5%，味浓醇香，具有解腥去膻助鲜的功效，适于烹调鱼、肉类及海味等。如果用酿造的白米醋，不会影响菜肴的原有色调。

（2）佐餐型食醋　酸度为4%，味较甜，适宜拌凉菜、蘸着吃，具有较强的助鲜作用。

（3）保健型食醋　酸度较低，通常为3%。口味较好，以每天早、晚或餐后服1匙（10ml）为宜，可起到防治疾病的作用。这类醋包括康乐醋、保健醋、红糖醋等。

（4）饮料型食醋　酸度仅为1%，在发酵过程中加入了蔗糖、水果等，形成了被称为第四代饮料的醋酸饮料。具有清凉祛暑、生津止渴、增进食欲和消除疲劳的功效。这类饮料醋中包含山楂、苹果、梨等浓汁，酸甜适中，冲入冰水后就可以成为口感上佳的饮料。

（二）食醋的保存

食醋放置一段时间后，偶尔会长出一层俗称“醭”的霉花。开始时仅有稀疏的小白点，渐渐连成一片，在整个液面形成一层被膜。被膜由薄变厚，出现褶皱，颜色也由白变黄，至黄褐或灰褐色。食醋长“醭”是产膜酵母菌与其他真菌作怪的结果。因为真菌和酵母菌能在酸性以及含盐分较高的环境中生存，因而能使醋发生霉变。

轻度长“醭”的醋，只要及时撇去霉花，然后经加热杀菌（80℃持续5分钟）处理仍可食用；严重发霉的醋，气味变苦、发臭，已有毒素产生，不得继续食用。

防止食醋长“醭”的方法：在用瓶子装醋前先用开水冲洗净并控干水分；在醋中加点盐，也可以增强防腐能力；产膜菌是好气性细菌，仅能在醋的表面生长，如果在醋里加少许香油或熟的花生油，使醋上形成油面，也可避免产膜菌生长；如果在醋瓶中放入几瓣大蒜或一段葱白，也可起到防霉变作用。为避免醋保存过久产生霉变，最好不要一次购买太多，买回后应放在阴凉通风处。

三、醋的食用及注意事项

食醋在烹饪中的应用很广，它能调和菜肴滋味，增加香味，去除不良气味，降低原料中维生素C的损失，促进原料中钙、磷、铁等物质的溶解，提升菜肴的营养价值，还能增进食欲，促进消化液分泌，有利于食物的消化吸收。食醋可以调制多种风味菜肴，还可制成调味汁配菜蘸食。

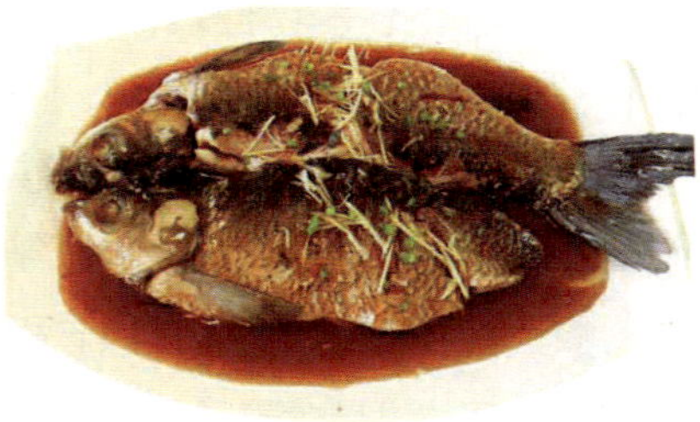

醋具有一定的抑菌及杀菌作用，可用于食物和原料的保鲜防腐。在原料加工中，食醋可预防果蔬类原料出现“锈色”。例如，将去皮的马铃薯浸在水中，倒入10ml醋，就能使其保持原有的颜色而不会变成锈色。

醋还可以使肉类软化，煮牛肉或炒羊肉时加点醋，可使肉纤维软化、肉质鲜嫩。对于韧、硬的肉类或野味禽类，醋也是一种较好的软化剂。

食醋若使用不当也会产生一些不良反应。日常使用醋时应注意以下几点。

（一）使用铁锅烹饪

使用醋烹制菜肴时最好使用铁锅。用铁锅烹饪时，铁元素可进入食品和汤料中，如再加入醋为佐料，铁元素的浸出量将会增加。食用在铁锅中烹制的菜肴，可防治缺铁性贫血。用铝锅烹饪，则不能加醋。因为醋会破坏铝锅表面的氧化铝薄膜，使铝的浸出量增多，食入过多的铝会抑制肠道对磷的吸收，影响骨骼的磷代谢，使得骨中磷的含量下降，易导致骨质疏松、骨折等病症。另外，加醋的菜肴也不能放在铜锅、铜勺内烹调，醋也能够溶解铜，过多的铜被人体吸收，会引起铜中毒。因此，为了人体健康，还是用铁锅做菜为宜。

（二）用量要适宜

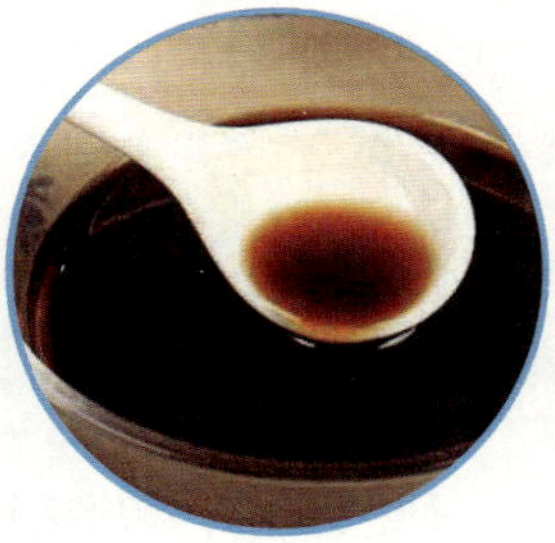

醋的功用非常多，日常饮食习惯中有人嗜食醋。醋吃得太多并没有益处。通常情况下食醋的食用量，以成人每天摄入20～40ml为宜，不得超过100ml。为了治病，每天大量饮醋或醋蛋液是不可取的。用醋治病需持科学态度，食醋的摄入量要适度，不能急于求成。最初应少量试服，不适应者可减少食用量或停止服食。此外，食用醋后应随时漱口，避免损伤牙齿。

（三）食用禁忌

对醋过敏者食醋时，有可能产生过敏症状；胃溃疡患者和胃酸过多的人，食醋过多会导致胃溃疡加重。食用醋和醋蛋液虽有降压作用，但低血压者则要慎食，特别是低血压的老年患者，在用醋蛋液时不要强饮，以免造成不适。肾炎患者在发病期间、胆囊切除手术的患者在手术后半年内、肝硬化患者，都需慎用食醋。

骨伤患者不得过多的食用醋。《本草纲目》中记载，食醋“多食损筋骨，亦损胃”。现代医学研究表明，醋酸有软化骨骼和脱钙的作用。骨伤患者食醋后会导致伤处酸软，使疼痛加剧，影响骨折愈合。

胆石症患者宜少食醋，大量食用醋会诱发胆绞痛。因为酸度过高的食糜进入十二指肠后，可刺激其分泌肠激素，导致胆囊收缩，进而引发胆绞痛。

服用一些药物后也不能食醋。磺胺类药物在酸性环境中容易形成结晶，从而损伤肾。服用碳酸氢钠、氧化镁、胃舒平（复方氢氧化铝）等碱性药物时，如果食用醋会使药物作用被抵消。服用庆大霉素、红霉素等抗生素时，也不宜食用醋，以免降低药效。

第二节 醋的营养成分与功效

一、醋的营养成分与药理

研究显示，酿造醋含有丰富的营养成分，具独特的药理作用。根据分析，醋含有5%～20%的醋酸，pH为1.5～2.0，与人胃酸的pH 1.3～1.8相近。醋中含有丰富的氨基酸，其中包括人体自身无法合成、必须由食物提供的8种氨基酸。氨基酸是合成蛋白质的主要成分，是人体细胞、组织以及新陈代谢中各种酶的构成物质，也是人体活动的能源之一。

醋中含有糖类物质，例如葡萄糖、果糖、麦芽糖等。糖类物质是人体活动的重要能源之一。因醋有甜味使食醋变得五味调和，有利于人体对食物的消化和吸收。

醋中的有机酸含量比较高，这些有机酸是蛋白质、脂肪和糖三大营养物质在人体新陈代谢中分解、合成的产物，在生物反应过程中为人体提供能量。

醋中含有维生素B_1、维生素B_2等，来源于食物以及原料发酵过程中微生物代谢的产物。这些营养素是人体新陈代谢过程中酶的辅酶，在生命活动中具有重要作用。

醋中的无机盐也非常丰富，如钾、钠、钙、磷、铁、锌、铜等。这些矿物质源于醋的原料以及食醋发酵过程中的容器或添加剂。

醋中的醇类主要为乙醇，它来源于发酵过程中微生物的代谢产物。醇和有机酸发生反应而成酯，是酒和醋中的主要香气成分。醋中的酯类以乙酸乙酯为主。

二、中医对醋的应用

用食醋治病是中医药学的一部分，历代医药学家在用醋治病养生方面积累了丰富经验，古今药醋方有很多。醋本身不仅可以直接内服、外用治疗疾病，而且还可作为药引应用，也可用于中药的炮制等。

（一）醋的主治功效

散瘀、止血、下气消食，开胃气、散水气，解毒、杀虫。主治产后血晕，治心腹气血不通，黄疸、黄汗，吐血，衄血，大便下血，阴部瘙痒，痈疽，疮肿，解鱼肉菜毒。

（二）醋与中药材的炮制

中药的炮制方法很多，醋制是其中的一种方法。醋制，是将净药材或药物生片与定量的醋混合，经过一段时间的闷润，使醋渗透入药物的组织内，然后进行炒制、煮制、蒸制或醋淬制等加热处理药物的一种炮制方法。醋易溶入水和乙醇中，具有良好的渗透性，与生物碱发生化学反应生成生物碱盐，能够增加其溶解度，提高药物疗效，还可分解钙盐和磷酸盐。因醋具有这些功能，所以常用其炮制一些药物。醋制的具体作用如下。

（1）消减药物的毒副作用　中药芫花、甘遂、京大戟等峻下逐水药，经过醋制后可消减毒性，缓和其毒性及峻下作用。如芫花，有毒，泻水力强，可刺激肠黏膜导致剧烈的水泻和腹痛。而经醋制后能够降低一半毒性，且可将对肠的抑制作用变为轻度兴奋蠕动作用。商陆是峻下逐水药，有毒，能引起中枢神经麻痹、呼吸与运动障碍、语言不清、躁动、肌肉抽搐等症状。商陆经醋制后，可降低毒性，并具有缓和通便行水的作用。甘遂、狼毒等，经醋制后都能降低毒性，提高临床用药的安全度。

（2）增强药效作用　醋可以与生物碱、氧化物、无机成分起化学反应，生成各种盐。由于其具有良好的渗透性，所以矿物药物如紫石英、磁石、赭石等，动物药材如龟甲、鳖甲等，质地坚硬、不易粉碎，经过醋制、醋淬后，可使其质地酥脆，方便粉碎和煎出有效成分。如延胡索，其镇痛的有效成分是延胡索乙素，这是一种生物碱，难溶于水，用醋炮制后，醋酸和生物碱结合生成醋酸盐，醋酸盐能溶于水，从而提升其溶解度，其镇痛功效亦可大幅提高。磁石，主要成分为四氧化三铁、三氧化二铁等，难溶于水，煅后用醋淬，磁石所包含的铁化合物可与醋酸结合，其中一部分生成可溶性醋酸铁。醋酸铁极易被人体吸收而发挥药效。

（3）增强药物的独特效应　如五味子，主要成分为挥发油、五味子素、柠檬酸、苹果酸、维生素C等，经过醋蒸后，使有效成分游离出来，使五味子产生了独特的收涩敛肝的功效。

（4）增强药物活血、散瘀、镇痛作用　米醋味酸，性微温，药物经过醋制后，可引药归肝经，增强入血收敛、散瘀镇痛的功效。香附为理气药，具有理气解郁、调经镇痛的作用，经醋制后其行气镇痛作用增强。青皮亦为理气药，具有疏肝理气、消积镇痛的作用，经醋制后，可增强理气镇痛的作用，并降低油分，有助于调理气机。艾叶为理血药，具有散寒除湿、温经镇痛的功效，经过醋制后可增强温经镇痛作用。

（5）矫臭、矫味作用　五灵脂、龟甲、鸡内金等有臭气或令人不快的气味。经醋制后，一部分异味因高热升华而消失；由于醋的良好渗透性，使药物膨胀疏松，空隙变大，一部分异味在醋挥发时被带走，从而达到去除臭气或消减不快气味的目的。以醋入煎，服用时可免除不良气味带来的恶性刺激。

（6）扩大药物的作用范围　如当归、白芍等补血药物，经过醋制后，具有止血的作用，因为醋能入血分，有收敛气血的功效。乌梅生用敛肺固肠，醋制后，可增加其安蛔效果，因蛔虫见酸则静。

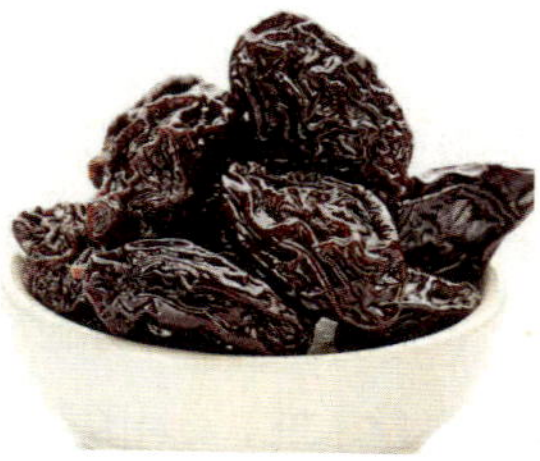

（7）有利于提纯药物、减少杂质、降低刺激性　如硇砂为外用药，有毒，经过用2倍沸水搅拌溶化、沉淀，取上层清液，加入适量的醋，置锅中隔水蒸，所得结晶为纯品，由于除去大量杂质，毒性与刺激性可降低。

第三节　醋的医疗保健功能

从传统医学、现代医学临床实践与科学研究的成果来看，醋主要有抗菌作用，可以预防感冒、健胃助消化，防止腹泻，减肥，美容及延缓衰老，降低胆固醇，抑制过氧化脂质的生成，降低血压，防治肝病，治疗糖尿病，消除疲劳，抗癌，解酒，调节血液酸碱平衡，促进钙吸收等。

（一）抗菌作用

食醋具有一定的杀菌、抑菌能力。有学者曾以10种有机酸与盐酸一同作对比抑菌试验，检测它们对16种常见食物腐败菌与肠道致病菌的抗菌力，醋酸能够在较低浓度下发挥效力，食醋在低盐度中，可发挥其抑菌作用。

对芽孢杆菌属菌、微球菌属菌（最常见且分布广泛的食物腐败菌）、荧光假单胞菌和亨氏片球菌（乳品、鱼贝等多种食品的低温腐败菌）、金黄色葡萄球菌（细菌性食物中毒最主要病菌之一）、鼠伤寒沙门菌和病原性大肠菌（重要的肠道传染病菌）等，食醋均能完全抑制其繁殖。

中国医学科学院流行病学研究所的研究显示，食醋对甲种链球菌、卡他球菌、肺炎双球菌、白色葡萄球菌以及流感病毒等呼吸道致病微生物，在室内熏后30分钟，除了甲链球菌有个别菌落外，其余全部被杀灭。试验还表明，食醋具有杀灭白喉杆菌和流行性脑脊髓膜炎、麻疹、腮腺炎病毒的效力。

（二）防治感冒

在酿造食醋的工厂里，工人们很少感冒，甚至工作几十年也未患过感冒。每当感冒流行时，酿醋厂工人也未见其被感染。

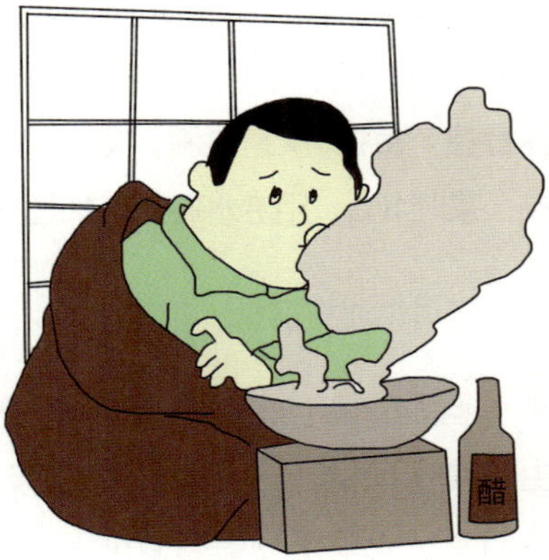

学者研究结果表明，酿醋厂工人不患感冒，与其长期接触食醋有关。酿醋厂空气中的醋酸浓度使感冒病毒难以生存，因此醋厂工人不易感冒。所以，在日常生活中，如遇感冒流行，不妨用食醋熏蒸。其方法为取醋适量（每1m^{3}空间2～10ml），用1～2倍水稀释，以文火加热进行熏蒸。

（三）健胃助消化

醋具有增加食欲、促进消化的功效。这在我国历代医学文献中多有提及，如唐代陈藏器著《本草拾遗》，清代王士雄著《随息居饮食谱》等，均称醋能“开胃、消食”。食醋对消化系统的作用，主要是促进唾液、胃液的分泌。唾液中含有能够消化淀粉的淀粉酶。若唾液和胃液的分泌量增多，不仅能增进食欲，还能促进食物的消化。现代医学研究表明，醋中所含的挥发性物质和氨基酸等能刺激大脑神经中枢，使消化器官分泌大量消化液，使消化功能显著加强，从而增进食欲，确保人体健康。在烹调、做凉拌菜时加些醋，对于促进食欲、帮助消化是非常有益的。

（四）防治腹泻、下痢

用“饮醋”治疗腹泻，在我国已有悠久的历史，如服食“姜蒜醋”治腹泻，还有用火烧砖，再将食醋喷在热砖上，或将醋浸的毛巾盖在热砖上，趁热坐在上面，以治疗腹泻等。《本草纲目》中，治疗霍乱吐泻用盐醋煎服。而在《严氏济生方》中，凡治腹泻、下痢方，都以醋糊为丸。

食醋中的主要成分为醋酸。醋酸具有极强的抗菌作用。金黄色葡萄球菌是引起急性胃肠炎的细菌性食物中毒最主要的病原菌之一，鼠伤寒沙门菌与病原性大肠埃希菌也都是重要的肠道传染病病菌。实验研究证明，金黄色葡萄球菌、大肠埃希菌及宋内志贺菌，在醋酸浓度为122.5mg/L时，只需30秒就能将其杀死。

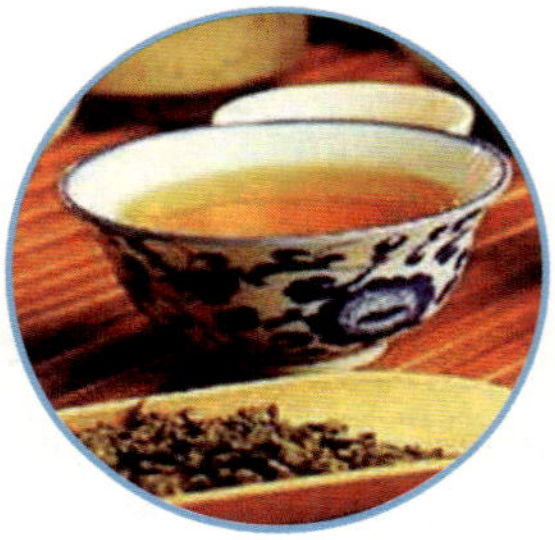

近年来，常有报道使用食醋治疗腹泻、痢疾，并取得了极好的疗效。如以红茶（或花茶）10g，用沸水冲泡，然后加少许食醋，每日1次，热服，有涩肠止泻的功效。又如以盐水梅1枚，茶叶10g，用沸水冲泡，加适量的醋，热服，用于治疗痢疾。

（五）降低胆固醇

胆固醇是组成人体细胞的营养物质，大部分是由人体自身合成的，也有一部分是经由饮食摄取的。一个健康的成年人，体内胆固醇总量约50～80g。这些胆固醇的去路有两条：一条是经由肠道排出体外；另一条是通过肝用于全身的新陈代谢。在正常情况下，人体合成胆固醇量能够自动调节。有些中年人，因为内分泌和血脂代谢的失调，自动调节功能发生紊乱，增加的血胆固醇就会慢慢沉积在血管壁，使管腔变狭，并向外扩大直到管壁中层，破坏管壁的纤维，引起结缔组织增生，从而使得血管肥厚、硬化。所以，要避免胆固醇过多。除了注意饮食外，长期食用醋是降低胆固醇的一种有效方法。

（六）抑制过氧化脂质的生成

脂肪酸若被氧化，便会成为过氧化脂质。形成细胞膜的磷脂变成过氧化物，细胞就会被破坏而失去功能。以脑为首的各种脏器，如果蓄积了过氧化脂质，便会降低全身的生理功能，提早老化。另外，在动脉及其他脏器附着的过氧化脂质，易引起动脉硬化和组织障碍。

醋具有抑制过氧化脂质生成的作用，这在动物实验中已经得到证明。米醋能抑制心脏内的过氧化脂质生成，完全是依赖醋中的氨基酸和有机酸所致。实际上，醋无法使已经“硬化”的血管变软，仅能有效地阻止血管“继续硬化”，也就是相对的“软化血管”。

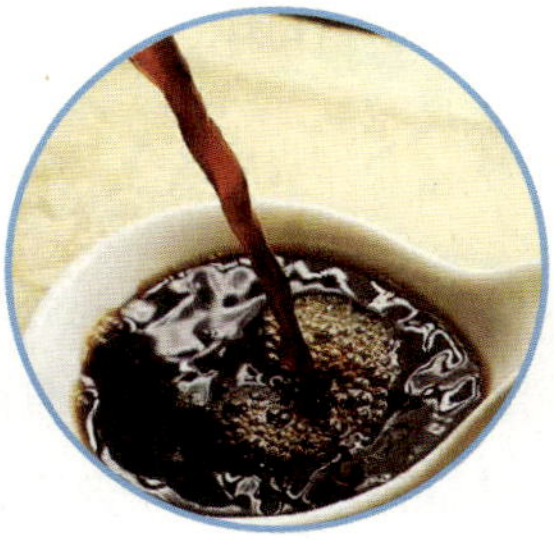

醋除了可以在人体内预防过氧化以外，还可以防止食品的过氧化。富含脂肪的食品在加热烹调时，都会增加过氧化脂质。如果在烹调时使用醋，便可防止过氧化脂质增多。

（七）降高血压

高血压是严重威胁人类健康的常见病，是导致心脏病、脑出血的重要因素。

日本学者曾做过试验，他们挑选了9位高血压患者，每日午后3时吃5粒醋泡黄豆，持续3个月，其间每周测量血压1次，每月验血1次，结果血压逐渐趋于正常。我国民间，很早就用醋泡花生米防治高血压。精选饱满带衣的生花生米半碗，倒入上等食醋至满，浸泡7日，自第8日起每日早、晚各服10粒，可治疗高血压。食醋之所以能降低血压，是因食醋中含有维生素C与烟酸，能扩张血管，促进胆固醇的排泄，并增强血管的弹性及渗透能力。血胆固醇降低，对防治心脏病、高血压都有良好的作用。

另外，食醋还能增强肾功能，有利尿作用，通过利尿使钠排出，间接引起降压。

（八）防治肝病

肝是人体最大的消化腺，它对于糖类、脂类、蛋白质、维生素、激素等物质代谢具有重要的作用，并可分泌胆汁、解毒以及吞噬细菌。近年研究证明，食醋具有良好的护肝作用，并能促使消化液的分泌，增加肝病患者的食欲。食醋中包含丰富的氨基酸、醋酸、乳酸、苹果酸、琥珀酸、维生素等多种肝所需要的营养物质。食用醋后，其营养物质被充分吸收利用，对肝组织损伤具有修复作用，并可提高肝的解毒功能、促进新陈代谢。

（九）治疗糖尿病

糖尿病在中医学中被称为“消渴病”“三消症”，是因为人体绝对或相对胰岛素分泌不足所引起糖、蛋白质、脂肪以及水、电解质代谢紊乱。其特点是血糖过高，尿糖阳性，葡萄糖耐量降低及胰岛释放试验异常。患者往往表现为多饮、多食、多尿、疲乏、消瘦等。醋能治疗糖尿病是近年来国内外学者的新发现。长期食醋可以使血糖降低，并能增强体质。目前我国一些醋厂相继研制生产了各种保健食醋，糖尿病患者服用均有一定的降糖作用，可作为糖尿病患者的保健饮品。

（十）防癌抗癌

中国科学院成都分院以及中国科技大学，曾对保宁醋及其主、辅原料用原子吸收光谱等方法进行微量元素测定，并进行分析研究，证明醋本身所具有的杀菌作用能够直接抵抗传染性病毒，还可以抵消黄曲霉毒素的致癌作用。保宁醋中含有一种酶，能够抑制镉和真菌的协同致癌、促癌作用。日本有学者用薏苡仁和玉米作为原料，以蒸煮法发酵制成两种醋，其中发现有抗肿瘤的活性物质。他们将这种抗肿瘤的物质注入腹腔内移植有S-160肿瘤的6只鼠体内进行实验，结果有2只鼠的肿瘤消失，其余4只鼠与未注入抗肿瘤物质的鼠相比，寿命延长了4.5倍。

（十一）减肥

用食醋浸泡黄豆治疗便秘，是我国自古就有的民间验方，最近科学家发现，醋豆还具有其他的保健作用。其实食醋的本身就能够降血脂、降血压、减肥。由于食醋中所含的氨基酸除了可以促使体内过多的脂肪转换为体能消耗外，还可使摄入的糖和蛋白质等的代谢顺利进行，因此具有良好的减肥作用。醋豆的减肥作用更显著，其制备方法是，将黄豆洗净晒干，于砂锅内炒熟，再放入空瓶中，占瓶1/3。倒入食醋后，加盖，放置阴凉处，1周后即可食用，可加蜂蜜或红糖。醋豆以每天吃1匙为宜，如果发生腹泻，可暂停食用；如未见不适，可连续食用。

（十二）美容及延缓衰老

随着年龄的增长，人体中过氧化脂质会不断地增加，导致细胞的功能无法正常发挥。若这种现象出现在皮肤上，会使皮肤的新陈代谢能力减退，使得废物（如色素类物质）积聚在皮肤表面，形成老年斑，也会导致皮肤的张力减弱或弹性降低，形成皱纹；分泌油脂的皮脂腺和出汗的汗腺功能如果衰退，皮肤就会失去滋润的成分，提前显示衰老。

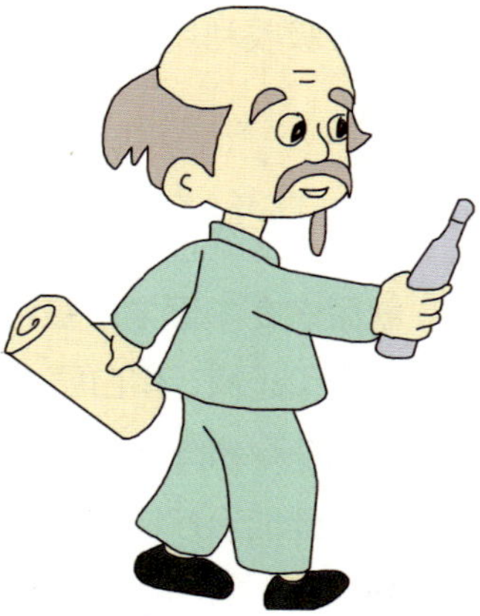

实验显示，将恶性淋巴结肿物质给老鼠服用，能够使老鼠体内的过氧化脂质增加。如果在服这种物质的同时给老鼠吃些米醋，就能够减少老鼠体内

过氧化脂质的生成，并且其效果会因为摄入米醋量的不同而有差异。由此可见，米醋对于过氧化脂质的活性不仅有抑制作用，而且还有减少其生成的功能。在民间有用食醋浸泡鸡蛋，并以蛋清涂抹皮肤或食用来治疗皮肤黑褐斑、银屑病、神经性皮炎等。

（十三）解酒

王士雄在《随息居饮食谱》中提到，食醋可“醒酒，消食”。日本也有记载说，食醋能避免大醉失态。单独饮酒与随酒同时饮用食醋，血液中的乙醇浓度会有差异，也就是说，若在饮酒的同时饮用食醋，可以降低血液中的乙醇的浓度，从而减轻或延缓醉酒状态的出现。

食醋能对抗、缓解乙醇的抑制作用，增加胃液分泌，扩张血管，有助于血液循环，提高肝的代谢能力，增强肾功能，帮助乙醇从体内迅速排出。

（十四）消除疲劳

当机体剧烈运动后或是疲劳时，会出现肩背酸痛和肌肉僵硬，周身酸懒无力的现象。这是由于肌肉内的乳酸堆积所导致的。因醋中含有丰富的有机酸，能够促进糖代谢，并使肌肉中的乳酸和丙酮酸等物质，分解为二氧化碳和水，使疲劳消除。所以，在运动后饮醋或醋浴可快速消除肌肉内乳酸的堆积，使身体轻松，消除疲劳感。

（十五）防治青春痘

造成青春痘恶化的是痤疮杆菌，醋不仅能够消灭这种细菌，还不会伤害肌肤。醋在进行消毒杀菌时，会将多余的皮脂除去，防止皮脂腺阻塞化脓，具有促进肌肤新陈代谢的效果。治疗时可用纱布或脱脂棉蘸醋，轻轻地拭去皮肤表面的污垢，然后用另一块纱布浸泡醋，贴在患处，也可以敷脸的方式来进行。

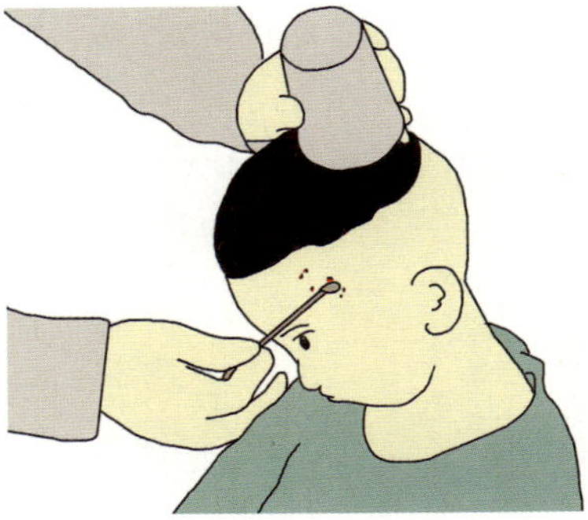

若每天持续用醋洗脸，不仅具有预防青春痘的作用，也会使肌肤白皙。

（十六）有助钙的吸收

醋能促使食物中的钙溶解，从而有利于钙的吸收。例如炖鱼时加一点醋，可以使鱼骨骼软化溶解，这样就能增加钙的摄取量，补充人体钙的缺失或不足。

另外，醋进入人体后，醋酸和钙转化为醋酸钙，这是一种人体容易吸收的成分，因此可以使摄取的钙充分得到利用。

（十七）其他功效

食醋的内服、外用具有上述多种医疗保健功效，因此古代医家及近代药理研究均对其药用价值给予充分的肯定。食醋除了上述功效外，还有利尿、治疗结石、骨质增生、坐骨神经痛、腰腿扭伤、血肿、肠道寄生虫及一般外科炎症等作用。

第二章

内科病症醋疗方

- 感冒
- 慢性支气管炎
- 支气管哮喘
- 呃逆
- 呕吐
- 消化不良
- 胃、十二指肠溃疡
- 腹痛
- 腹泻
- 便秘
- 肝炎
- 头痛
- 眩晕
- 失眠
- 中风后遗症
- 高血压
- 高脂血症
- 冠心病
- 糖尿病
- 肥胖症

第一节 感冒

感冒俗称“伤风”，是一种上呼吸道感染，指自鼻腔至喉部之间的感染。一年四季均可发病，以春、冬季节更为多见。感冒因病原体不同，可分为病毒性及细菌性两大类。常见的病毒有流感病毒、副流感病毒、鼻病毒、腺病毒、呼吸道合胞病毒、柯萨奇病毒等。细菌感染以甲型溶血性链球菌最多见，其次为流感嗜血杆菌、肺炎链球菌、葡萄球菌。

临床表现

1. 风寒型感冒

年老体衰或平素体质羸弱者患感冒，大多为风寒感冒。主要表现为发热头痛、恶寒无汗、口淡不渴、咳嗽痰稀、鼻流清涕和大便溏泻等。

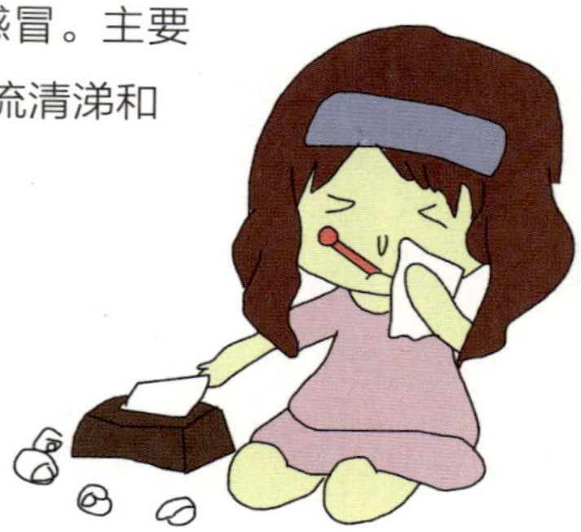

2. 风热型感冒

主要表现为发热重，轻微发冷、头胀痛、鼻涕黏稠或黄涕、咽喉肿痛、咳嗽、痰黄稠、口渴、舌苔薄白。

3. 流行性感冒

主要表现为恶寒发热，颜面潮红，头身重痛，肢节酸痛，恶心呕吐，咽喉疼痛，咳嗽气促，烦躁口渴，舌红，舌苔黄燥，多由病毒和细菌引起。

4. 暑湿型感冒

多发于夏季，因受暑湿引起。表现为头晕、烦躁口渴、呕吐或腹泻，可伴有发热、恶寒、头痛或全身疼痛。

醋疗法

（一）姜蒜醋方

组　　成 生姜100g，大蒜100g，食醋500ml。

制法用法 将生姜、大蒜洗净，切片，同浸于食醋中，加盖密封30天以上。在流行性感冒期间取出，食用姜、蒜，亦可于饭后饮醋10ml左右，每日2次。

功效主治 温中散寒，止痛，杀菌，抗病毒。适用于预防流行性感冒及其他呼吸道传染病。

（二）姜茶醋方

组　　成 生姜3g，红糖10g，茶叶3g，食醋3ml。

制法用法 以上4味，放入茶杯中，用沸水冲泡，加盖闷5分钟。代茶饮用，每日3次。

功效主治 辛温解表。适用于风寒感冒初起之头痛、鼻塞和流清涕。

（三）神仙粥方

组　　成 糯米50g，生姜10g，连须葱白7～8根，食醋10ml。

制法用法 先将葱、姜洗净捣碎，与淘洗干净的糯米同置锅中，加水1L，煮至米熟烂，加醋和匀即成。趁热食粥，或只喝粥汤。吃完粥后盖被入睡，以微微出汗为佳。每日2次。

功效主治 解表散寒，扶正祛邪，开胃养肝。适用于感冒初起，头痛发热，畏寒，全身酸痛，鼻塞流涕，也适用于年老体虚感冒。

（四）葱白姜醋汤

组　　成 葱白3g，生姜5g，米醋100ml。

制法用法 将米醋煮沸后放葱、姜，先口鼻吸闻其气味，3分钟后，加少许开水服之。

功效主治 开通肺气，发汗解表。适用于一切感冒。

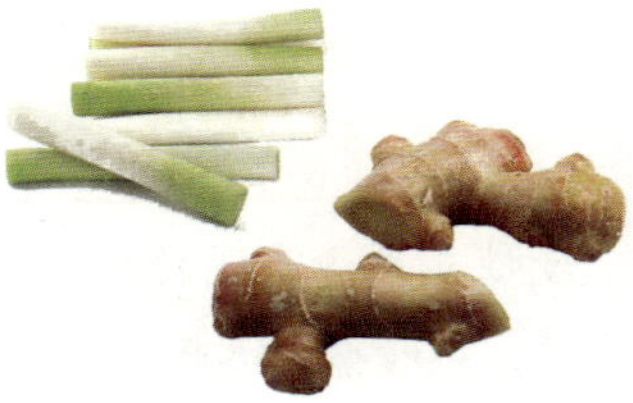

（五）萝卜米醋方

组　成 生萝卜250g，米醋适量。

制法用法 将萝卜洗净切片，放入米醋中浸泡2小时即可食用。每日服2～3次。

功效主治 清热解毒，健脾化湿。适用于流行性感冒、普通感冒等。

（六）治流感醋方

组　成 米醋适量。

制法用法 将米醋烧沸，取出置于室内，用鼻嗅闻热气，反复多次。

功效主治 杀菌，抗病毒。适用于流行性感冒，症见鼻塞、咳嗽。

注意事项

（1）加强体育锻炼，注意保暖，随季节增减衣服。

（2）患病期间注意休息，保证充足睡眠，少食油腻食物，多喝水，吃清淡食物。

（3）治疗期间，避风寒、调情志，防止风感外邪。

（4）老年人要多吃些禽蛋、鱼类、瘦肉、豆制品等富含蛋白质的食物，以及含纤维、维生素较多的食品。

（5）室内应经常开窗通风换气，保持适宜的温度。经常进行户外耐寒锻炼。

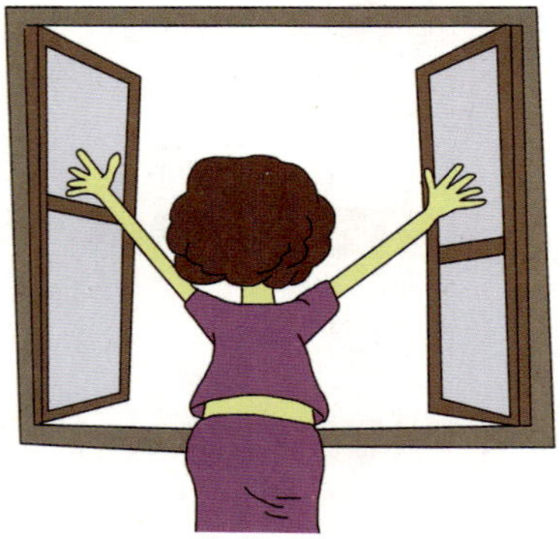

第二节 慢性支气管炎

慢性支气管炎简称慢支，是由细菌和病毒感染或环境刺激引起的气管和支气管炎症。以咳嗽、咯痰或伴有喘息以及反复发作为主要特点。

临床表现

1. 风邪袭肺型

风寒束肺者表现为咳嗽，鼻塞，流涕，头痛，身困，恶寒发热，咯痰稀薄色白，舌苔薄白，脉浮紧；风热犯肺者头痛鼻塞，咳嗽流涕，身热，口渴，咽痛，咯痰黏稠不畅，色黄，舌苔薄黄，脉浮数；风燥伤肺者干咳无痰，或痰少呈丝状，或痰中带血丝，唇鼻干燥，口渴，舌红干而少津，脉浮数。

2. 痰湿蕴肺型

表现为连声咳嗽，反复发作，咳声重浊，痰多白黏稠或多吐白沫痰，夜重日轻，胸闷脘痞，食少体倦，面容虚肿，舌苔白腻，脉濡滑。

3. 痰热郁肺型

表现为咳嗽痰多，质黏或稠黄，气粗，胸胁胀满，咳时引痛，口干舌燥，喜饮，舌红，苔薄黄腻，脉滑数。

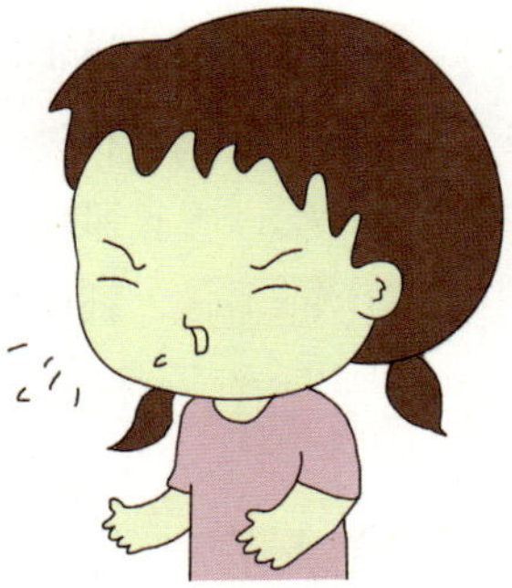

4. 肾虚喘促型

表现为稍微活动则气喘越发严重，气短，或咳而气怯，多为阵咳，痰多喉鸣，食少，怯寒肢冷，小便不利，足背浮肿，苔白润或灰腻，舌体胖大，脉沉细而滑。

醋疗法

（一）醋炖鸡蛋

组　成　鸡蛋2个，食醋50ml。

制法用法　将鸡蛋打破，放入碗中，加食醋炖服。每日服1剂。

功效主治　润肺止咳。适用于慢性支气管炎、支气管哮喘久咳不愈者。

（二）醋炖母鸡

组　成　黑母鸡1只，食醋1.5L。

制法用法 将黑母鸡宰杀洗净，切碎后加食醋，用小火炖蒸2小时。分6次服用，病轻者1只即可，重者2～3只。

功效主治 温中益气，补精填髓，止咳。适用于慢性支气管炎、支气管哮喘、咳嗽、身体久虚者。

（三）鲤鱼醋方

组　成 鲤鱼250g，食醋200ml。

制法用法 将鲤鱼剖杀洗净，加入食醋和适量的水，同煮至鲤鱼熟，不加盐。每日服食1次，不限量。

功效主治 祛痰止咳，散瘀解毒。适用于慢性支气管炎。

（四）冰糖陈醋方

组　成 冰糖500g，陈醋500ml。

制法用法 将冰糖置于锅内，再把陈醋倒入，加热煮沸后，待糖全部溶解，候凉装瓶备用。每次服10ml，每日2次。

功效主治 补中益气，润肺平咳。适用于慢性支气管引起的咳嗽、痰涎、哮喘。

（五）固本正气水

组　成 冰糖500g，冬虫夏草（磨粉）100g，陈醋500ml。

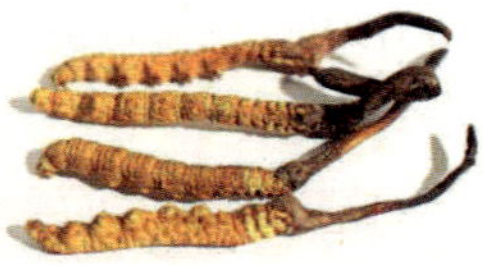

制法用法 将3味放在锅内用小火炖，待冰糖溶化后再加热10分钟，冷却后倒入瓶内封存，每日早晚空腹各饮10ml。1个月为1个疗程。

功效主治 开胃健脾，清肺，补血益肾。适用于慢性支气管炎。

（六）化痰止嗽丸

组　成 明矾60g，生晒参末30g，食醋250ml。

制法用法 将前2味放入醋内，置于火上熬成膏，稍干做成丸如豌豆大。每次取1丸，放在舌下含化。

功效主治 化痰，止咳，平喘。适用于慢性支气管炎、咳喘。

（七）甘草蜜醋饮方

组　成　甘草6g，蜂蜜30g，食醋10ml。

制法用法　上3味放入杯中，用沸水冲泡，每日早晚代茶饮。

功效主治　润肺止咳，化痰。适用于外感引起的慢性支气管炎、咳嗽、痰黏稠等。

（八）乌梅黄精醋方

组　成　乌梅60g，黄精60g，芙蓉叶120g，制半夏50g，白糖50g，食醋250ml。

制法用法　将制半夏浸泡于米醋中24小时，再与其他3味药同煎，去渣取汁，浓缩后加糖溶化，使成500ml，装瓶贮存备用。日服3～5次，每次5ml，缓缓咽下。

功效主治　止咳。适用于慢性支气管炎。

注意事项

（1）注意防寒保暖，尤其注意保护足部和下肢，冷暖适宜，预防感冒。

（2）加强体育锻炼，提高身体免疫力，增强对寒冷和疾病的抵抗力。

（3）戒烟，戒酒，少食辛辣油腻食物。

（4）避免吸入有害气体、尘埃。

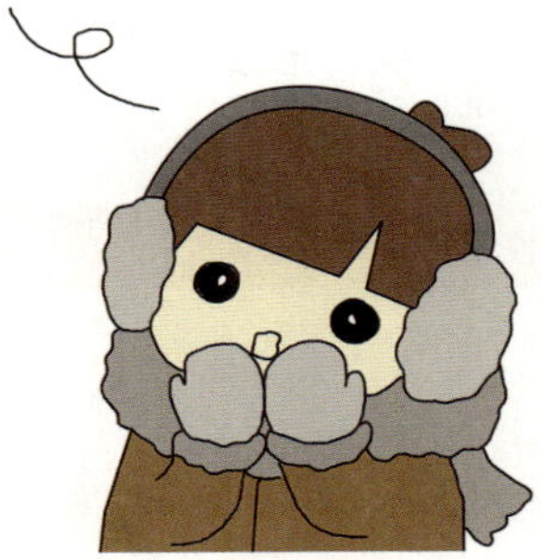

第三节　支气管哮喘

支气管哮喘简称为哮喘，是支气管在高反应状态下由于变应原或其他因素引起的广泛气道痉挛狭窄的疾病。其特点为间歇性、反复发作性呼气性呼吸困难、咳嗽、哮鸣。

临床表现

1．实证

（1）外寒内饮　多发于秋冬寒冷季节，呼吸困难，喉中痰鸣，痰稀色白，咯吐不易，恶寒无汗，头身疼痛，苔白滑，脉浮紧。

（2）痰热阻肺　咳喘气粗，鼻翼扇动，痰稠色黄，咯吐不爽，面红身热，汗出恶风，口渴烦躁，咳引胸痛，苔黄腻，脉浮数或滑数。

2．虚证

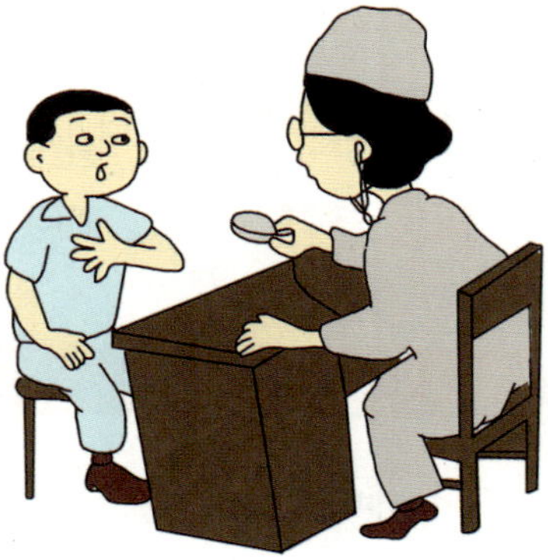

（1）肺虚　喘促，短气乏力，咳声低弱，自汗恶风，或鼻塞喷嚏，咽喉不利，舌淡，脉弱无力。

（2）脾虚　咳喘痰多，面白食少，脘痞倦怠，便溏泄泻，舌胖苔厚，脉缓滑或濡。

（3）肾虚　喘促日久，动则喘甚，呼多吸少，气不得续，形瘦自汗，神疲畏冷，舌淡，脉沉细。

醋疗法

（一）琼珠散

组　成　桑白皮120g，五味子60g，甘草（炙）60g，陈皮60g，罂粟壳（去蒂、膜）500g，醋1L。

制法用法　先将罂粟壳用醋浸三宿，晒干，再入醋浸，再晒干，随后同余药共研细末，用冷蜜汤调服，每日服2次，每次6～9g。

功效主治　敛肺，平喘止咳。适用于咳嗽、支气管哮喘。

（二）热喘丸方

组　成　麻黄15g，生石膏15g，白芥子10g，甘遂10g，杏仁10g，明矾10g，米醋50ml。

制法用法　上药共研为细末，瓶贮密封备用。用时每次取药末适量，以米醋调如稠泥糊，软硬适度，捏成如桂圆大小的药丸。取1丸填入患者脐孔中，按压紧，外用胶布固定。填药4～6小时后可除去药丸，每日换药1次，1周为1个疗程。

功效主治 清热宣肺，化痰，降气平喘。适用于支气管哮喘（属实热者）。

（三）哮喘糊方

组　成 金沸草50g，赭石50g，米醋适量。

制法用法 将上2药研为细末，加醋调成糊，取药糊分别涂在风门、定喘、膻中、上脘穴上，或将药糊敷于脐中。每日3～5次。

功效主治 降逆平喘。适用于支气管哮喘、喉间有痰鸣音者。

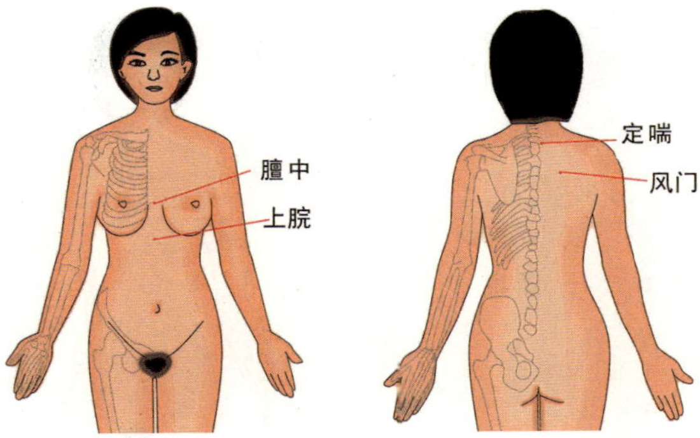

（四）香油醋蛋方

组　成 鸡蛋2个，香油50ml，米醋适量。

制法用法 将鸡蛋打破，放入油锅内炸熟，加醋再煮。早晚各食鸡蛋1个。

功效主治 益肺养阴，止咳。适用于慢性支气管炎、咳嗽、季节性哮喘。

（五）醋煮蜂房方

组　成 露蜂房30g，食醋60ml。

制法用法 将露蜂房加醋及适量水共煮，取汁。每次服5ml，每日2次，连服14天。

功效主治 祛风解毒，散瘀杀虫。适用于支气管哮喘。

（六）降逆平喘方

组　成 赭石60g，食醋适量。

制法用法 将赭石研为极细末，每次取药末3g，用米醋送下，每日2次。

功效主治 降逆平喘。适用于支气管哮喘不能平卧者。

（七）降逆平喘膏方

组　成 白矾30g，吴茱萸20g，白芥子20g，栀子20g，面粉30g，食醋适量。

制法用法 前4味研为细末，加面粉、食醋调匀做成3个饼，分别敷于气海及双涌泉穴。

功效主治 降逆平喘，理气化痰。适用于支气管哮喘。

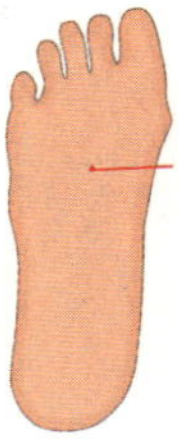

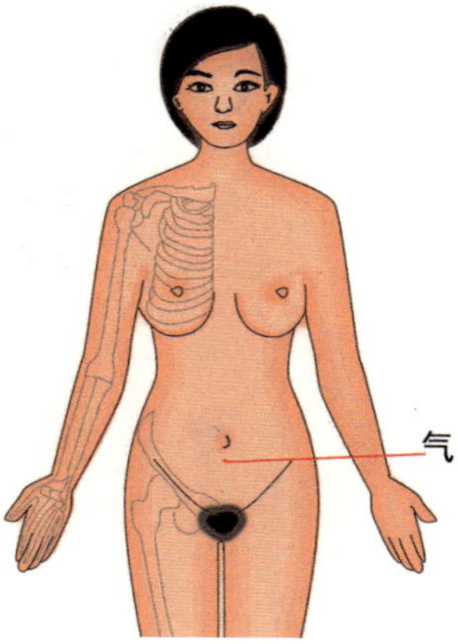

（八）陈小麦粉醋膏方

组　成 陈小麦粉500g，食醋适量。

制法用法 取陈小麦加水浸没为度，夏季浸泡3～4天，冬季浸泡6～7天，以拇指和示（食）指轻轻一捻，粉与皮分离，即可捣烂过滤、去渣，静置沉淀后，弃上清液，将沉淀物晒干（即成小粉浆），置锅内小火炒。炒时会泛泡，要不时搅动，待至焦黄色呈块时，取出隔纸放在地上冷却，研细末过筛，装瓶备用。用时取陈小麦粉、食醋各适量，调成糊，将药糊从天突穴一直贴到膻中穴，从定喘穴一直贴到肺俞穴。每日换药1次。成人一般3～6次，儿童及青少年2～5次。

功效主治　补中益气，宣肺平喘。适用于支气管哮喘。

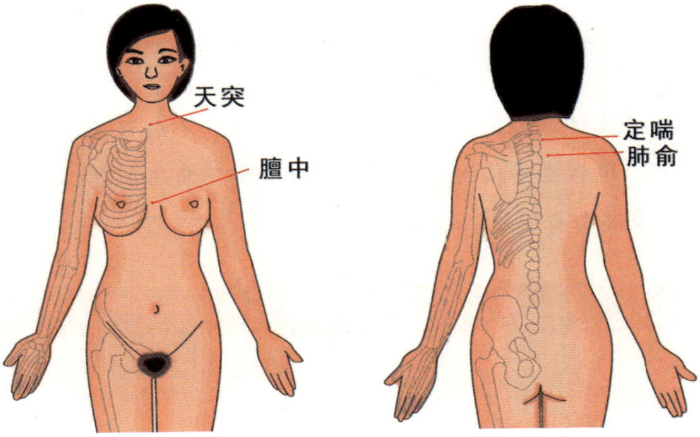

注意事项

（1）注意保护自己的呼吸道（鼻、气管、咽喉），避免感染、感冒和受凉。

（2）冬天应注意防寒，治疗期间如感风寒则效果差，疗程会延长。

（3）寒喘者不宜吃生梨、芹菜、荸荠等寒凉之品。热喘者不宜食羊肉、鹅肉、辣椒、胡椒、姜、桂皮、八角、茴香等辛辣燥热食物。戒烟酒，断绝痰热之源。

（4）根据患者身体状态，应做适当运动，以增强体质。

（5）对过敏引起的哮喘，应防止与变应原接触。

（6）发作严重或哮喘持续状态，应配合药物治疗。

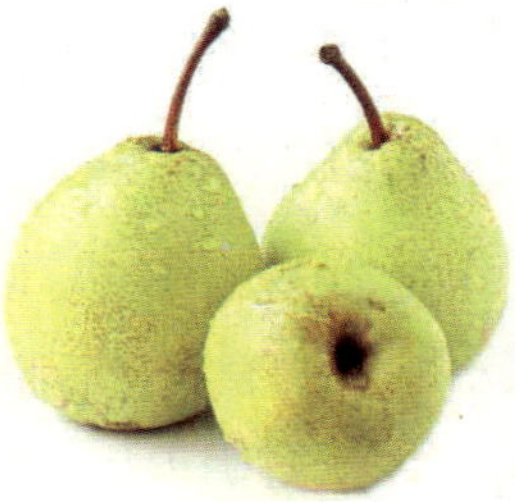

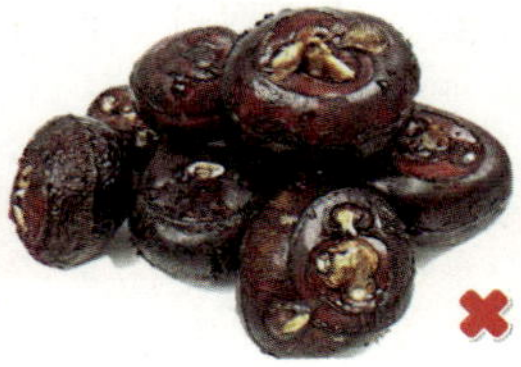

第四节 呃逆

呃逆是指胸膈间气逆上冲，喉间呃呃连声，声短而频，不能自制，甚则影响谈话、饮食、睡眠的病症。现代医学认为，呃逆是因膈肌的不自主间歇性收缩所致，常见于胃肠神经官能症及某些胃肠道、纵隔疾病。

临床表现

1. 实证

（1）胃中寒冷　呃逆声音沉缓有力，胸脘不舒，得热则减，遇寒更甚，食少便溏，苔白润，脉迟缓。

（2）胃火上冲　呃逆声音响亮有力，烦渴口臭，喜冷饮，面赤，便秘尿黄，苔黄，脉滑数。

（3）肝气犯胃　呃逆因情志抑郁恼怒而发作，情绪愉快时缓解，伴胸闷胁胀，苔薄白，脉弦。

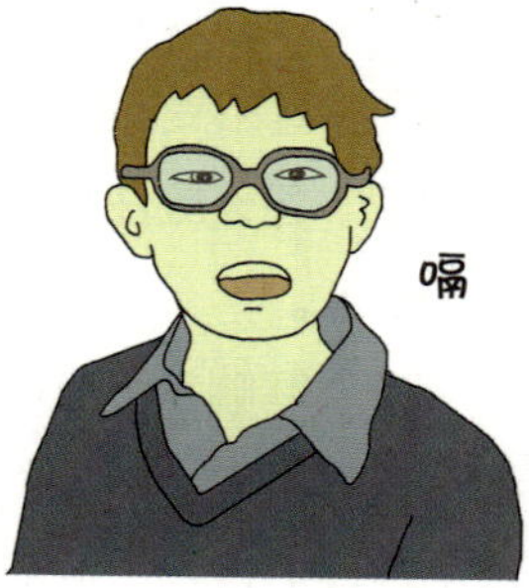

2. 虚证

（1）脾胃阳虚　呃逆声音低弱无力，气不接续，面白肢冷，乏力食少，腹胀便溏，舌淡苔白，脉细弱无力。

（2）胃阴不足　呃逆声音急促断续，口干舌燥，烦渴不安，消瘦颧红，舌红而干，少苔或有裂纹，脉细数。

醋疗法

（一）川椒丸方

组　成　川椒120g，面粉、食醋各适量。

制法用法　将川椒炒焦，研为细末，与面糊做丸，如梧桐子大，每次服10丸，用醋汤送下。

功效主治　温中散寒，止呃。适用于因寒邪、气郁及中焦虚寒所致之呃逆。

（二）米醋止呃方

组　　成　米醋适量。

制法用法　将米醋慢慢吞服。每日1次。

功效主治　散寒，止呃。适用于寒邪、气郁引起的呃逆。

（三）米醋红糖方

组　　成　红糖9g，米醋100ml。

制法用法　醋与红糖搅匀，徐徐服下。每E 1剂，连服数天。

功效主治　温中散寒，止呃逆。适用于受寒所致之呃逆。

（四）延胡沉香醋饮方

组　　成　海螵蛸60g，延胡索30g，沉香10g，鸡蛋壳10g，米醋适量。

制法用法　将上3味药连同蛋壳研为细末，备用。用时每次取1g用醋送服，每日服3次。

功效主治　温中理气，降逆。适用于受凉引起的呃逆。

注意事项

（1）忌食生冷食品，煎炸等难以消化的食物也不宜多吃。

（2）呃逆有时会作为其他疾病的并发症发生，若出现大汗淋漓、面色苍白、脉搏细速等症状，应立即送往医院就医。

第五节　呕吐

呕吐，又名吐逆，是指食物或痰涎等由胃中上逆而出的病症。古人谓：有声有物谓之“吐”，有声无物谓之“哕”（干呕），只吐涎沫谓之“吐涎”。由于临床呕与吐常兼见，难以截然分开，故合称呕吐。

临床表现

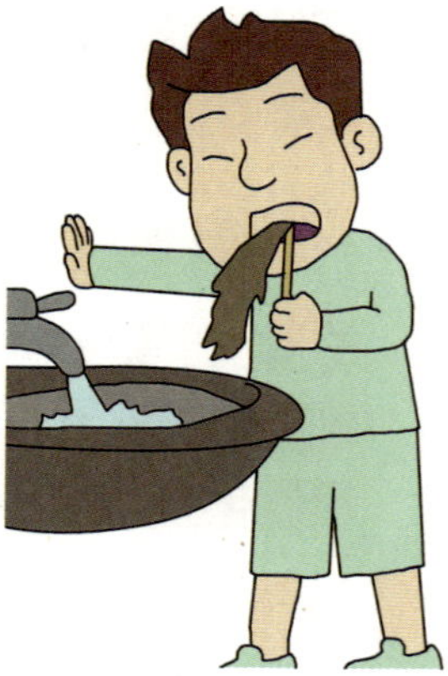

（1）外邪犯胃型　表现为突然呕吐，兼有发热恶寒，头痛身痛，胸腹满闷，苔白脉浮。

（2）饮食停积型　表现为呕吐酸腐，脘腹胀满，嗳气厌食，吐后则舒，苔厚腻，脉弦滑。

（3）肝气犯胃型　表现为呕吐吞酸，嗳气频作，胸胁满闷，胀痛不舒，苔薄，脉弦。

（4）脾胃虚弱型　表现为饮食稍有不慎即吐，或稍觉劳倦，即困惫乏力，眩晕呕吐，喜暖恶寒，面白肢冷，便溏，舌淡，脉虚弱。

（5）胃阴不足型　表现为呕吐，时作干呕，口燥咽干，胃中嘈杂，似饥而不欲食，舌红无苔少津，脉细数。

醋疗法

（一）呕停方

组　成　半夏18g，玄明粉18g，炒吴茱萸30g，食醋适量。

制法用法　将上药研为细末，食醋调成糊，填于脐中及脐周，然后外用胶布固定。每日换药1次，5次为1个疗程，一般可用2～3个疗程。

功效主治　理气调中，降逆和胃。适用于神经性呕吐。

（二）醋椒丸方

组　成　胡椒、食醋各适量。

制法用法　将胡椒放在醋中浸泡，3天后取出晒干，再浸泡，晒干，反复7次后研为细末，加醋调糊为丸，如梧桐子大，每次服30～40丸，每日1次，醋汤送下。

功效主治　温中散寒，止呕。适用于外感风寒所致胃痛、呕吐。

（三）呕吐糊方

组　成　金沸草、赭石各等份，米醋适量。

制法用法 前2味研为细末，加醋调成糊。取药糊分别涂在中脘、胃俞穴；或将药糊敷在肚脐孔中，以纱布包扎，每日3～5次。

功效主治 降逆止呕。适用于呕吐嗳气。

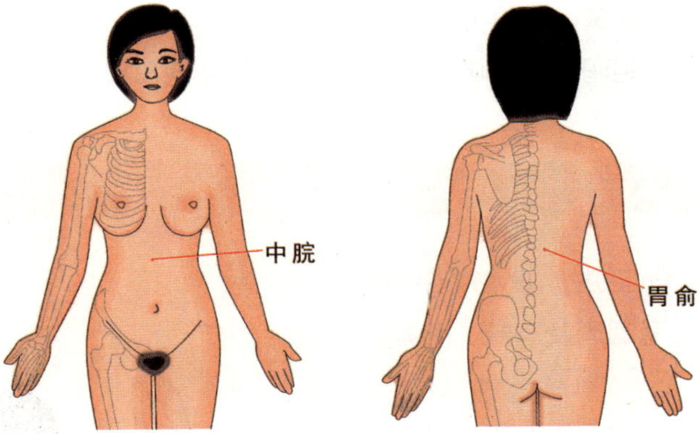

（四）葱姜醋粥方

组　　成 连须葱白5～7根，生姜3～5g，糯米50～100g，食醋10～15ml。

制法用法 将糯米淘洗干净，然后与生姜同入砂锅内煮一二沸，加葱白，待粥将熟时再加醋稍煮。顿服，每日1剂。

功效主治 补中益气，和胃止呕，发表散寒。适用于脾胃虚寒或体虚外感风寒之呕吐。

（五）生姜醋浆方

组　　成 生姜30g，醋700ml。

制法用法 将生姜切绿豆大小，放在盛醋的银器中煎取400ml，空腹和滓呷之。

功效主治 温中祛湿，和胃止呕。适用于呕吐不止、百药不瘥。又杀腹内蛔虫。

（六）姜汁醋蛤饮方

组　　成 生姜汁50ml，蛤粉6g，食醋适量。

制法用法 将蛤粉加入醋、姜汁内调匀，顿服，每日1次。

功效主治 温胃化痰，下气止呕。适用于反胃呕吐。

（七）鸡蛋百合醋饮方

组　成 鸡蛋1个，百合45g，食醋少许。

制法用法 百合洗净，用水浸泡一昼夜，去除白沫后去其水，再用水煎，加醋及鸡蛋黄，搅匀再煎。温服。

功效主治 养阴润燥，止呕。适用于胃阴不足所致反胃、呕吐。

注意事项

（1）注意饮食卫生，食物应冷热适宜，不暴饮暴食，忌烟酒及辛辣、刺激性的食物。

（2）当患者呕吐时家属应轻拍其后背，以免把呕吐物咽下。

（3）用温开水漱口，并且吐后不能立即进食。

（4）避免使用对胃有刺激作用的药物。

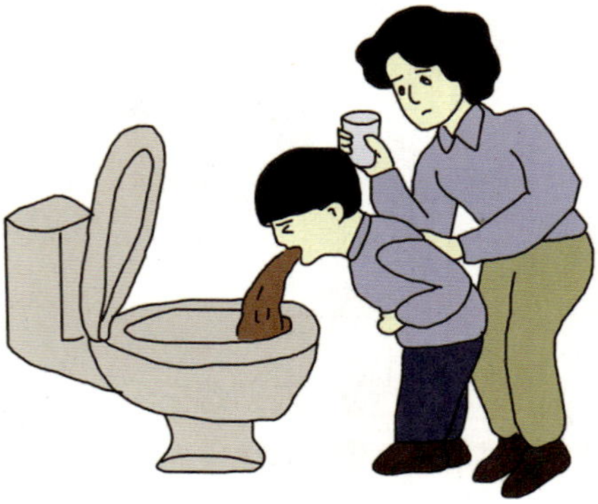

第六节 消化不良

消化不良是指具有上腹痛、上腹胀、早饱、嗳气、食欲缺乏、恶心、呕吐等不适症状，经检查排除引起上述症状的器质性疾病的一组临床综合征。症状可持续或反复发作，病程超过1个月或在过去的12个月中累计超过12周。

临床表现

1. 脾胃虚弱证

症见胃部痞满，餐后早饱，食后腹胀，呃逆嗳气，大便溏黏，胸脘胀闷，疲乏无力，痰涎量多，舌苔白腻，脉象细滑。

2. 肝郁气滞证

症见胃饱胀痛，胸胁痞满，气窜胁背，嗳气呃逆，不思饮食，喜善叹息，烦躁易怒，气怒怔忡，舌质暗红，脉细弦涩。

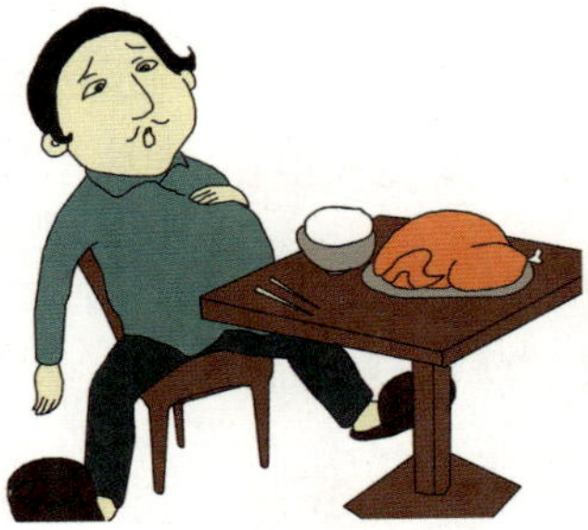

3. 饮食积滞证

症见暴饮暴食，胃部痞满，胃胀拒按，恶心呕吐，吐后症轻，嗳气酸臭，矢气臭秽，舌苔垢腻，脉细弦滑。

醋疗法

（一）醋茶方

组　成　茶叶1～3g，食醋15ml。

制法用法　将茶叶、醋置于杯中，加开水冲泡，闷5分钟，分3次饮用。

功效主治　健胃消食。适用于食积消化不良。

（二）分气丸

组　成　附子、吴茱萸、当归、川芎、陈皮、莪术、延胡索、桂心、五味子、白芷、白及、益智仁、白术各30g，醋适量。

制法用法　上为细末，醋煮面糊为丸，如梧桐子大。每次服20～30丸，空腹时用生姜汤送下。

功效主治　温中散寒，逐瘀除满。适用于脾胃虚弱、气不升降、中脘痞塞、四肢倦怠、无力多困、饮食不消；或妇人荣卫俱虚、经候不调、两胁刺痛、脐腹胀满、肢节疼痛、时发寒热、面色萎黄、日渐消瘦、不思饮食。

（三）胜红丸

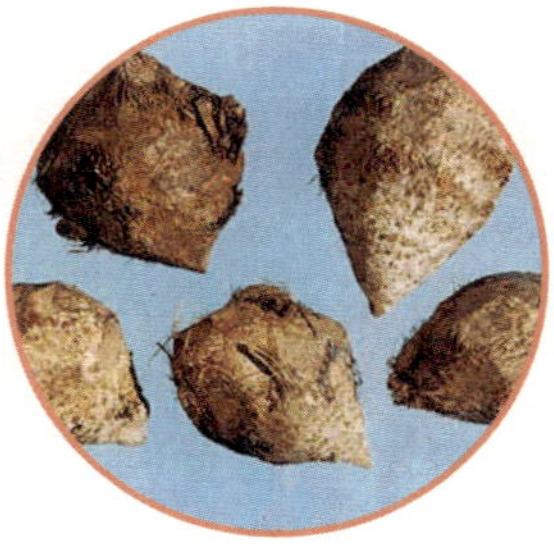

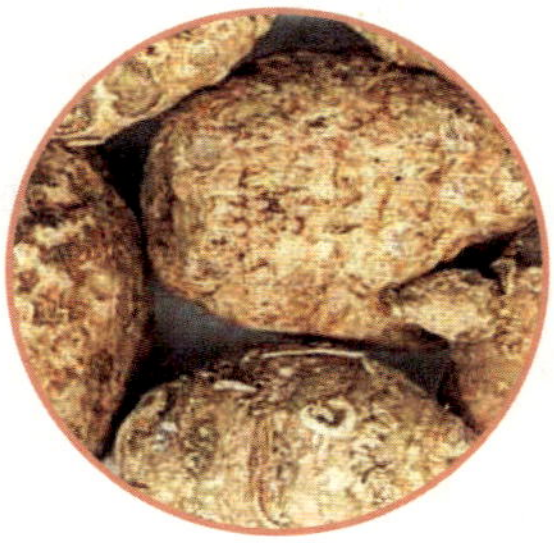

组　成　三棱（醋炙）、莪术（醋炙）、青皮（去瓤，炒）、陈皮（去白）、干姜（炮）、高良姜、枳实（去瓤，麸炒）、白术（煨）、莱菔子（炒）各30g，香附（炒去毛）60g，醋适量。

制法用法　前10味共研细末，醋糊为丸，如梧桐子大，每次服50～70丸，姜汤或木香汤、陈皮煎汤送下，不拘时候。

功效主治　温中散寒，逐瘀消食。适用于心腹痞满少食。

（四）荜澄茄丸

组　成　荜澄茄15g，高良姜60g，神曲（炒）、青皮（去白）、官桂（去皮）各30g，阿魏（醋、面裹煨熟）15g，醋适量。

制法用法　前6味共为细末，醋煮面糊为丸，如梧桐子大。每次服20丸，生姜汤下，不拘时候。

功效主治　温中下气，健胃消食。适用于中焦痞塞、气逆上攻、心腹痛。

（五）消积散方

组　成　芒硝、麦芽、大黄、莱菔子各10g，木香6g，藿香6g，食醋适量。

制法用法　将上药共研为细末，每次取6g用温醋调成糊，贴敷脐部，外用纱布固定，24小时更换1次。

功效主治　破积滞，行瘀血，行气止痛。适用于饮食不节、停滞中焦、积而不化、脾胃受损。

（六）醋煮葡萄方

组　成　葡萄、白醋各适量。

制法用法　以上2味共煮至熟。佐餐食用。

功效主治　助消化，止呕吐。适用于消化不良。

（七）豆腐米醋方

组 成 豆腐200g，米醋50ml，花生油、精盐各适量。

制法用法 用花生油将豆腐煎香，加少许精盐调味，再倒入米醋稍煮片刻。温热空腹食用，每日服2次，连服5~7天为1个疗程。

功效主治 解毒，收敛，止泻。适用于消化不良。

（八）鸡内金醋方

组 成 鸡内金3g，醋15ml。

制法用法 将鸡内金研细粉，醋调，温开水送服。成人每日3次，小儿用量酌减。

功效主治 消食导滞，除胀消积。适用于食欲缺乏、消化不良、腹胀消瘦。

（九）千金消食丸方

组 成 硝石60g，大黄80g，甘草30g，人参30g，老陈醋1L。

制法用法 前4味分别研为细末，将老陈醋置毛竹筒中，隔水蒸煮，先放入大黄，搅使微沸，煮约30分钟，再下余药。续煮之，小火熬膏成丸如梧桐子大。每次服15~30粒。

功效主治 通腑消食，健中益气。适用于食积、消化不良、大便秘结。

（十）大蒜芒硝陈醋方

组 成 大蒜30g，芒硝30g，陈醋适量。

制法用法 将大蒜、芒硝混合捣细，加入陈醋调为糊状，涂于腹壁，用纱布包扎，外加热水袋敷数次，每日换药1次。

功效主治 消食导滞，行气散结。适用于宿食不化、脘腹胀满等症。

注意事项

（1）生活规律，定时入睡，作好自我心理调适，消除思想顾虑，注意控制情绪，心胸开阔。

（2）养成良好的生活习惯。不暴饮暴食，避免吃不易消化的食物、饮用各种易产气的饮料。

（3）戒烟酒，避免食用有刺激性的辛辣食物及生冷食物。

（4）选安全、有效且价廉的药物。使用促胃肠动力药物，如多潘立酮（吗丁啉），还需补充消化酶及促胆汁分泌的药物。

第七节 胃、十二指肠溃疡

胃、十二指肠溃疡又称消化性溃疡，是胃溃疡（GU）和十二指肠溃疡（DU）的总称，指胃和十二指肠黏膜的局限性圆形或椭圆形的全层黏膜缺损，是一种常见的慢性病。

临床表现

1．肝气犯胃型

表现为胃脘胀满，攻撑作痛，脘痛连胁，嗳气则舒，情志不舒时加重，泛吐酸水，胸闷喜太息，食少。舌苔薄白，脉弦。

2．肝胃郁热型

表现为胃脘灼痛，痛势急迫，食入即痛，泛酸嘈杂，口干口苦，烦躁易怒，大便秘结。舌红苔黄，脉弦数。

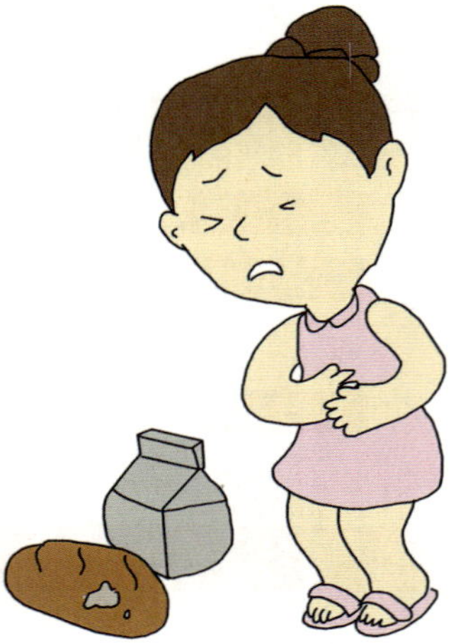

3．胃阴不足型

表现为胃痛隐隐，饥饿时加重，口燥咽干，渴不欲饮，五心烦热，似饥而不欲食，或纳呆，时作干呕，大便干燥。舌红少津有裂纹，苔少或花剥，脉细数。

4. 胃络瘀血型

表现为胃脘疼痛，痛有定处而拒按，痛如针刺或刀割，甚者呕血、便血。舌紫黯，有瘀斑、瘀点，脉涩。

5. 中焦虚寒型

表现为胃痛隐隐，喜按喜暖，纳食减少，呕吐清涎，大便稀薄，倦怠乏力，神疲懒言，畏寒肢冷。舌淡胖，脉沉细或迟。

醋疗法

（一）荔枝核醋方

组　成　荔枝核、广木香、五灵脂、当归尾、醋各等份。

制法用法　将前4味共研细末，再与醋和匀。每次服3～6g药末，每日服1～2次。

功效主治　健脾和胃，疏肝化瘀。适用于胃、十二指肠溃疡。

（二）木瓜姜醋煎

组　成　木瓜500g，生姜30g，食醋500ml。

制法用法　将上3味一同放入砂锅内，用小火炖熟即成。每日1剂，分3次服，连服3～4剂。

功效主治　健脾化瘀，平肝和胃，通络催乳。适用于胃及十二指肠溃疡、脾胃虚寒性呃逆、慢性胃炎、乳汁不下等。

（三）糖醋卷心菜

组　成　卷心菜250g，白糖15g，酱油10ml，精盐5g，花椒5粒，醋15ml。

制法用法　将卷心菜洗净切成方块，油锅烧热后先煸花椒，然后将卷心菜倒入锅中，炒至半熟，再将白糖、醋、酱油调好，倒入再急炒几下。佐餐食用。

功效主治　解毒和胃，散结消积，补肾壮骨，利关节，明耳目。适用于胃、十二指肠溃疡。

注意事项

（1）避免精神刺激、过度劳累、生活无规律、吸烟和酗酒等不良生活习惯。

（2）宜食富有营养、易消化的食物；少食多餐，细嚼慢咽，定时进食；不宜饱食、暴食；忌食生冷粗硬、冷饮沸汤、辛辣酸甜之品；避免咖啡、浓茶等刺激性饮料。

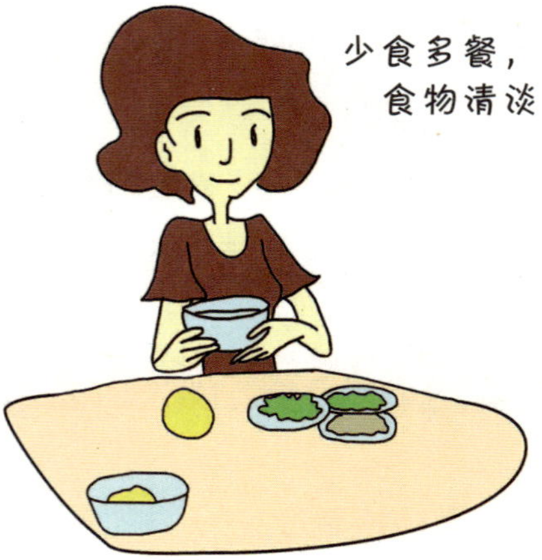

第八节 腹痛

腹痛是指胃脘以下、耻骨毛际以上的部位发生疼痛的症状。以疼痛的部位而言，少腹两胁属厥阴经，这些部位的疼痛多属肝胆病；小腹、脐周属少阴经，这些部位的疼痛多属小肠、肾、膀胱疾病；中脘属太阴经，此部位的疼痛多属脾胃病。腹痛是一个症状，可包括急性胰腺炎、胃肠痉挛、消化不良等所引起的腹痛及神经官能性腹痛。

临床表现

（1）脾阳不振型　表现为腹痛绵绵，时作时止，喜热恶冷，痛时喜按，饥饿及疲劳时更甚，大便溏薄，神疲，气短，怯寒，舌苔薄白，脉沉细。

（2）饮食停滞型　表现为脘腹胀满，疼痛拒按，恶食，嗳腐吞酸，或痛而欲泻，泻后痛减，舌苔腻，脉滑。

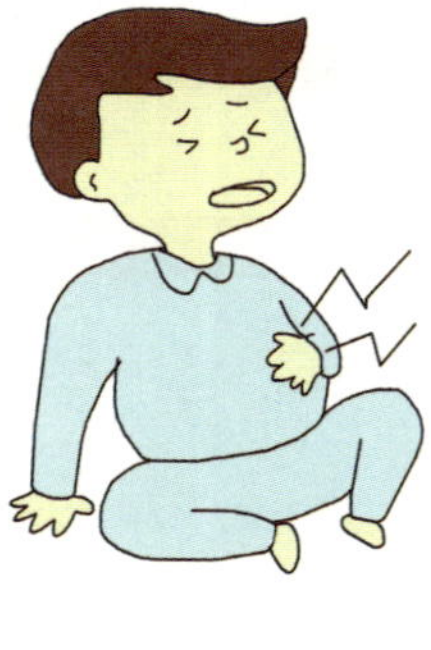

醋疗法

（一）木瓜丸

组　成　鲜木瓜3个，醋煮过的硇砂60g，米醋5L。

制法用法　取鲜木瓜，切开头去瓤，再将硇砂以醋一盏，化去夹石，装入瓜内，晒在太阳下，以木瓜烂为度，研匀，加米醋5L煎浓，再加蜜用瓷瓶收贮，密封。用时以附子末和成丸，如梧桐子大。每次服1丸，以酒化丸服之。

功效主治　平肝和胃，散瘀消癥。适用于积年气块，脐腹疼痛。

（二）硇附丸

组　成　附子（炮）30g，硇砂（汤飞）3g，丁香（不见火）3g，干姜4.5g，醋适量。

制法用法　上药研为细末，旋入硇砂，研和，用醋调面糊制丸，如梧桐子大。每次服10粒，加至20粒，生姜汤送下，不拘时候。

功效主治　温中散寒，破血消积。治虚中有积，心腹肋胁胀痛。

（三）白芷糊方

组　成　生白芷30g，小麦粉15g，食醋适量。

制法用法　将白芷研为细末，与小麦粉调匀，加醋调成糊，敷脐眼约碗口大，用稍大的碗扣上，经1～2小时，汗出，疼痛即缓解。

功效主治　祛风散寒止痛。适用于贪凉饮食、感受寒邪所致腹痛阵作或脐周绞痛。

（四）沉香温胃丸

组　成　附子（炮，去皮、脐）、巴戟天（酒浸，去心）、干姜（炮）、茴香（炮）各30g，官桂21g，沉香、甘草（炙）、当归、吴茱萸（洗、炒去苦）、人参、白术、白芍、白茯苓（去皮）、高良姜、木香各15g，丁香9g，食醋适量。

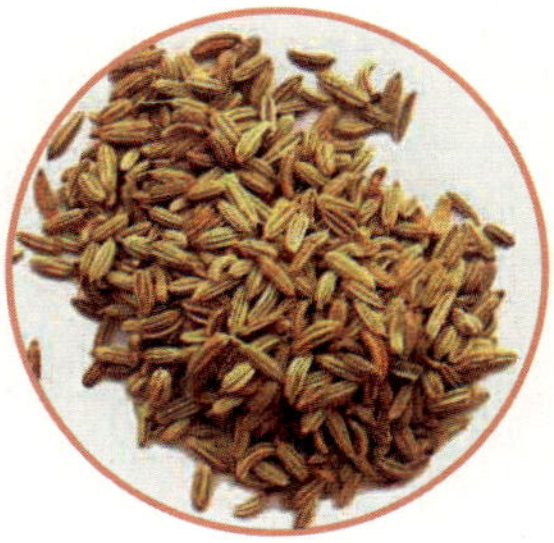

制法用法　上药为末，用食醋打面糊为丸，如梧桐子大。每次服50～70丸，空腹时用热米汤送下，每日3次。

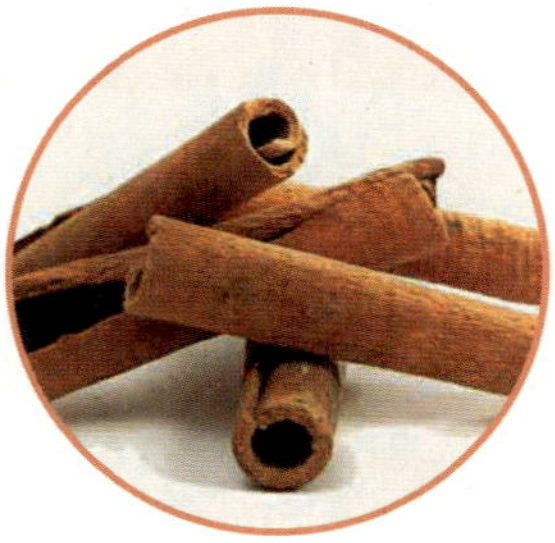

功效主治　温中散寒，益气健脾。适用于中焦气弱，脾胃受寒，食欲缺乏，气不调和；脏腑积冷，心腹疼痛，大便滑泄，腹中雷鸣，霍乱吐泻，手足厥逆，便痢无度；下焦阳虚，脐腹冷痛；伤寒阴湿，形气沉困，自汗。

（五）醋炒艾叶方

组　　成　艾叶适量，食醋少许。

制法用法　将艾叶捣烂加醋炒热，外敷肚脐。药凉后炒热再敷。

功效主治　温中散寒，止痛。适用于受寒后腹痛及妇女痛经。

（六）大蒜姜醋方

组　　成　大蒜100g，生姜100g，食醋500ml。

制法用法　将生姜洗净，切片，大蒜去外皮，同姜一起浸于食醋中，密封存放30天以上。用时饮醋，食姜、蒜适量，每日1次。

功效主治　温中散寒，止痛，杀菌。适用于寒性腹痛及肠炎腹泻。

（七）木香醋调方

组　　成　木香60g，米醋适量。

制法用法　将木香研为细末，每取木香6g加入米醋中，煎一沸。温服。

功效主治　行气止痛。适用于气滞脘腹疼痛。

（八）荔枝核醋调方

组　　成　荔枝核60g，食醋适量。

制法用法　将荔枝核研为细末。每次服6g，用醋送服。

功效主治　散寒，行气，止痛。适用于外感风寒所致小腹及睾丸抽痛。

（九）胡椒丁香醋敷方

组　成　胡椒25粒，丁香20粒，广木香6g，广丹6g，生明矾15g，精盐5g，米醋适量。

制法用法　将前6味共研为细末，加米醋调为糊。取适量药糊敷于脐孔及两侧劳宫穴上，盖以纱布，用胶布固定，每日1次。

功效主治　温中散寒，止痛。适用于虚寒腹痛、时痛时止、绵绵不断、喜热喜按者。

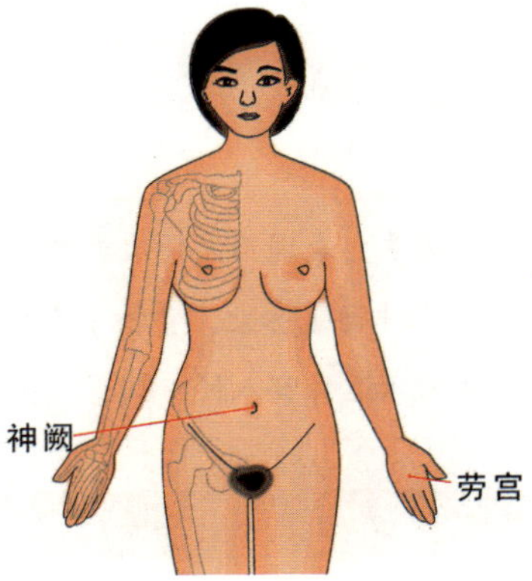

（十）黄连干姜当归醋方

组　成　黄连90g，干姜30g，当归45g，阿胶45g，醋适量。

制法用法　将前3味研为细末，以醋烊阿胶为丸，如梧桐子大。每次服30丸，米汤送下，每日服3次。急用者亦可取上述剂量的1/5，加水醋各半，煎汤温饮。

功效主治　清热燥湿，泻火解毒。适用于腹痛。

注意事项

（1）注意局部（腹部）保暖，少吃辛辣刺激性食物及生冷食物。

（2）注意劳逸结合，饮食合理，摄取充足的营养，提高免疫力。

（3）经期避免性生活，保持心情舒畅，避免不良刺激，以防月经不调。

第九节 腹泻

腹泻主要表现为大便次数增多，粪便稀薄或呈水样，或带黏液腥血。可由多种原因引起，如各种肠道感染、食物中毒、胃肠神经官能症、肠道肿瘤等。中医学称本病为“泄泻”，认为六淫外邪入侵，脾胃气机受阻，饮食不节，肝气郁结，脾胃虚弱均可导致本病。

临床表现

1．寒湿困脾型

表现为粪便清稀如水样，色白无臭，腹痛肠鸣，畏寒食少，伴鼻塞头痛，肢体酸痛，舌淡红，苔薄白或白腻，脉濡迟。

2．肠道湿热型

表现为腹痛即泻，泻下急迫，或泻而不爽，粪便黄褐而臭，肛门灼热，小便短赤，伴发热，苔黄腻，脉濡数。

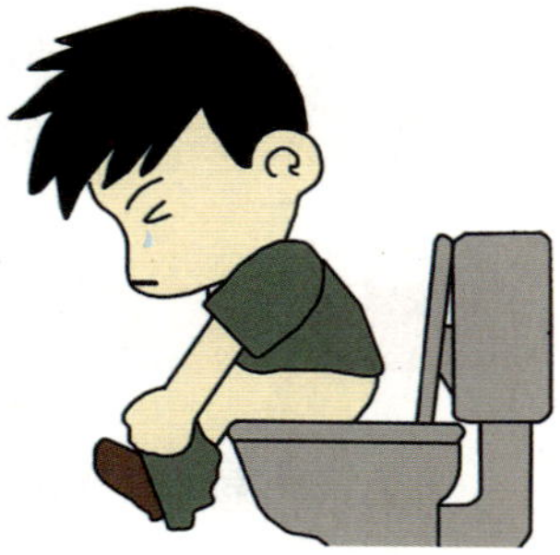

3．食滞肠胃型

表现为肠鸣腹痛，泻下粪便臭如败卵，伴不消化之物，泻后痛减，脘腹痞满，嗳腐酸臭，不思饮食，舌苔垢浊或厚腻，脉滑实。

醋疗法

（一）断下丸

组　成　神曲（微炒）30g，吴茱萸（绿色者拣净，泡洗七遍）30g，米醋适量。

制法用法　前2味研为细末，以米醋为丸，如梧桐子大。每服50～100丸，空腹时用米汤送下。

功效主治 温中理气，消积止泻。适用于暴泻。

（二）固肠丸

组　成 吴茱萸、黄连、罂粟壳各等份，醋适量。

制法用法 前3味研为末，醋糊为丸，如梧桐子大。每次服30丸，空腹米汤送下。

功效主治 温中健脾，涩肠止泻。适用于滑泄，昼夜无度。

（三）矾醋丸方

组　成 白矾、食醋各适量。

制法用法 将白矾用火煅烧为末，加醋调糊为丸，如梧桐子大。每次服10丸，每日2次。

功效主治 止泻。适用于伏暑泄泻。

（四）绿茶醋方

组　成 绿茶100g，绿茶末36g，生姜或甘草适量，米醋30ml。

制法用法 将绿茶加水煎取300ml浓汁，分成3份备用。绿茶末分成3份备用。生姜或甘草煎汤。每次取100ml浓茶汁，与10ml食醋混匀服用，每日服3次。另取12g绿茶末，白痢用姜汤送服，赤痢用甘草汤送服。

功效主治 清热祛湿，止血止痢。适用于慢性肠炎。

（五）莶草醋丸方

组　成 豨莶草、食醋各适量。

制法用法 将豨莶草研为细末，加醋调糊做成丸，如梧桐子大。每次服30丸，白开水送下。

功效主治 祛风止泻。适用于风寒下泻。

（六）酸醋鸭蛋方

组　成 鸭蛋1～2个，食醋250ml。

制法用法 用醋煮鸭蛋至熟。吃蛋喝醋，每日1次。

功效主治 健脾，消炎，止泻。适用于急、慢性肠炎。

（七）四味阿胶丸

组　成 黄连120g，茯苓60g，白芍90g，阿胶30g，醋适量。

制法用法 前3味，共为细末，以醋熬阿胶成稀膏，和匀为丸，如梧桐子大。空腹时用米饮送下30丸。

功效主治 清热燥湿，健脾和阴。适用于泻后成痢。

（八）五倍子醋方

组　成 五倍子6g，食醋适量。

制法用法 五倍子研为细末，再加入适量食醋，调为膏状，涂于消毒纱布上，敷于脐部，1小时后泻止可去药膏，用药时间不宜过长。

功效主治 收敛涩肠止泻。适用于慢性肠炎。

（九）醋煮黄母鸡方

组　成 黄母鸡1只（约1.5kg），精盐、食醋各适量。

制法用法 将黄母鸡除毛，开膛去内脏，洗净，加入精盐、醋，再加适量水将鸡煮熟，分3次进食。

功效主治 温中健脾止泻。适用于脾虚泄泻。

（十）黄瓜叶醋蛋方

组　成 黄瓜叶30g，鸡蛋2个，米醋10ml。

制法用法 将黄瓜叶洗净切碎，把鸡蛋打碎，与黄瓜叶渣搅匀，下锅炒至蛋熟。冲入米醋，炙熟即成。每日食1次，治愈为止。

功效主治 清热，解毒，止泻。适用于湿热泄泻，症见泻而不爽、肛门灼热者。

注意事项

（1）发生腹泻时，一定要查清病因，对症下药。有感染因素者，可同时应用抗生素等药物治疗，如出现脱水和中毒症状时，应及时配合静脉滴注等治疗。

（2）加强户外活动，注意气候变化，注意保暖，避免腹部着凉。

（3）保持心情舒畅，消除紧张情绪。

（4）注意饮食卫生，不要暴饮暴食，不吃不洁、生冷油腻的食物。

（5）要给患者吃些容易消化吸收的清淡食物，如面条、米粥等。

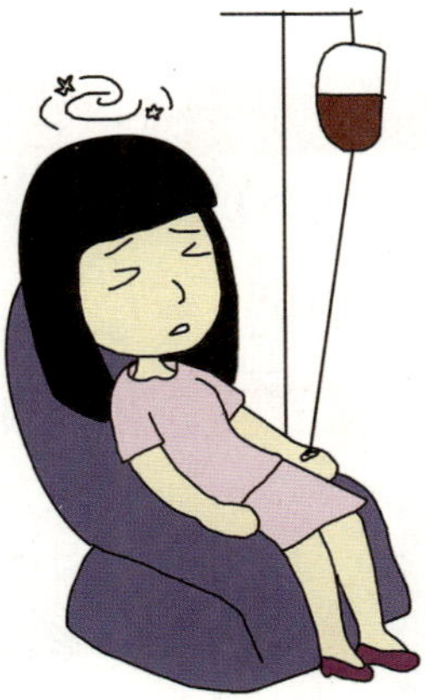

第十节　便秘

便秘是指排便次数明显减少，每2～3天或更长时间排便一次，无规律，粪质干硬，常伴有排便困难感的病理现象。便秘是人们常有的一种症状。一般来说，排便后8小时内所进食物在40小时内未能排出，即为便秘。临床上分为器质性便秘和功能性便秘两种。器质性疾病所致大多为结肠性便秘，功能性便秘则大多为直肠性便秘，即习惯性便秘。尤以中年或中年以上经产妇女为多。

临床表现

（1）燥热型便秘　表现为大便干结，同时伴有小便短赤，身热，口干、口臭，口渴喜冷饮，腹胀、腹痛等。

（2）气滞型便秘　表现为大便秘结，欲便不得，胁腹胀痛，嗳气频作，情志不畅，心烦易怒，舌苔薄腻。

（3）气虚型便秘　表现为大便干结，虽有便意，却难以排出，常伴气短、疲乏，面色无华，舌色淡苔白。

（4）血虚型便秘　表现为大便秘结，面色无华，头晕目眩，心悸，唇甲色淡，舌淡。

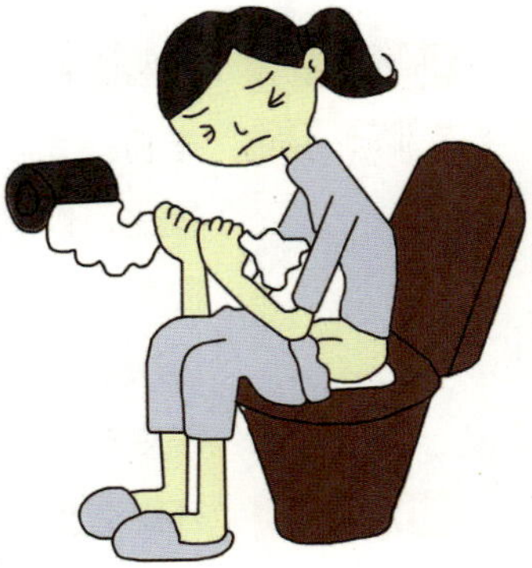

醋疗法

（一）调中丸方

组　成　大黄（锉）、鳖甲（醋炙）、朴硝、桃仁（麸炒）各120g，皂荚（去皮，捶碎，用水一大碗浸，滤过取汁）50g，萝卜（刨丝绞汁）500g，陈醋200ml。

制法用法　将前4味研细末，陈醋、皂荚汁、萝卜汁煎沸2～3分钟后，入药末熬成膏，做成梧桐子大小丸，每次服20丸，米汤送下。

功效主治　清热涤肠，润肠通便。适用于大肠风热秘涩不通。

（二）葱醋敷脐方

组　成　大葱白2kg，食醋适量。

制法用法　将大葱白洗净切丝，放入锅内加醋炒至极热，分2包，趁热敷脐上，凉则互换，不可间断，6小时后大便可通。

功效主治　消积散寒，通便。适用于宿食结于肠间，不能下行，大便多日不通，其证或因饮食过度，或因恣食生冷，或因寒邪凝结，或因呕吐既久，胃气上冲，上逆不降。

（三）蜂蜜醋蛋液方

组　成　蜂蜜适量，鸡蛋1个，食醋150～180ml。

制法用法　先将鸡蛋洗净，放入广口玻璃瓶中，倒入醋，密封48小时，待蛋壳软化，仅剩下薄皮包着胀大的鸡蛋时，启封。将鸡蛋清、鸡蛋黄与醋搅匀，再放置24小时后即可食用。每剂分5～7天服完，每日1次，每次约30ml，加温开水2～3倍及蜂蜜调匀，于清晨空腹时服用。软蛋皮可1次食完。胃溃疡、胃酸过多者慎服此液。

功效主治　开胃消食，润肠通便。适用于各种便秘。

（四）马铃薯醋汤方

组　成　马铃薯、食醋各适量。

制法用法　将马铃薯洗净，去皮，切碎，绞汁与醋混匀共服。每日清晨或午饭前后各服半杯。

功效主治　润肠通便。适用于便秘。

（五）山楂萝卜醋方

组　成　生山楂10个，萝卜1个，食醋适量。

制法用法　将上3味加水共煎，每日1剂，分3次服用，可同时吃山楂。

功效主治　理气宽肠，消食开胃。适用于习惯性便秘。

注意事项

（1）避免久坐久卧，多进行体育锻炼，增强体质。

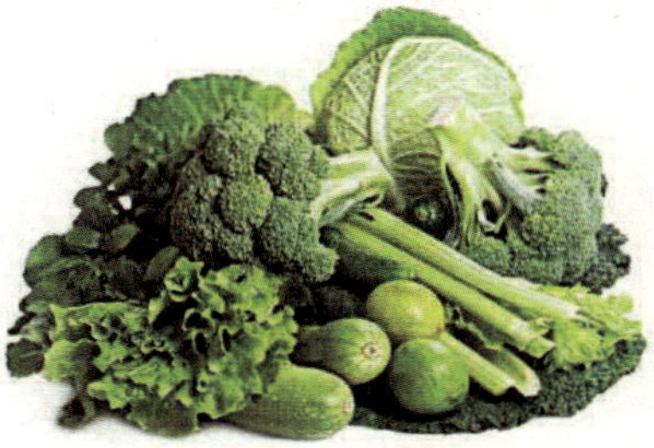

（2）加强腹肌锻炼，按摩腹部，促进胃肠蠕动，有助于促进排便。

（3）每日至少喝8杯水，尤其在食用高纤维食品时，更应注意保证饮水。

（4）多吃富含膳食纤维的食物，青年人要多吃绿叶蔬菜，老年人适量增加粗纤维食品。

（5）养成每天定时排便的习惯，以逐步恢复或重新建立排便反射。

（6）便秘多发生在高血压、脑动脉硬化、冠心病及年老体弱者等高危人群中。治疗时应特别注意患者的反应，疗效不明显时应采用其他方法，以免发生意外。

第十一节 肝炎

病毒性肝炎是感染多种肝炎病毒所引起的常见传染病，具有传染性强、传播途径复杂、流行范围广泛、发病率较高等特点。本病分甲型、乙型、丙型、丁型、戊型等。根据临床还可分为急性肝炎（黄疸型、无黄疸型）、慢性肝炎（迁延性、活动性）、重症肝炎（暴发型、亚急型）和瘀胆型肝炎四种。

临床表现

1. 湿热蕴蒸型

表现为身目俱黄，黄色鲜明，发热口渴，纳呆厌油，恶心呕吐，胁痛腹胀，大便秘结，小便黄赤，肝肿大，触痛明显。舌红，苔黄腻，脉弦数。多见于急性黄疸型肝炎。

2. 脾虚湿阻型

表现为疲乏无力，肢体困倦，胁下隐痛，饮食减少，大便溏薄，面色萎黄。舌质淡，苔腻，脉缓软。多见于慢性迁延性或活动性肝炎。

3. 肝脾不和型

表现为神情抑郁，胁肋胀满或疼痛，时喜太息，烦躁易怒，脘痞腹胀，嗳气纳呆，恶心呕吐，大便溏薄。舌苔薄白或白腻，脉弦。多见于急性无黄疸型肝炎或慢性迁延性肝炎复发。

4. 肝肾阴亏型

表现为右胁隐痛，形体消瘦，腰膝酸软，眩晕耳鸣，双目花糊，牙宣鼻衄时作，口干唇燥，手足心热，面红潮热。舌红少苔，脉细数，多见于慢性活动性肝炎。

5. 气血瘀滞型

表现为胸脘胀闷，嗳气恶心，胁下积块，胁肋胀痛或刺痛，手掌色红，颈臂见蛛丝赤缕，鼻衄齿衄，面唇晦滞。舌质黯红，脉细涩，多见于慢性活动性肝炎及部分迁延性肝炎。

6．疫毒炽盛型

表现为发病急骤，黄疸迅速加深，鲜明如金色，高热烦渴，胁肋胀痛，纳呆呕吐，嗜睡，神昏谵语，极度疲乏，或兼见衄血或便血，小便深黄。舌红绛，苔黄燥，脉弦滑数或细数。多见于重症肝炎。

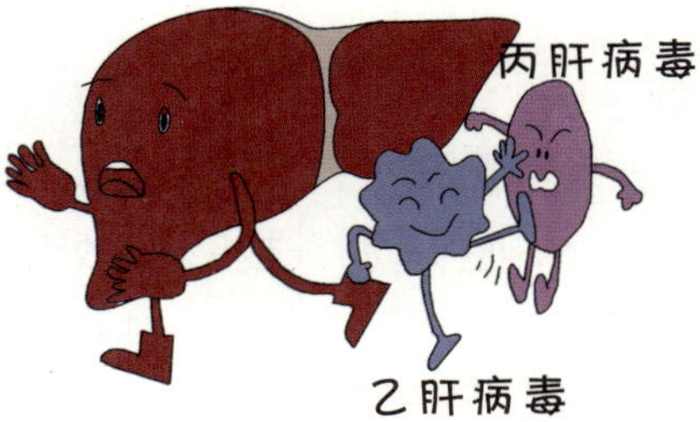

7．肝胆郁热型

表现为面目及全身肌肤发黄，持续不解，黄色鲜明，胁痛引背，可有发热或寒热往来，口苦咽干，纳呆腹胀，恶心呕吐，大便秘结，小便短赤。舌质红，苔黄腻，脉弦数。多见于瘀胆型肝炎。

醋疗法

（一）醋泡梨方

组　　成　食醋适量，生梨数个。

制法用法　将梨洗净，削去皮，浸于醋罐中2～3天。每日食1个，直至病愈。

功效主治　散热解毒，利湿退黄。适用于急性及慢性肝炎。

（二）如圣丸方

组　　成　血竭、羊角草、桔梗、苍术各30g，甘草15g，皂矾120g，陈醋400ml，面粉适量。

制法用法　前5味共研为细末，先将陈醋下锅，入皂矾煎熬约20分钟，下药末，再入面粉，和丸如小豆大，备用。每服30～50丸，每日3次，空腹用醋送服。

功效主治　清热解毒，凉血退黄。适用于急性肝炎（脾劳黄疸）。

（三）退黄糊方

组　　成　陈皮、苍术、厚朴各15g，甘草9g，香附、皂矾、青皮、莪术、黄连、苦参、白术各3g，米醋适量。

制法用法 将诸药混合研为细末，过筛后以米醋调和成膏，备用。用时取药膏如蚕豆大小1块，摊于纱布中间，敷贴于患者神阙（肚脐中）穴上，以胶布固定，每日换药1次，10天为1个疗程。

功效主治 清热利湿，退黄。适用于黄疸型肝炎。

（四）醋枣矾糖饮方

组　　成 大枣500g，红糖500g，明矾粉30g，食醋500ml。

制法用法 先将大枣放锅内，加适量水煮至汤尽，去皮、核，加入红糖、醋、明矾粉，共煎煮成浓稠汁，贮瓶内备用。每服10ml，每日3次。

功效主治 解毒，消瘀，退黄，保肝。适用于急性病毒性肝炎。

（五）猪骨米醋汤方

组　　成 猪骨500g，红糖200g，白糖200g，米醋1L。

制法用法 将鲜猪骨、米醋、红糖、白糖置锅内共煮（不加水），至沸后30分钟取出过滤，取滤液。成人每次服30～40ml，小儿（5～10岁）每次服10～15ml，每日3次，饭后服。1个月为1个疗程。慢性肝炎者可服2～3个疗程。

功效主治 补虚强体，散瘀，解毒。适用于急性及慢性肝炎。

（六）栀蒌苦参醋蛋方

组　　成 栀子15个，瓜蒌仁3个，苦参1g，鸡蛋2个，米醋适量。

制法用法 将前3味共研为细末，鸡蛋用米醋浸泡7天，待蛋壳变软后将鸡蛋连壳捣烂，与药末调和为丸，如梧桐子大，备用。每服10丸，每日5～6次。

功效主治 清利湿热。适用于湿热黄疸。

（七）威灵仙鸡蛋醋方

组　　成 威灵仙30g，鸡蛋1个，米醋10ml。

制法用法 将威灵仙与鸡蛋加水同煮30分钟，去药渣、蛋壳，调入米醋，再煮5分钟，吃蛋饮醋汤，每日1次。

功效主治 宣通五脏，祛风除湿，扶正去黄。适用于急性病毒性肝炎。

注意事项

（1）切断传播途径，保护易感人群。阻断血液、消化道等传播途径，对高危人群注射疫苗。

（2）患者饮食宜清淡，富含维生素，避免食入过多的脂肪。

（3）保持心情舒畅，注意休息。

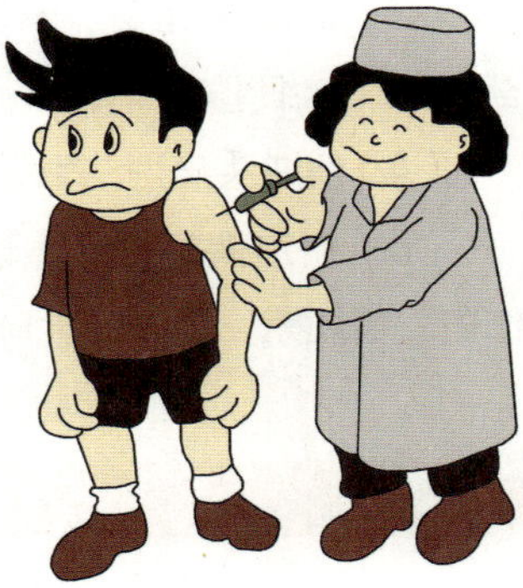

第十二节　头痛

头痛是指各种原因引起的整个头部或单侧出现的疼痛，在临床上较为常见。引起头痛的原因很多，如外感发热、五官科疾病、颈椎病、焦虑、高血压等，皆可引起头痛。

临床表现

1．外感头痛

（1）风寒头痛型　表现为头痛时作，痛连项背，遇风尤剧，恶风畏寒，口不渴。舌苔薄白，脉浮。

（2）风热头痛型　表现为头痛而胀，甚则头痛如裂，发热或恶风，面红目赤，口渴欲饮，便秘溲黄。舌红苔黄，脉浮数。

（3）风湿头痛型　表现为头痛如裹，肢体困重，纳呆胸闷，小便不利，大便或溏。苔白腻，脉濡。

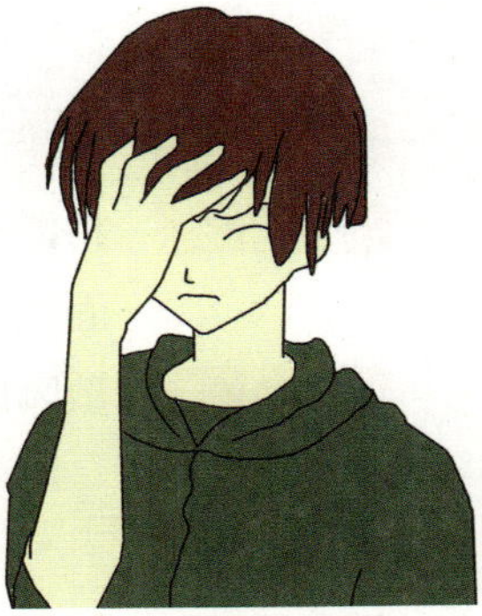

2．内伤头痛

（1）肝阳头痛型　表现为头痛而眩，心烦易怒，夜眠不宁，或兼胁痛，面红口苦。舌苔薄黄，脉弦有力。

（2）肾虚头痛型　表现为头痛且空，每兼眩晕，腰痛酸软，神疲乏力，遗精带下，耳鸣少寐。舌红少苔，脉细。

（3）血虚头痛型　表现为头痛而晕，心悸不宁，神疲乏力，面色苍白。舌质淡，苔薄白，脉细弱。

（4）痰浊头痛型　表现为头痛昏蒙，胸脘满闷，呕恶痰涎。苔白腻，脉滑或弦滑。

（5）瘀血头痛型　表现为头痛经久不愈，痛处固定不移，痛如锥刺，或有头部外伤史。舌质紫，苔薄白，脉细或细涩。

醋疗法

（一）青露丸

组　成　香附（略炒）不拘多少，乌药（略泡）减香附量1/3，醋适量。

制法用法　将前2味共为细末，水醋煮和为丸，如梧桐子大。随证用引，如头痛，茶下；痰病，姜汤下。

功效主治　疏肝理气，化瘀止痛。适用于妇人头痛有痰。

（二）上清丹

组　成　天南星（大者，去皮）、茴香（炒）各等份，醋适量。

制法用法　前2味共研细末，入盐少许在面内，用醋打糊为丸，如梧桐子大，每服30～50粒，食后姜汤下。

功效主治　燥湿化痰，祛风定痛。适用于风痰头痛不可忍者。

（三）熏头方

组　成　米醋适量。

制法用法　将醋放置锅内煮沸，趁热气出时将头面部伸向蒸汽中，以蒸汽熏头面，其痛可止。

功效主治　散风止痛。适用于外感头痛。

（四）葱白醋粥方

组　成　连须大葱1根，稻米、米醋各适量。

制法用法　将葱切段与米、醋放入锅内，加水煮粥1小碗，趁热食下。

功效主治　祛风散寒。适用于风寒头痛。

（五）荞麦醋糊方

组　　成　陈荞麦30g，陈醋适量。

制法用法　将荞麦放入锅内炒至焦黄色，加醋再炒，然后取出用醋调成稠糊，装布袋趁热敷额上发际处。冷后炒热再敷之，至鼻子流黄臭涕停止。

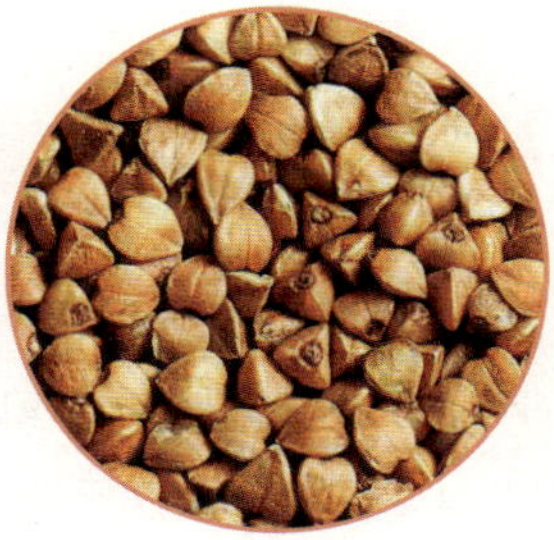

功效主治　祛风，活血止痛。适用于偏头痛。

（六）硫黄胡椒散方

组　　成　硫黄、胡椒各等份，食醋、面粉各适量。

制法用法　将前2味研成细末，用食醋掺于面粉调和，做成似黄豆粒大小醋丸，用时取醋丸塞鼻，左侧痛塞右鼻孔；右侧痛塞左鼻孔。5~10天为1个疗程。

功效主治　辛烈开窍，降浊止痛。适用于血管性头痛、三叉神经痛。

（七）吴茱萸醋敷方

组　　成　吴茱萸20g，食醋适量。

制法用法　将吴茱萸研为细末，用食醋调匀成糊状，敷于足心，每日换药1次，连用7天为1个疗程。

功效主治　温中通阳，疏肝止痛。适用于肝阳头痛、胃痛、呕吐、高血压、眩晕、失眠。

（八）蚕沙石膏醋调方

组　　成　蚕沙15g，生石膏30g，米醋适量。

制法用法　将前2味研为细末，加醋调成糊，敷于前额，痛止去糊。

功效主治　清热，利湿，止痛。适用于风热头痛。

（九）紫阳真君塞鼻丹

组　　成　沉香、木香、乳香、没药、肉桂各60g，猪牙皂、荜茇、高良姜、细辛、川乌、血竭、冰片（代麝香）各30g，硇砂、雄黄、巴豆、朱砂各5g，醋适量。

制法用法 将上药共研细末，贮瓶备用。每取适量，加醋调成锭状，塞入鼻内。

功效主治 芳香通窍，散寒止痛。适用于偏头痛、面瘫、胃痛、痛经、泄泻等症。

注意事项

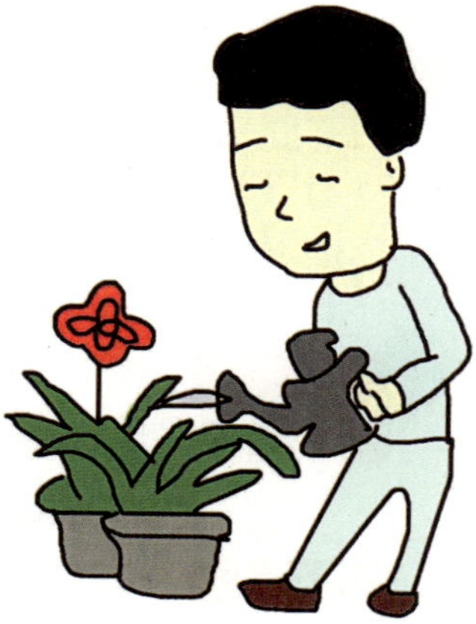

（1）头痛的发生多与情绪有关，故患者应放松心情，防止情绪紧张、焦虑和精神疲劳。

（2）对一些病因明确的头痛，应先控制病情以缓解疼痛。若突然出现剧痛，兼有手足冰冷、呕吐，常常是脑血管意外的先兆表现，应马上去医院就诊检查。

（3）日常生活或工作环境要安静，室内光线要柔和。

（4）忌食烟、酒、咖啡、巧克力、辛辣食物等热性、兴奋性食品。饮食宜清淡，多食水果、蔬菜。

（5）遇高血压头痛者，伴有肢体麻木，舌根发硬，应预防脑血管意外的发生，治疗时不宜强刺激。

（6）经常头痛且伴有眩晕者，尤其有急性发作，剧烈呕吐，应排除高血压危象，结合西药进行治疗。

第十三节 眩晕

眩即眼花，晕是头晕，两者常同时并见，故统称为眩晕。眩晕指人体对空间的定向感觉障碍或平衡感觉障碍。

临床表现

1．肝阳上亢型

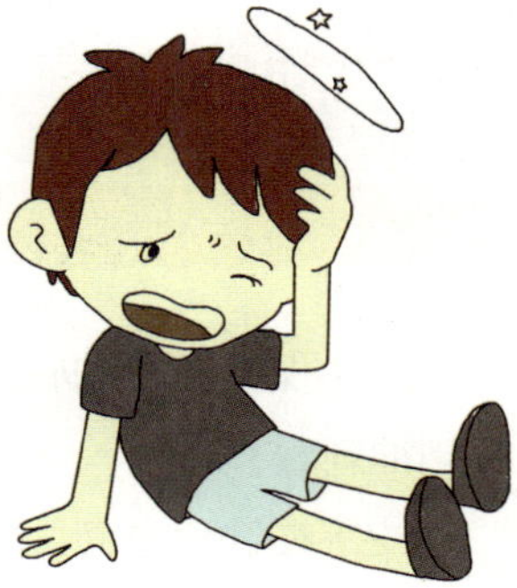

表现为因为烦劳或恼怒而增剧，面有潮红，气躁易怒，少寐多梦，耳鸣、腰酸膝软，五心烦热，舌质红，脉细数。

2．痰湿中阻型

表现为头重如蒙，胸膈痞闷，恶心呕吐，少食多寐，舌苔白腻，脉滑。

3．气血不足型

表现为头晕目眩，面色苍白，唇白不华，心悸少寐，神疲乏力，劳累即发，舌质淡，脉细弱。

醋疗法

（一）附桂散方

组　成　制附子3～6g，肉桂3～6g，老陈醋适量。

制法用法　将上药研为细末，用山西陈醋调成糊，敷双涌泉穴，外用牛皮纸覆盖，胶布固定。每日换药1次，1周为1个疗程，休息2日后进行下一个疗程。

功效主治　温阳益火，引火归元。适用于虚火眩晕、头痛、咽痛。

（二）芝麻醋蜜蛋方

组　成　芝麻（炒黄研细）30g，蜂蜜30ml，鸡蛋1个，米醋30ml。

制法用法　将上4味混合调匀，分作6份，每服1份，开水冲服，每日3次。

功效主治　补肝肾，润五脏，降压。适用于肝肾不足所致的眩晕、高血压。

（三）白芥子桃红醋敷方

组　成 白芥子、桃仁、红花、花椒、火麻仁、生大黄各等份，醋适量。

制法用法 将上药共研细末，贮瓶备用。每晚临睡前温水洗脚后，取药末适量，用醋调成糊状，敷于涌泉穴，早上去掉，每日1次。

功效主治 活血通经，引热下行。适用于高血压伴头晕、头痛等症。

注意事项

（1）保持良好的心态与愉悦乐观的心情，调适情志，避免精神刺激。

（2）在饮食方面，应多吃清淡的食物，少吃高脂肪、含盐量过高、甜食或非常油腻的食物，戒烟少酒。

（3）注意休息，适当参加体育锻炼，劳逸结合。

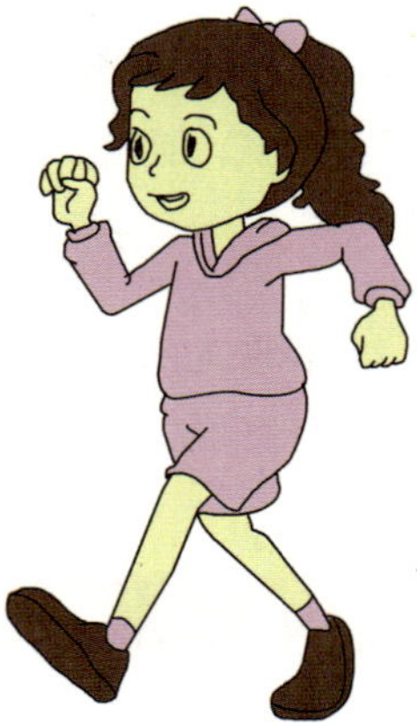

第十四节　失眠

失眠症中医学称为“不寐”，以经常不易入睡，睡后易醒，或睡后多梦为主要特征。引起失眠的原因很多，如情绪激动、精神过度紧张、神经衰弱、过度的悲哀和焦虑、过度的兴奋、难以解决的困扰、意外的打击等，使大脑皮质兴奋与抑制失调，导致难以入睡而产生失眠。

临床表现

1．痰热内扰型

临床主要表现为失眠心烦，噩梦纷纭，易惊易醒，脘腹痞闷，口苦恶心，头沉目眩，食欲缺乏，胸闷，咳嗽痰多，舌质偏红，苔黄腻或厚腻。

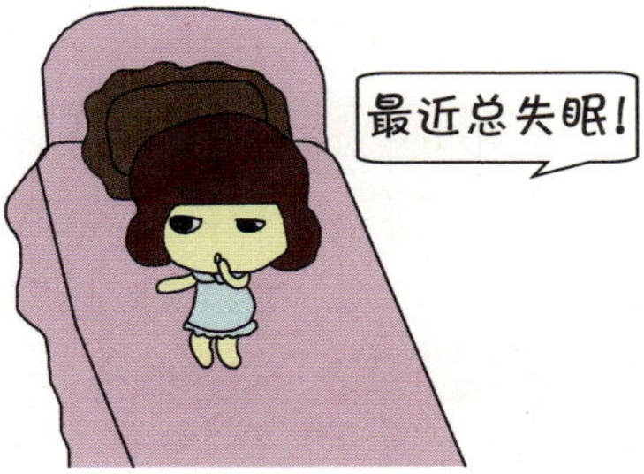

2．肝郁化火型

临床表现为失眠，同时伴有性情急躁易怒，不易入睡和入睡后多梦易醒，胸胁胀满，善叹息，口苦目赤，不思饮食，口渴喜饮，小便黄赤，大便秘结，舌质红，苔黄。

3．阴虚火旺型

临床表现为失眠心烦，兼见手足心热、盗汗、口干、咽燥，耳鸣健忘，腰酸梦遗，心悸不安，口舌生疮，舌尖红赤，少苔或无苔。

4．心脾两虚型

临床表现为难以入眠，多梦易醒、醒后不易再睡，或兼心悸，健忘，神疲，饮食无味，面色萎黄，口淡无味，食后腹胀，便溏，舌质淡，苔薄白。

5．胃气失和型

表现为失眠兼脘腹胀满，呕吐反酸，大便异臭，或腹痛，便秘，不思饮食，舌苔垢浊或厚腻。

6．心火炽盛型

临床表现为心烦失眠，五心烦热，头晕耳鸣，口舌生疮，口干，腰酸，遗精，早泄，舌红。

醋疗法

（一）冰醋丸方

组　成　冰片、石膏、小茴香、琥珀各适量，食醋15ml。

制法用法　上药研为细末，装瓶备用。临睡前取药末20g用醋调成膏，做成2颗弹头状药丸，外包2层纱布，丸尾留纱布条，将药丸塞入左、右耳道，次日早晨将药丸取出。

功效主治　清热除烦，镇心安神。适用于失眠。

（二）花生米醋粥方

组　成 嫩花生叶50g，花生米40g，粳米40g，食醋20～30ml。

制法用法 将花生米和粳米捣研为末，再加入嫩花生叶共捣烂，加水600ml，煮至400ml，加醋调匀。每晚睡前1次服完。

功效主治 安神催眠。适用于神经官能症，症见心悸、失眠。

（三）面粉醋蛋饼方

组　成 鸡蛋5个，淡豆豉60g，食醋10ml，面粉适量。

制法用法 鸡蛋去黄取清与面粉相和，做成饼，淡豆豉取浓汤，再把鸡蛋清面饼放入豆豉中煮熟，加醋及作料，随量食用。

功效主治 清热除烦，安神。适用于羸瘦无力、失眠多梦、自汗。

（四）姜面蛋清羊肉汤方

组　成 面粉120g，羊肉120g，姜汁30ml，食醋30ml，鸡蛋2个，姜块、葱段、精盐各适量。

制法用法 将羊肉切碎，调入姜块、葱段、食醋、精盐等煮汤；用鸡蛋清与姜汁、面粉做成饼，放入羊肉汤内煮熟，空腹当主食服食。

功效主治 益气疗虚，安神。适用于身体羸弱、虚烦失眠等症。

（五）桂圆莲子枣仁醋方

组　成 桂圆肉、莲子、酸枣仁各30g，米醋30ml。

制法用法 将前3味加水500ml煮熟，然后倒入米醋再煮3～5分钟。每晚服用1次，经常服用有效。

功效主治 安神催眠。适用于心悸、失眠。

注意事项

（1）本病与精神因素关系极大，故当消除思想顾虑，重视心理调节。

（2）作息规律，戒烟酒，适当加强体育锻炼，劳逸结合，辅以精神治疗。

（3）睡前到户外散步一会儿，放松一下精神，睡觉前热水沐浴，或用热水泡脚

20～40分钟，清除环境噪声干扰，然后就寝。

（4）注意饮食调理，避免进食浓茶、咖啡、烟酒及辛辣刺激食物。

（5）限制白天睡眠时间，除老年人白天可适当午睡或打盹片刻外，应避免午睡或打盹，否则会减少晚上的睡意及睡眠时间。

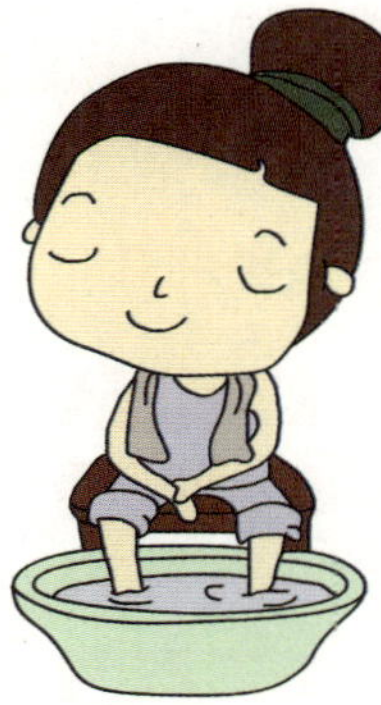

第十五节 中风后遗症

中风后遗症又称脑血管意外后遗症，是指因脑出血、脑血栓形成、脑梗死、蛛网膜下腔出血等急性脑血管疾病所致的肢体瘫痪和运动功能丧失。多发生于50岁以后，男性略多于女性。本症在发病后6个月内恢复较快，一般下肢恢复早于上肢，近端恢复好于远端。如经过6个月至2年，则恢复极其缓慢，并常见患肢营养障碍、挛缩、感觉迟钝麻木等。

临床表现

主要表现为偏瘫（半身不遂）、半侧肢体障碍、肢体麻木、偏盲、失语，或交叉性瘫痪、交叉性感觉障碍、外眼肌麻痹、眼球震颤、构语困难、语言障碍、记忆力下降、口眼歪斜、吞咽困难、呛食呛水、共济失调、头晕头痛等症状。

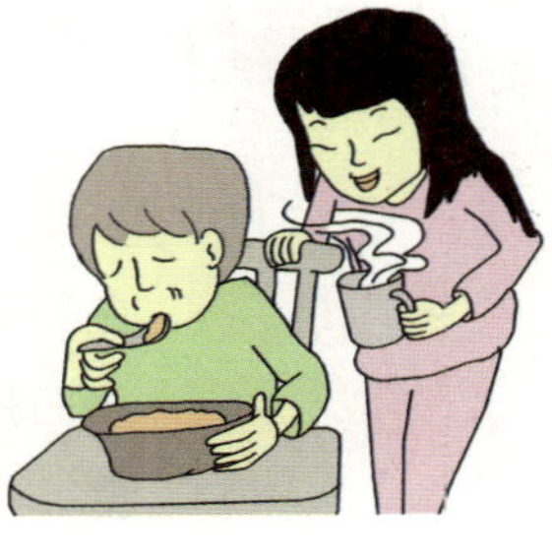

醋疗法

（一）乌荆丸

组　成　炮川乌（去皮脐）30g，荆芥穗60g，醋适量。

制法用法　上药为细末，醋糊为丸，梧桐子大，每服20丸，酒或热水送下，有痰空腹服，每日3～4次，无痰早晨服。

功效主治　除风祛湿，活血通络。适用于诸风缓纵，言语謇涩，手足不遂，口眼歪斜，眉目㖞动，头昏胸闷，筋脉拘挛，不得屈伸，遍身麻痹，百节疼痛，皮肤瘙痒，抓成疮疡；妇人血风，浑身痛痒，头痛眼晕，及肠风脏毒，下血不止者，服之尤效。

（二）祛风活络丸方

组　成　威灵仙60g，生川乌50g，五灵脂50g，食醋适量。

制法用法　将前3味研为细末，用醋调糊为丸，如梧桐子大，每服7丸，每日2次。

功效主治　祛风活血，通络止痛。适用于中风后遗症，症见手足麻木或肢体疼痛。

（三）活血通络敷脐方

组　成　白花蛇舌草20g，鸡血藤20g，丝瓜络30g，蚤休6g，陈醋、白酒各适量。

制法用法　以上前4味共研细末，用适量陈醋、白酒调匀，敷于脐部，外用消毒纱布覆盖，再用胶布固定，每天换药1次。

功效主治　清热解毒，活血通络。适用于中风热毒壅盛者。

（四）芥子醋方

组　成　白芥子400g，食醋500ml。

制法用法　将白芥子研末与醋共煎，煮至药汁300～400ml，收贮即成。每取适量，连同药渣涂颌颊部。

功效主治　通络活血，止痛。适用于中风不能言语、面神经麻痹。

（五）蚁蚣丸方

组　成　蚂蚁150g，蜈蚣30g，黄芪90g，当归30g，食醋适量。

制法用法　除食醋外，上药分别低温烘干，研成粉过100目筛，水泛为丸，梧桐子大，装袋备用，每日3次，每次10g，醋汤送下。

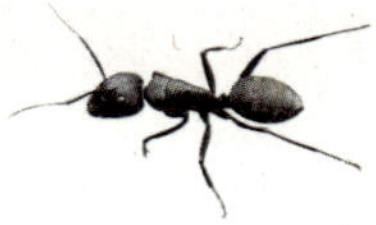

功效主治　益气养血，祛风通络。适用于中风症。

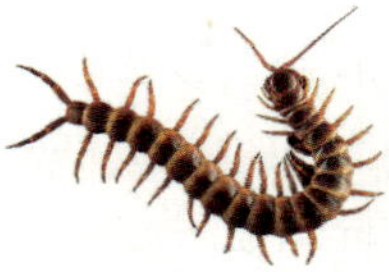

（六）皂角醋方

组　　成　皂角末50g，艾绒、米醋各适量。

制法用法　将皂角末加醋调成糊，再将艾绒捻成绿豆大小艾炷，数量不拘。用时取药糊敷于患者脐孔和颊车穴，左斜者敷左，右斜者敷右。敷药后令患者侧卧，在穴位上放艾炷点燃灸之。每穴灸5～10炷，每日1～2次。

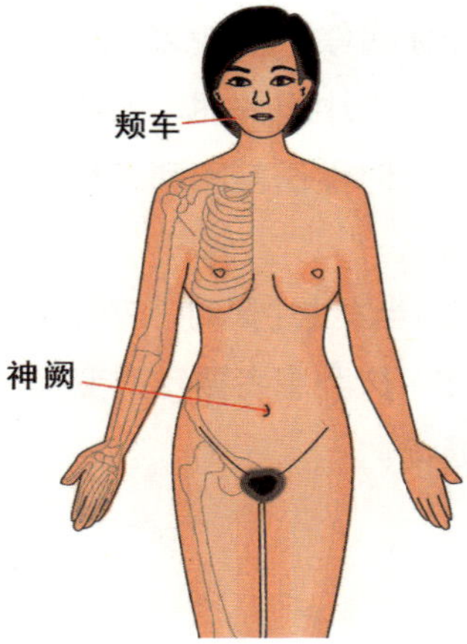

功效主治　祛风化痰，活络通窍。适用于中风口眼歪斜。

（七）皂角地龙糊方

组　　成　皂角、地龙、陈胆星各15g，五味子10g，陈醋适量。

制法用法　将前4味研为极细末，装入瓶中密封贮存。用时取药粉适量，以醋调成稠糊，敷于健侧面部（即左侧歪敷右侧，右侧歪敷左侧），外以纱布覆盖，等口眼恢复正常时，以温水洗去。1次未能矫正者，继续用醋调药敷之。

功效主治　涤痰开窍，祛风通络。适用于中风口眼歪斜。

（八）木瓜艾酒醋洗方

组　　成　川木瓜250g，陈艾250g，米酒250ml，食醋250ml。

制法用法　前2味加水煎汤，加入米酒、食醋调匀，趁热先熏后洗患侧。每日3次，每次20～30分钟。

功效主治　祛风活络。适用于中风、半身不遂。

注意事项

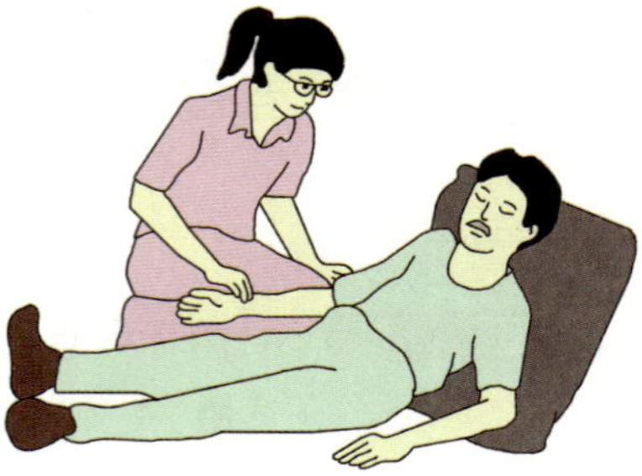

（1）注重生活调摄，避风寒，适寒温；饮食清淡，忌烟酒。

（2）以低盐、低脂肪、低胆固醇饮食为宜，适当多吃蔬菜、水果和豆制品；戒除烟酒。

（3）积极预防治疗高血压病、动脉粥样硬化症、糖尿病等，可减少缺血性中风的发病率。

（4）有中风先兆，如经常出现头痛、眩晕、肢麻、一时性语言不利等症，切宜注意，必须加强防治。

（5）当发生中风时，应保持绝对安静，尽可能减少不必要的搬动，防止出现二次出血。

（6）久卧患者要定时变换体位，保持皮肤干燥和清洁，防止压疮发生，并保持大小便通畅。

第十六节 高血压

高血压主要是由于高级神经中枢调节血压功能紊乱所引起的，以动脉血压持续升高为主要表现的一种慢性疾病，常引起心、脑、肾等重要器官并发症。

临床表现

1．肝阳上亢型

主要表现为血压值高于正常，头目胀痛，眩晕耳鸣，心烦易怒，面部潮红，口苦口干，失眠多梦，便秘尿赤，舌质红，苔薄黄，脉弦数。

2. 肝肾阴虚型

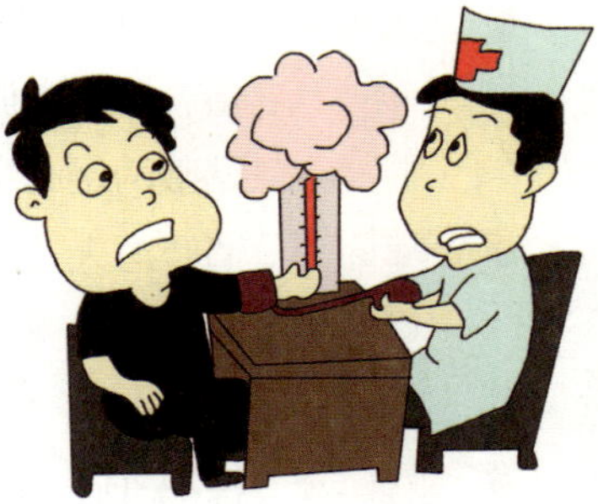

主要表现为血压值高于正常，头晕目眩，头空头痛，目涩、视物不清，健忘失眠，耳鸣如蝉，腰膝酸软，咽干口燥，手足心热，遗精盗汗，肢体麻木，舌质干红，苔薄少，脉弦细或细数。

3. 阴虚阳亢型

主要表现为血压高于正常，头痛头晕，目眩耳鸣，劳则加重，失眠多梦、健忘，腰膝酸软，五心烦热，面红口干，心悸易怒，舌质红，苔薄少或薄黄，脉弦细或弦细数。

4. 阴阳两虚型

主要表现为血压明显高于正常，病程相对较长，精神萎靡，头晕目眩，心悸怔忡，动则气急，畏寒肢冷，腰酸腿软，面浮肢肿，夜间尿多，阳痿早泄，失眠多梦，舌质淡，苔薄白，脉弦细无力。

5. 痰浊内蕴型

患者体形多肥胖，主要表现为血压值高于正常，眩晕、头痛或头重如蒙，胸闷脘痞，体倦多寐，纳呆恶心，时吐痰涎，舌质淡，苔白腻，脉弦滑。

6. 瘀血阻络型

主要表现为血压高于正常，头晕，头痛如针刺，心悸健忘，精神不振，胸闷或痛，四肢麻木，面或唇色紫暗，舌质紫暗或有瘀斑，苔薄少，脉弦涩或有结代。

7. 无症状型

患者自述无明显不适之感觉，仅测血压高于正常，舌质红或淡红，苔薄少或薄白，脉弦细或弦滑。

醋疗法

（一）降压贴方

组　成　川牛膝100g，川芎100g，吴茱萸5g，牛黄5g，蓖麻仁50g，食醋适量。

制法用法 先将前4味研成细末，装瓶备用，蓖麻仁捣烂装瓶。用时取药末适量，用食醋调成糊，再加蓖麻仁糊调匀，摊于油纸上做成膏药两帖，贴敷两足涌泉穴，用胶布固定。每日1次，10次为1个疗程。

功效主治 清心泻火，引气下行。适用于原发性高血压。

（二）降压糊方

组　成 槐花30g，珍珠母30g，吴茱萸30g，米醋适量。

制法用法 将前3味研为细末，过筛装入瓶内，密封保存。用时取药末20g，调米醋如糊，分为2份，取1份贴涂患者神阙穴（肚脐），另1份贴涂涌泉穴（足心），上覆纱布，用胶布固定。贴药后再以艾条点燃，于穴位上悬灸15～20分钟，每日1次，10次为1个疗程。

功效主治 清热，平肝，降压。适用于高血压，症见眩晕、头痛者。

（三）糖醋鸡蛋方

组　成 鸡蛋1个，红糖适量，米醋10ml。

制法用法 将鸡蛋打入碗中，加米醋、红糖调匀饮用，每日1～2次，连服数日。

功效主治 降压。适用于高血压兼见眩晕者。

（四）银耳糖醋方

组　成 银耳、白糖、醋各适量。

制法用法 将银耳泡发，去除杂质、蒂头、泥沙，用开水冲洗，掰成小块放在盘内，加白糖和醋拌匀。佐餐食用。

功效主治 凉血，清热，消炎。适用于高血压。

（五）药醋浴足方

组　成 赭石40g，牛膝30g，钩藤30g，桑寄生30g，杜仲20g，食醋100ml。

制法用法 将上药放入盆中，加水2L，把药煎沸15分钟后，再加醋煮沸。待药汁

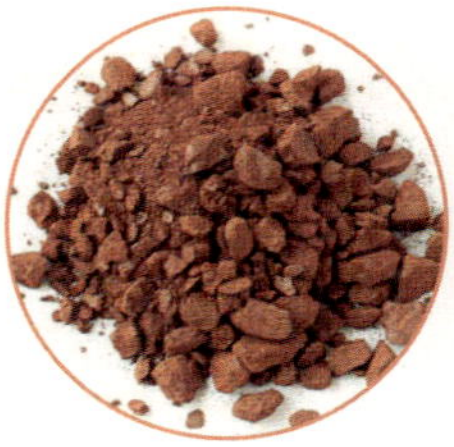

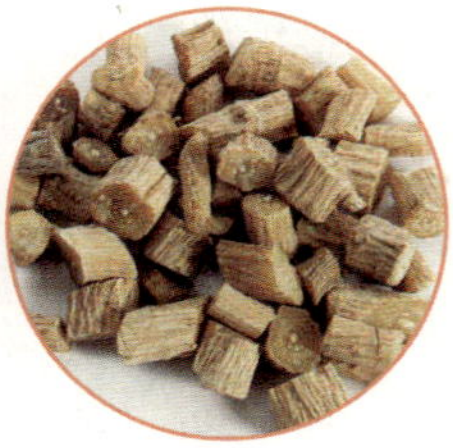

稍温后浴足，每晚1次，1剂用3日。

功效主治 平肝，降压。适用于高血压，有速效降压作用。

（六）醋浸花生米方

组　成 生花生米、食醋各适量。

制法用法 生花生米（带衣）半碗，将醋倒入至满碗，浸泡7天，每日早晚各吃10粒。血压下降后，可隔数日服用1次。

功效主治 健脾补虚，活血化瘀。适用于高血压兼动脉硬化、眩晕者。

（七）南星附子醋糊方

组　成 天南星3g，附子3g，食醋适量。

制法用法 将前2味研为细末，再与醋调匀成糊。将药糊敷于足心涌泉穴，用胶布固定，每晚睡前贴，次日早晨取下。连用3～4天。

功效主治 温阳散寒，引火归元，祛痰止痉。适用于高血压。

注意事项

（1）生活规律，保证充足的睡眠，避免情绪波动和精神刺激。

（2）避免过劳，适量参加体育锻炼。

（3）养成良好的生活习惯，戒烟酒。饮食宜清淡，超重者应注意减轻体重，尤其要减少盐的摄入量。

（4）定期检测血压，坚持长期有效的中西医治疗，以保持血压稳定在理想水平。

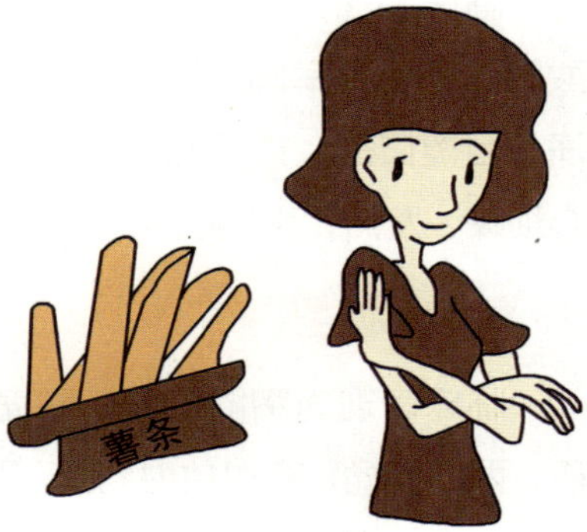

（5）勿盲目降压，须找出病因，对症治疗。

（6）诊断为高血压病的患者应按医嘱吃药，不可随便停药。

（7）减少房事，并缩短房事时间，40岁以上更宜节制。

（8）工作环境和居住房间的色调最好是绿色、蓝色等冷色调，能使情绪安稳不易冲动。

第十七节 高脂血症

高脂血症是以单纯高胆固醇血症或单纯高三酰甘油血症或两者兼见的血脂代谢紊乱性疾病。由于血脂在血液中都是以蛋白结合的形式存在，所以又有人将高脂血症称为高脂蛋白血症。高脂血症与动脉粥样硬化、心脑血管病、糖尿病、脂肪肝、肾病等的发生有着密切关系，是形成冠心病的主要危险因素之一。

临床表现

1．痰浊阻滞型

临床表现为患者形体肥胖，身重乏力，嗜食肥甘厚味，头晕头重，胸闷脘痞，纳呆腹胀，恶心欲呕，咳嗽有痰，舌淡苔厚腻。

2．肝肾阴虚型

临床表现为患者形体偏瘦，体倦乏力，腰酸腿软，头晕耳鸣，失眠多梦，健忘，遗精盗汗，目涩口干，或见咽干口燥，颧红潮热，五心烦躁、发热，舌质红少津或苔少。

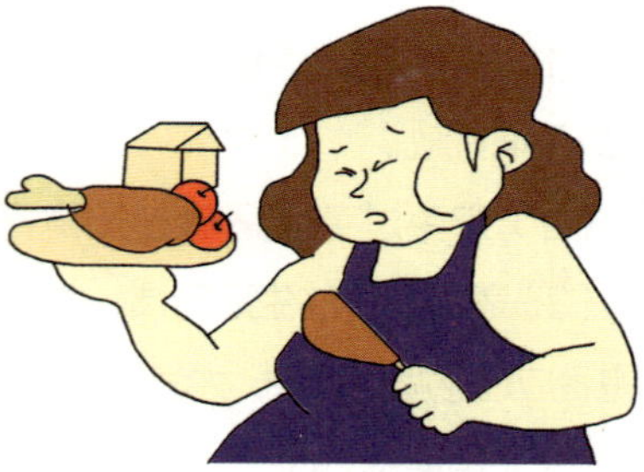

3．气滞血瘀型

临床表现为胸闷憋气，胸痛，痛处固定不移，两胁胀痛，有时放射到头、颈、肩、背部，头晕头痛，气短，心烦不安，舌质暗或紫暗，有瘀点瘀斑，苔薄。

4．肝阳上亢型

高脂血症患者多伴有高血压，动脉硬化。临床主要表现为头昏、头胀痛，耳鸣、面潮红、易怒、口苦、失眠多梦，便秘、尿赤，舌红、苔黄。

醋疗法

（一）醋豆方

组　成　黄豆500g，食醋1L。

制法用法　将黄豆炒20～25分钟，不能炒焦，放冷后及时装入玻璃瓶内，浸于等量的醋中，密封7～10天即可。每日早晚各食5～6粒，经常食用效果更好。

功效主治　降压，降血脂。适用于高血压、高脂血症、肥胖症、糖尿病等。

（二）醋蛋液方

组　成　鸡蛋1个，食醋100ml，白糖、蜂蜜各适量。

制法用法　将新鲜红皮鸡蛋洗净晾干，放入容器内加食醋浸泡，盖严，放置7天。用两层纱布过滤浸泡液后，将软化的蛋壳挑出弃去。用搅拌机打匀浆，制成醋蛋液原浆。在醋蛋液原浆中加入蜂蜜、白糖，用凉开水按1：5比例稀释后，制成醋蛋口服液。每日口服400ml，每日2次，连续服用28天。

功效主治　降低血浆总胆固醇、低密度脂蛋白胆固醇和三酰甘油含量。适用于防治高脂血症。

（三）冰糖醋方

组　成　冰糖500g，食醋100ml。

制法用法　先将冰糖加到食醋中，使其溶化。饭后服用，每次10ml，每日3次。10天为1个疗程，可连服3～5个疗程。

功效主治　散瘀、降压、降血脂。适用于高血压、高脂血症。

注意事项

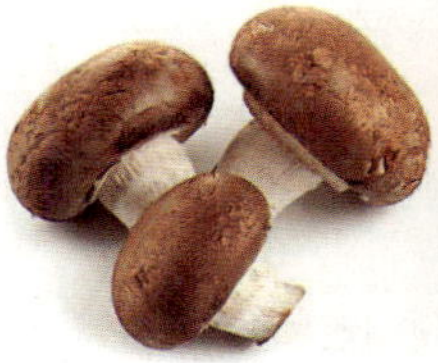

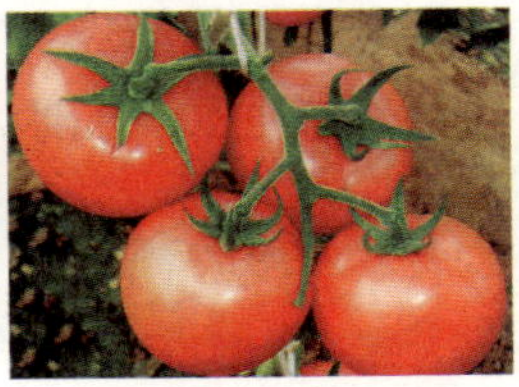

（1）加强运动是预防肥胖及高脂血症的有效措施，提倡运动疗法，坚持锻炼身体，防止肥胖。

（2）戒除烟酒，起居有节，控制血

脂，减少并发症。

（3）除先天性因素外，高脂血症与饮食关系密切，应科学地安排膳食，注意饮食调摄，宜食低胆固醇食物，多吃蔬菜、水果，减少动物性脂肪的摄入，多吃香菇、番茄、苹果、玉米等降脂食物。忌食生冷、辛辣食物，忌烟酒。

第十八节 冠心病

冠心病是一种由冠状动脉器质性（动脉粥样硬化或动力性血管痉挛）狭窄或阻塞引起的心肌缺血、缺氧或心肌坏死的心脏病，也称为缺血性心脏病。冠心病在我国发病率很高，主要以中老年人为主。

临床表现

1．寒凝心脉型

表现为心痛彻背，每因受寒诱发，伴胸闷，心悸气短，畏寒肢冷。舌黯淡，苔白，脉弦紧。

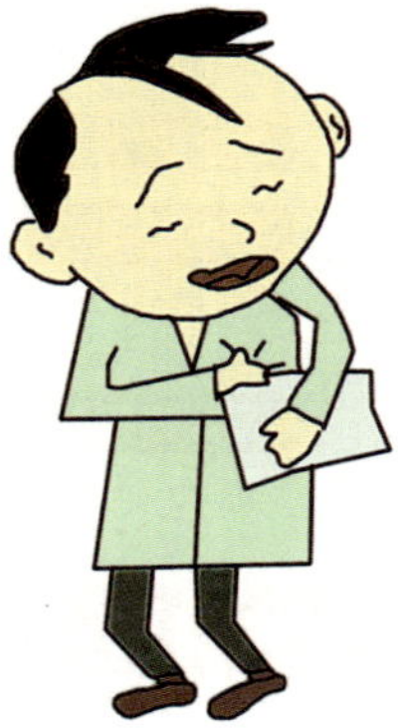

2．气滞血瘀型

表现为心胸窒息而痛，神情抑郁或郁怒。偏气滞者，胸胁窜痛，牵引肩背；偏血瘀者，心胸刺痛，夜晚为甚，心悸不宁。舌黯，见瘀点或瘀斑，脉弦或涩。

3．痰浊壅塞型

表现为胸闷痛，气短，形体肥胖，身重，肢倦，乏力，欲寐；舌苔浊腻，脉滑。

4．气阴两虚型

表现为胸闷隐痛，心悸、气短，或伴头晕乏力，盗汗或自汗，口咽干燥；舌红，或边有齿痕，苔薄或少，脉细或结代。

5．脾肾阳虚型

表现为胸闷胸痛，气短形寒，神疲腰酸，小便清长，或心悸肢肿，重则胸痛彻背，神昏喘促，冷汗肢厥。舌淡，苔白，脉沉无力或脉微欲绝。

醋疗法

（一）糖醋蒜

组　成　大蒜适量，红糖150g，醋500ml。

制法用法　将红糖放入醋中搅溶，再将大蒜浸泡在糖醋汁中，15天后即成。每天早晨空腹吃糖醋大蒜1～2瓣，并喝一些糖醋汁，连服10～15天。

功效主治　止咳平喘，解毒散瘀，降压降脂。适用于冠心病。

（二）心痛醋疗方

组　成　细辛10g，檀香10g，毛冬青10g，冰片5g，食醋适量。

制法用法　上药研为细末，装瓶备用。取药粉5g，用食醋调成膏，置6cm×6cm塑料薄膜上，铺成4cm×4cm大、厚约0.4cm的药膏，贴敷于胸痛处，痛点不固定者则贴心前区，留膏24小时。每日1次，5次为1个疗程。

功效主治　通阳散结，散寒止痛。适用于冠心病、心绞痛。

（三）桂花花生醋方

组　成　桂花50g，花生米200g，醋500ml。

制法用法　将桂花和花生米浸泡在醋中，24小时后可以取食。每日早晨起床后服用花生米10～20粒。

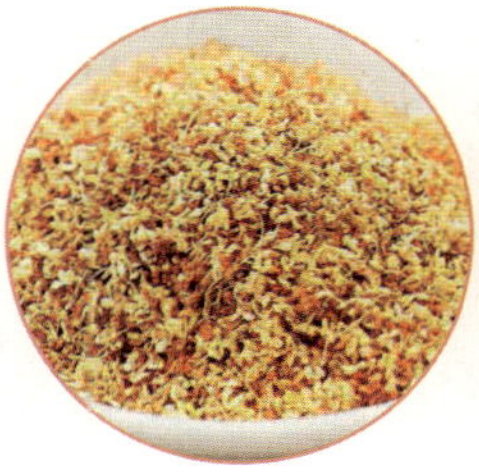

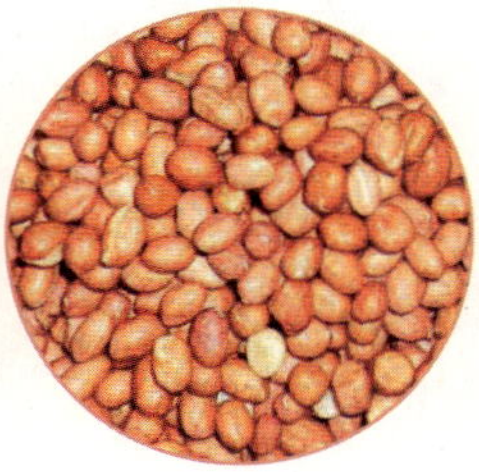

功效主治　活血化瘀，降压。适用于冠心病。

（四）海蜇荸荠醋方

组　成　海蜇头（洗去盐分）100g，荸荠100g，红糖30g，醋10ml。

制法用法　将以上4味一同放入砂锅内，加适量水，一同煎煮。每日1次，连服15~20天。

功效主治　清热解毒，祛风除湿，降压。适用于冠心病。

（五）黑木耳糖醋方

组　成　黑木耳6g，冰糖、食醋各适量。

制法用法　将黑木耳入醋中浸泡10小时，再蒸1小时，加入冰糖即成。每晚睡前服用。

功效主治　补气益血。适用于冠心病气阴两虚者。

注意事项

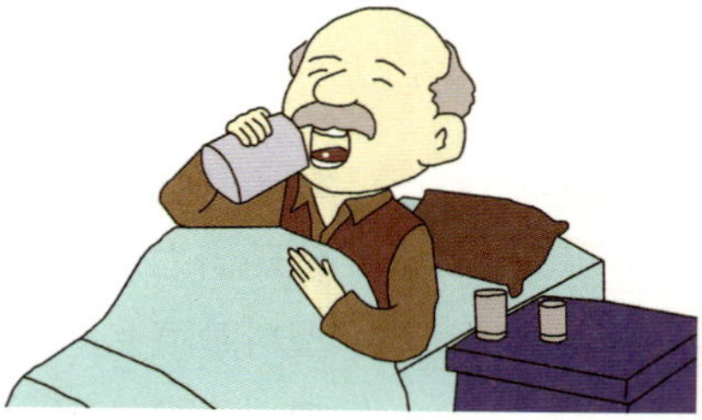

（1）生活要有规律，保持乐观的情绪。避免过度紧张，保持充足的睡眠，培养健康情趣，切忌急躁、激动或闷闷不乐。

（2）要养成良好的生活习惯，不吸烟、不酗酒。避免冠心病急性发作的各种诱因，如受寒、过劳、情绪过激、暴饮暴食等。

（3）保持适当的体育锻炼活动，增强体质，保持心理上的健康、乐观。

（4）合理搭配膳食，不要偏食，不宜过量。膳食要注意多增加营养，控制高胆固醇、高脂肪食物的摄入，多吃素食。

（5）积极防治老年慢性疾病，如高血压、糖尿病等。

（6）急性发病时，应停止活动，及时服用急救药，并立即就医。

第十九节　糖尿病

糖尿病是常见的内分泌代谢疾病之一，是一种由胰岛素相对分泌不足或胰高血糖素不适当地分泌过多而引起的以糖代谢紊乱、血糖增高为主要特征的全身慢性代谢性疾病。

临床表现

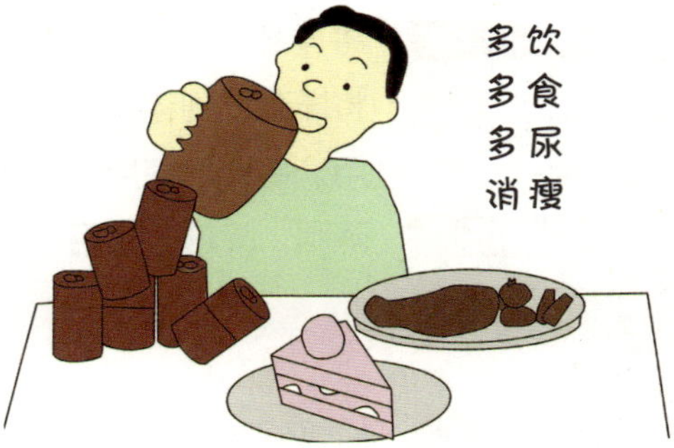

1．燥热伤肺型

烦渴多饮，口干咽燥，多食易饥，小便量多，大便干结。舌质红，苔薄黄，脉数。

2．胃燥津伤型

消谷善饥，大便秘结，口干欲饮，形体消瘦。舌红苔黄，脉滑有力。

3．肾阴亏虚型

尿频量多，混如脂膏，头晕目眩，耳鸣，视物模糊，口干唇燥，失眠心烦。舌红无苔，脉细弦数。

4．阴阳两虚型

尿频，饮一溲一，色混如膏。面色黧黑，耳轮枯焦，腰膝酸软，消瘦显著，阳痿或月经不调，畏寒面浮。舌淡，苔白，脉沉细无力。

5．阴虚阳浮型

尿频量多，烦渴面红，头痛恶心，口有异味，形瘦骨立，唇红口干，呼吸深快。或神昏迷蒙，四肢厥冷。舌质红绛，苔灰或焦黑，脉微数疾。

醋疗法

（一）醋炖公鸡方

组　成　公鸡1只，食醋200ml。

制法用法　将大白公鸡宰杀洗净，与醋一同炖熟，不加其他调料。1剂分3天吃完，一般连吃3只公鸡为1个疗程。

功效主治　补虚降糖。适用于糖尿病。

（二）醋拌洋葱方

组　成　洋葱1个，食醋30ml。

制法用法　将洋葱洗净，剥去外皮切成薄片，放到微波炉里加热2～3分钟，再将洋葱放到容器里，加入食醋，然后放在冰箱里。第二日早晨即可食用。每日早餐用这种洋葱佐餐。

功效主治　降脂，降糖。适用于高脂血症、糖尿病。

（三）仙鹤草醋敷方

组　成　仙鹤草100g，金钱草50g，醋适量。

制法用法　前两味，研为细末，取药末15g，醋调贴于脐部，外用纱布覆盖，胶布固定。每日1次，10天为1个疗程。

功效主治　健胃止血，散瘀消渴。适用于糖尿病，多饮、多食、多尿、身体消瘦者。

注意事项

（1）糖尿病患者要坚持有规律的生活习惯，加强体育锻炼，防止肥胖，避免精神紧张及劳欲过度，戒烟，戒酒。

（2）饮食宜清淡，多吃新鲜蔬菜、水果，控制糖的摄入，忌食肥甘厚味。

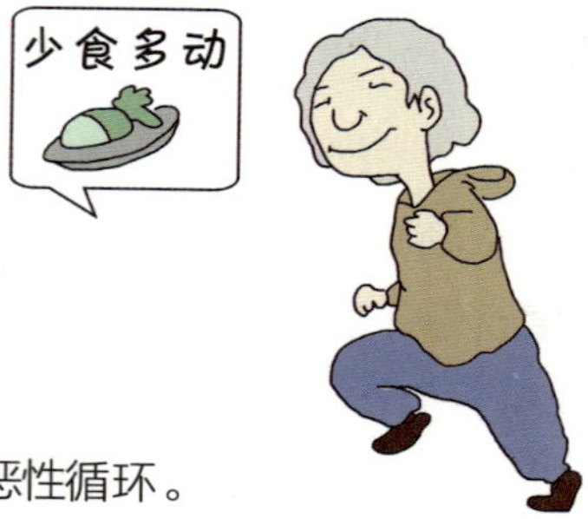

（3）避免精神紧张，保持皮肤清洁，预防各种感染。

（4）积极治疗糖尿病的各种并发症，以避免血糖增高的恶性循环。

第二十节　肥胖症

肥胖症是一种慢性病，指人体内脂肪堆积过多，明显超过正常人的平均量。肥胖症可始于任何年龄，但以40～50岁女性多见。一般而言，超过标准体重的10%，称为过重；超过标准体重的20%～30%，称为轻度肥胖；超过标准体重的30%～50%，称为中度肥胖；超过标准体重超过50%以上为重度肥胖。

临床表现

1．气虚痰壅型

表现为形体肥胖，动则气短、汗出，肤色少华，精神倦怠，嗜睡，纳谷不振，胃脘胀满，或大便溏薄，或四肢浮肿及头身困重，舌胖，苔白，脉细滑。

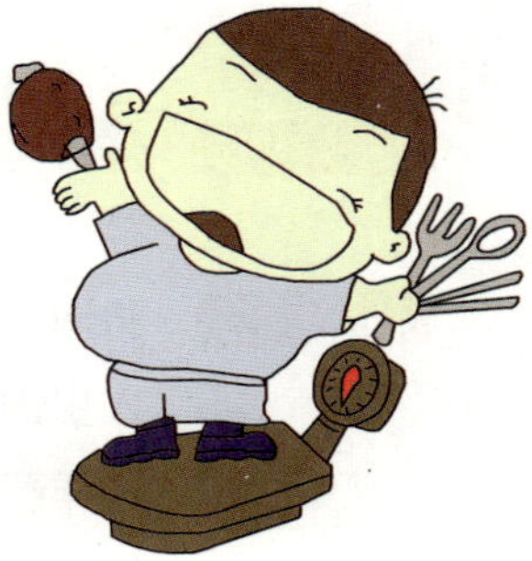

2．痰热壅积型

表现为形体肥胖，面有油光，胃纳极佳，畏热烦躁，口苦咽干，或见尿黄便秘。舌红，苔薄黄，脉弦滑。

3．痰瘀内积型

表现为形体肥胖，动则神疲气短，易汗，头晕胸闷，脘胁胀闷或痛，或胁下疤块。舌暗胖，苔薄白或腻，脉濡细。

4．阴阳失调型

表现为形体肥胖，烦躁怕热，时有畏寒肢冷，情绪抑郁或兴奋，失眠，嗜卧懒动，腰脊酸楚，下肢浮肿，午后尤甚，妇女月经不调。舌淡红，苔薄，脉细弱或细弦。

醋疗法

（一）醋蛋液减肥方

组　成 新鲜红皮鸡蛋1个，正宗山西老陈醋180ml。

制法用法 将醋装入底径5cm大口杯中，然后将鸡蛋浸入醋中。浸泡前，要将蛋壳洗刷干净，再用乙醇等消毒。浸泡48小时后（红皮蛋时间稍长），蛋壳全部被软化，鸡蛋也胀大，仅剩一层薄皮包着蛋清与黄，用筷子将蛋皮捅破，与醋调匀，即成醋蛋液，为成人5～7天的服用量。每晨空腹饮服。若按6天（6次）服完一个醋蛋，即每晨取醋蛋液2汤匙（陶瓷汤匙），兑温开水4～5汤匙，调匀后一次服完。每次浸泡鸡蛋1个，隔几日再浸泡1个，以保持服用的连续性。

功效主治 滋阴润燥，消脂减肥。适用于减肥降脂。

（二）醋洋葱减肥方

组　成 洋葱（160～200g）1个，天然蜂蜜1杯半（约20ml），天然盐（粗盐）少许，醋500ml。

制法用法 将洋葱去皮，切薄片，用冷水浸一会儿，然后隔去水分。将醋及盐放入煲内，加热至36℃。熄火，加入蜂蜜，徐徐搅拌，使其溶解，加入洋葱。变凉后把洋葱和醋放入密封容器内，放入冰柜冷藏1周后，便可开始服用。如果怕酸，可增加蜂蜜的剂量，或用苹果醋代替食醋，经过一段时间适应其酸味之后，便可用原来的醋洋葱了。早晚各吃1次，每次大约吃60g。如不适应，可改为每日1次，但见效时间相对较长。

功效主治 祛风利窍，减肥降脂。适用于肥胖症、高脂血症、糖尿病、动脉硬化、急慢性肠胃炎以及维生素C缺乏等症。

（三）糖醋黄瓜圈方

组　成 黄瓜200g，白糖10g，香油2ml，食醋20ml。

制法用法 先将黄瓜洗净，切成小段后再去中间的瓤及子，仅留其皮肉，使呈空心圆柱的形态。将糖、醋调好，再将黄瓜圈放入浸泡30分钟，滴上香油即成。佐餐食用。

功效主治 清热，解毒，止渴，利尿。适用于高血压、冠心病、肥胖症、高脂血症。

注意事项

（1）要注意饮食方面的调节，进食时速度要减慢，并戒酒忌烟。

（2）生活作息要规律，加强体育锻炼，增强体质，积极减重。

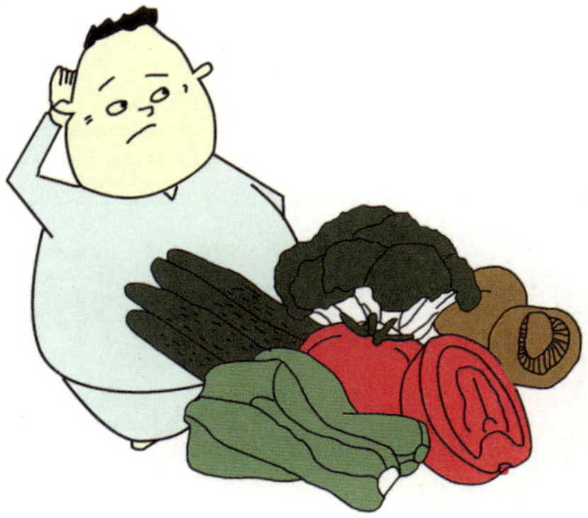

第三章

外科病症醋疗方

- 疖
- 外痈
- 丹毒
- 痔
- 直肠脱垂
- 疝气
- 急性阑尾炎
- 烫伤
- 冻疮
- 蛇虫咬蜇伤
- 甲沟炎
- 血栓性浅静脉炎
- 腰痛
- 足跟痛
- 坐骨神经痛
- 骨质增生
- 颈椎病
- 肩周炎
- 风湿性关节炎
- 类风湿关节炎

第一节　疖

疖是一种生于皮肤浅表的急性化脓性疾病，随处可生，发于暑天者，又称“热疖”。可因治疗或护理不当而形成“蝼蛄疖”（俗称“鳝拱头”，或呈反复发作，日久不愈，称“多发性疖”），相当于现代医学的急性化脓性炎症。

临床表现

1．暑毒蕴结型

表现为局部红肿，焮赤，灼热疼痛，伴发热口渴，胸闷泛恶，舌红，苔薄黄或黄腻，两脉洪数，小溲赤热。

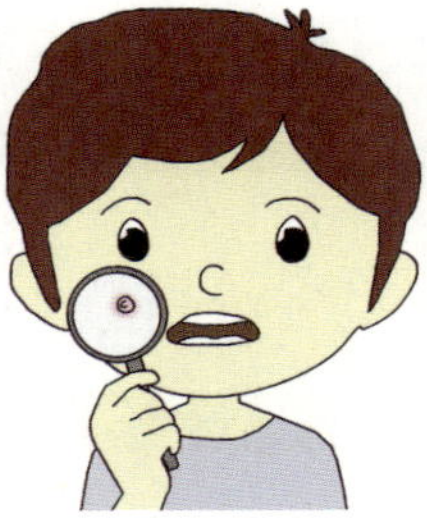

2．正虚邪恋型

表现为患处肿硬不消，脓水淋漓，皮下溃空如囊状，伴低热，纳呆神疲，大便溏薄，舌淡边有齿痕，苔薄，脉软数。

醋疗法

（一）二豆醋方

组　成　赤小豆15g，绿豆15g，食醋适量。

制法用法　将赤小豆、绿豆共研为细末，用食醋调成糊，敷于患处，每日1次。

功效主治　拔毒排脓，消肿。适用于疖肿成脓者。

（二）白萝卜醋汁方

组　成　白萝卜100g，食醋20ml。

制法用法　将白萝卜洗净，捣烂取汁，与醋调匀，涂抹患处，每日3～4次。

功效主治　清热解毒。适用于疖肿初起。

（三）芙蓉醋蜜膏方

组　　成　芙蓉叶粉、食醋、蜂蜜各等份。

制法用法　将上3味调成糊，敷于患处，每日2次。

功效主治　清热解毒。适用于疖肿及脓头痱子。

（四）鲜大蒜陈醋方

组　　成　鲜大蒜汁、陈醋各等份。

制法用法　取上药放入砂锅内，用文火煎成膏状，用时将药膏涂在敷料上，外敷患处，每日换药1次。

功效主治　杀虫解毒，散瘀消肿。适用于疮疖、痈肿。

（五）五倍子醋膏方

组　　成　五倍子10g，醋适量。

制法用法　将五倍子研粉，过100目筛，用醋调成糊状，敷于疖肿上，厚约2mm，每日更换1～2次，每次换药需清洁创面，或涂疖肿四周。若治疗枕部疖肿，先剃光枕部头发，清洁消毒后方可进行。

功效主治　散淤消肿，解诸热毒。适用于拔除疖子脓栓、枕部疖肿。

（六）蝉蜕僵蚕醋敷方

组　　成　蝉蜕、僵蚕各等份，醋适量。

制法用法　将以上前2味共研为末，再用醋调匀，涂于患部四周，留疮口，俟根出稍长，然后拔根出，再用药涂疮。

功效主治　清热解毒。适用于疔疮。

注意事项

（1）注意个人卫生，勤换衣服、勤洗澡。

（2）出行时，避免日光强晒。

（3）饮食宜清淡，多食蔬菜、水果，忌辛辣腥发之品。

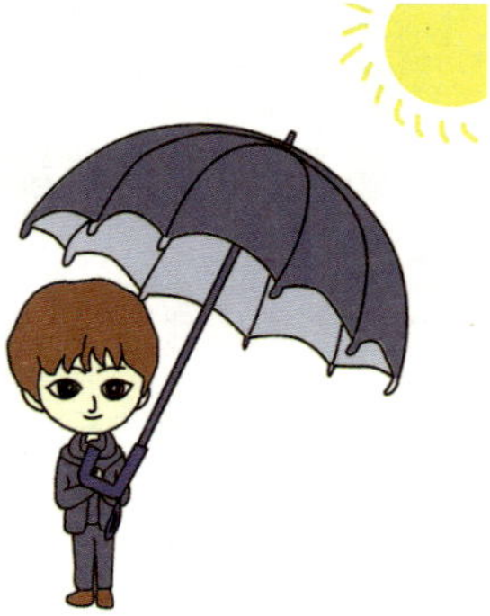

第二节　外痈

外痈是一种发生于体表的急性化脓性疾病。其特点是局部光软无头，红肿热痛，结块范围多在10～15cm，发病迅速，易肿、易脓、易溃、易敛，且发无定处，随处可生。这里的痈证，不是现代医学所称的“痈”，其中绝大多数属于皮肤浅表脓肿和发生在各个部位的急性化脓性淋巴结炎。

临床表现

1. 火毒凝结型

表现为局部红肿高突，灼热疼痛，根脚收束，脓液稠黄，能迅速化脓脱腐，伴全身发热，口渴，尿赤。苔黄，脉数有力。

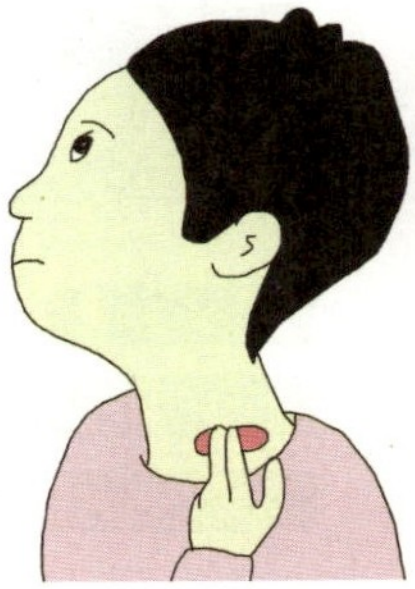

2. 湿热壅滞型

局部症状与火毒凝结型相同。伴全身壮热，朝轻暮重，胸闷呕恶，苔白腻或黄腻，脉数。

3. 阴虚火炽型

表现为肿势平塌，根脚散漫，皮色紫滞，疼痛剧烈，脓腐难化，脓水稀少或带血水。伴全身发热烦躁，口渴多饮，大便燥结，小便短赤。舌红，苔黄燥，脉细弦数。

4. 气虚毒滞型

表现为肿热平塌，根脚散漫，皮色灰暗不泽，胀重木痛，腐肉不化，脓液稀少，易成空腔。伴全身畏寒高热，或身热不扬，小便频数，口渴喜热饮，精神萎靡，面色少华，舌质淡红，苔白或微黄，脉数无力。

醋疗法

（一）一笔消

组　　成 雄黄、胆矾、硼砂、藤黄、铜绿、皮硝、草乌各30g，麝香6g，蟾酥、醋各适量。

制法用法 将前8味药研为极细末，和蟾酥为条状，如笔管大。用时以醋磨浓，将新笔蘸药涂四周，连涂数次即愈，屡用屡验。

功效主治 清热解毒，消肿散结。适用于一切痈肿。

（二）醋墨汁方

组　　成 墨1块，食醋适量。

制法用法 以食醋研墨，至极浓，用毛笔蘸墨汁，涂于痈肿周围，干了再涂，一夜可消肿。

功效主治 清热解毒，疗痈止痛。适用于痈肿初起及背痈症。

（三）干姜醋方

组　　成 干姜30g，食醋适量。

制法用法 将干姜炒焦，研为细末，再用醋调成糊，敷于患部四周，留出痈头。

功效主治 温中散寒，燥湿化瘀。适用于痈疽初起。

（四）黄醋敷方

组　　成 大黄10～20g，醋1杯。

制法用法 取大黄捣筛，每取药末3～4g，以醋调和贴肿痛处，药干即易。每日3次，即瘥减不复作，脓自消除。

功效主治 泻实热，行瘀滞，解毒消肿。适用于痈肿振焮不可忍。

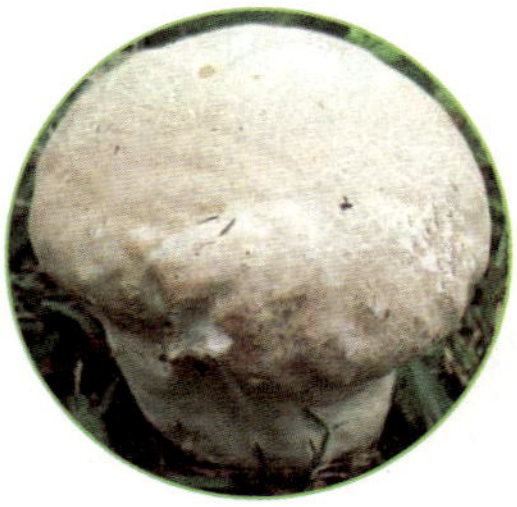

（五）马勃醋方

组　　成 马勃30g，米醋100ml。

制法用法 取马勃研成粉，用米醋调匀，敷于患处。

功效主治 清热，止血，散瘀。适用于疮肿、痈疽。

（六）蛤粉醋调方

组　　成 蛤粉30g，食醋适量。

制法用法 将蛤粉用醋调匀，涂搽患处，药干即换。

功效主治 清热解毒，消肿散结。适用于痈疽红肿。

（七）三七磨醋方

组　　成 三七根1枝，米醋适量。

制法用法 三七根在醋中研磨后，取醋汁调涂患处，每日3～4次。

功效主治 活血散瘀，消肿。适用于痈肿疼痛不止。

（八）乌头浸醋方

组　　成 乌头5枚，食醋600ml。

制法用法 用食醋浸泡乌头3日，弃乌头取醋液。涂洗患处，每日3～4次。

功效主治 祛风除湿，解毒散瘀。适用于痈疽。

（九）蒜硝醋黄膏方

组　　成 大蒜头12头，芒硝2g，大黄末2g，凡士林、食醋各适量。

制法用法 将大蒜去皮洗净，与芒硝一起捣成糊；将大黄末与醋调成膏。用凡士林擦患处，敷以蒜糊（范围要稍大于患处，约3mm厚），用纱布包扎固定。1小时后去掉敷药，用温水洗净，再敷以醋调大黄膏，6～8小时后去药。一般1次即愈，必要时可再敷1次。

功效主治 散瘀，解毒，消肿。适用于痈疽、脓肿。

（十）土茯苓醋糊方

组　　成 土茯苓、食醋各适量。

制法用法 将土茯苓研为细末，用醋调成糊，敷于患处，药干即换。

功效主治 除湿解毒。适用于疮痈红肿。

（十一）五倍蜜醋膏方

组　　成 五倍子100g，蜂蜜20ml，食醋30ml。

制法用法 将五倍子焙成焦黄，待冷后研成细末，用蜜、醋调成膏，外敷患处。每日换药1次。

功效主治 清热解毒，活血散痈，消肿。适用于发背痈肿、毛囊炎。

（十二）消肿散结散方

组　　成 大黄30g，牛蒡子10g，冰片3g，食醋适量。

制法用法 前2味研为细末，临用时加冰片，用醋调成糊，贴敷患处。每日换药1次。

功效主治 清热泻火，消肿散结。适用于颈痈。

（十三）白丁香醋敷方

组　　成 白丁香适量，醋适量。

制法用法 将白丁香研末，再与醋调匀，敷于患处。

功效主治 清热解毒。适用于痈肿。

（十四）赤小豆瓜蒌醋方

组　　成 赤小豆、瓜蒌根各等份，食醋适量。

制法用法 将赤小豆和瓜蒌根研为细末，与醋调匀如糊。外用，涂于患处。

功效主治 清热散瘀，降火润燥，排脓消肿。适用于痈毒红肿热痛。

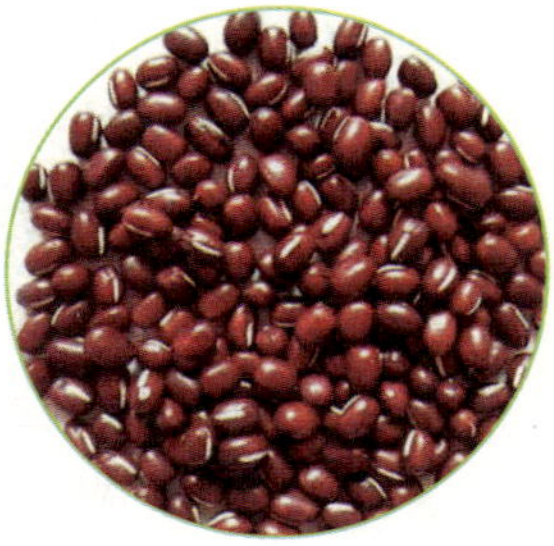

（十五）绿豆猪芽皂荚醋敷方

组　　成 绿豆粉30g，猪芽皂荚30g，醋适量。

制法用法 将绿豆粉炒成黄黑色，再与猪芽皂荚共研细末备用；每次取药末适量，用米醋调匀成糊状，敷于患处。

功效主治 清热解毒。适用于一切肿毒初起。

注意事项

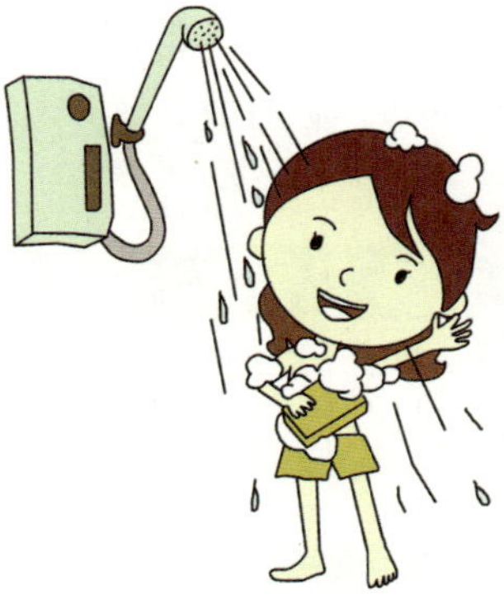

（1）调整饮食。平时应少食辛辣刺激之品，忌饮烈性酒，以防辛辣之品损伤脾胃，致使肠胃积湿生热而诱发本病或加重病情。应多食新鲜蔬菜、水果，保持大便通畅。

（2）防止潮湿。尤其是暑天，天气炎热，常因工作环境差或工作繁忙而汗湿衣襟，加之更换内衣不勤，容易发生本病。因此，应养成良好的生活习惯，经常淋浴、更换内衣，保持皮肤清洁、干燥、卫生。

（3）应积极治疗原发疾病，如毛囊炎、疖肿、湿疹等。

（4）防止搔抓。无论是颈部、腋部、脐部还是身体其他部位皮肤有破损或湿疹，都应积极对症治疗，避免用力搔抓，因搔抓后可继发感染而形成脓肿。

第三节　丹毒

中医学将急性网状淋巴管炎称为丹毒，是由β-溶血性链球菌引起的皮肤软组织及网状淋巴管的急性炎症，是以皮肤突然发红、色如涂丹为主要表现的急性感染性疾病。一般好发于小腿及头面部。

临床表现

1．风热毒蕴证

表现为局部皮肤红肿发热，疼痛剧烈，边界清楚，恶寒伴高热，头痛，口干渴，心烦急，尿赤短，便干燥，舌质红，苔黄或厚，脉浮数。

2．湿热感毒证

表现为皮肤局部红肿疼痛，边界尚清，表面可有水疱、血疱，伴恶寒、低热，渴不欲饮，食欲缺乏，舌质红，苔黄白而腻，脉滑数。

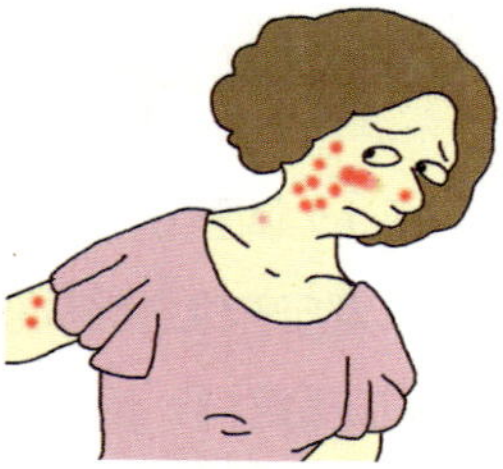

醋疗法

（一）龙葵醋方

组　成　龙葵叶、醋各适量。

制法用法　龙葵叶加醋细研，敷于患处。

功效主治　清热解毒，活血消肿。适用于丹毒。

（二）消丹散方

组　成　青黛15g，石膏30g，梅片6g，雄黄6g，血竭6g，凡士林、食醋各适量。

制法用法　将前5味共研为细末，贮入瓶中备用。先用乙醇棉球消毒患处皮肤，然后用梅花针叩刺患处，以皮肤出血为度。再取消丹散适量，加凡士林、醋调成糊，外敷患处，隔日1次，3次为1个疗程。

功效主治　清热解毒，散瘀止痛。适用于丹毒。

（三）槟榔醋调方

组　成　槟榔、醋各适量。

制法用法　将槟榔研为细末，用醋调成糊状，涂敷于患处。

功效主治　散瘀破积，解毒敛疮。适用于丹毒从脐上起者。

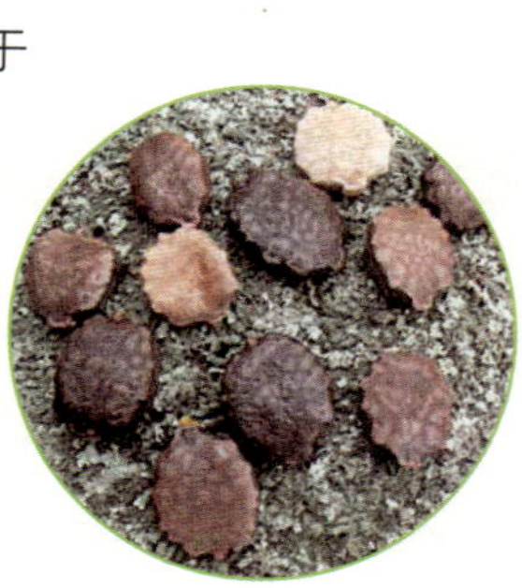

（四）木鳖子醋敷方

组　成　木鳖子、醋各适量。

制法用法 将木鳖子研为细末，再用醋调匀，涂敷患部，每日3次。症状严重者可配内服药。

功效主治 散结消肿，解毒生肌。适用于丹毒。

（五）荞麦面醋敷方

组　成 荞麦面、醋各适量。

制法用法 将荞麦面炒黄，再用醋调成糊状，敷于患处，每日早晚各换药1次。

功效主治 清热解毒，化瘀止痛。适用于丹毒、火疖子。

（六）寒水石石膏醋方

组　成 寒水石12g，石膏100g，食醋适量。

制法用法 将前2味共研为细末，与醋调匀，敷于患处。

功效主治 解毒消肿。适用于丹毒。

（七）蛞蝓冰片醋敷方

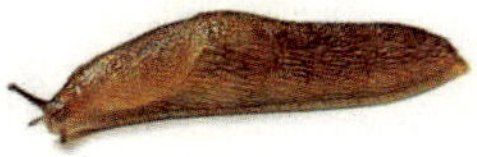

组　成 活蛞蝓数只，冰片少许，醋适量。

制法用法 将活蛞蝓醋浸捣烂，加入冰片少许，调匀敷于患处。

功效主治 清热解毒。适用于丹毒。

（八）马兰甘草醋敷方

组　成 马兰、甘草、醋各适量。

制法用法 将马兰、甘草用醋磨，擦患处。

功效主治 凉血，清热，利湿，解毒。适用于丹毒。

（九）乳香没药醋敷方

组　成 乳香末6g，没药末6g，淀粉60g，米醋250ml。

制法用法 将米醋放在砂锅内煮沸，再将乳香末和没药末放入搅匀，随搅随下淀粉，待成糊状后便倒在牛皮纸上涂抹，厚度约1.5cm，要大于患部的面积，待药糊稍凉，趁温热时敷于患部，用纱布固定。

功效主治 清热解毒，散瘀消肿。适用于痈、丹毒等。

（十）鸭跖草叶食醋方

组　　成　鲜鸭跖草叶（宽叶）50片，食醋500ml。

制法用法　将叶片放入食醋内浸泡1小时，用叶片外敷患处（将病灶全部覆盖），干后更换，每日换药4～6次，至全身症状减轻，红肿灼热、疼痛消失后停用。

功效主治　清热解毒，利水消肿，散瘀凉血。适用于丹毒。

（十一）蜈蚣百部醋敷方

组　　成　干蜈蚣1条，百部6g，雷丸1个，白矾少许，醋适量。

制法用法　将以上前4味同研为末，再用醋调匀，敷于患处。

功效主治　解毒消肿。适用于丹毒。

（十二）水蛭芒硝大黄醋敷方

组　　成　水蛭5g，芒硝25g，大黄25g，醋适量。

制法用法　将以上前3味共研细末，再与醋调匀，敷于患处。

功效主治　解毒消肿。适用于丹毒。

注意事项

（1）患者应卧床休息，多饮水，床边隔离。

（2）患者下肢丹毒要抬高患肢30°～40°，促进静脉和淋巴回流。

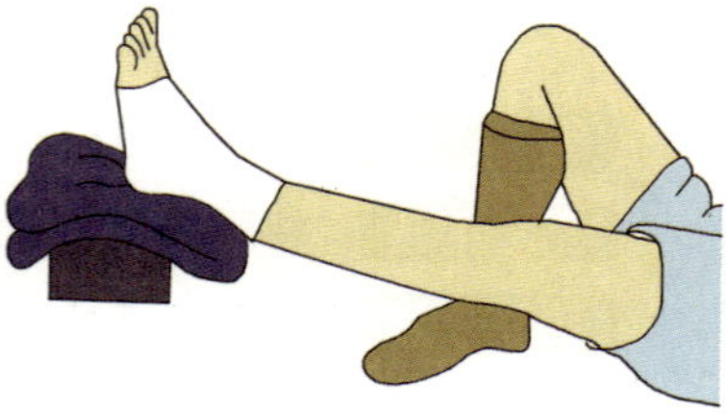

（3）除急性期或炎症严重外，一般鼓励经常活动。

（4）有肌肤破损者，应及时治疗，以免感染毒邪而发病。因脚湿气导致下肢复发性丹毒患者，应彻底治愈脚湿气，可减少复发。

（5）应及时使用有效的抗生素进行治疗。

（6）局部感染形成脓肿时，应及时切开引流。

（7）严禁搔抓、水烫患处，并防止交叉感染。

第四节　痔

痔是人体直肠末端黏膜下和肛管皮肤下静脉丛发生扩大和曲张所形成的柔软静脉团，又名痔疮、痔核等。医学所指痔包括内痔、外痔、混合痔。

临床表现

1．内痔

位于齿线以上，是直肠上静脉丛的曲张静脉团块。临床常见的症状有便血、肛门脱出、便秘、分泌黏液、伴肿胀疼痛等。肛门检查可见齿线以上有隆起物，色紫红，质软。

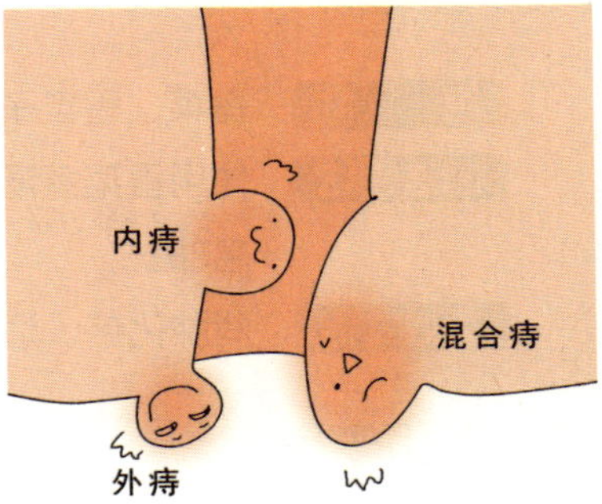

2．外痔

位于齿线以下，是直肠下静脉丛的曲张静脉团块。临床常见的症状有肛门不洁及异物感、一般不出血、肿胀、疼痛和肛缘出现隆起物，又可分为结缔组织外痔、炎性外痔、血栓外痔和静脉曲张性外痔4种。肛门检查可见齿线以下有赘生皮瓣，大小不一，表面光滑，一般不痛。

3．混合痔

位于齿线上下，互相贯通，是直肠上下静脉丛的曲张静脉团块，兼有内痔和外痔的特征。

醋疗法

（一）猪脏丸

组　成　猪脏1条，槐花、米醋适量。

制法用法 取猪脏，洗净，控干；槐花炒，为末，填入脏内，两头扎紧。米醋煮烂，捣和，丸如梧桐子大。每服50丸，食前当归酒下。

功效主治 补虚损，健脾胃，益气摄血。适用于痔瘘下血。

（二）白及散方

组　成 白及200g，莪术200g，大黄10g，石膏10g，全蝎10g，冰片10g，三棱20g，食醋适量。

制法用法 将上药研成细末备用。先嘱患者排空大便，清洁肛门，取侧卧位，然后根据血栓痔的大小，取适量药粉，用食醋调成糊，敷患处加敷料覆盖固定，敷药4小时为宜，连敷2～3天。

功效主治 散瘀消肿，涩肠止血。适用于血栓性外痔。

（三）香菜醋方

组　成 香菜、香菜子、醋各适量。

制法用法 先用香菜煮汤熏洗患部，同时用醋煮香菜子，用布蘸湿后趁热覆盖患部。

功效主治 消肿化瘀。适用于痔疾肿痛，肛门脱垂。

（四）治阴痔方

组　成 乌头7个，浓醋适量。

制法用法 乌头煅存性，用浓醋熬后，熏洗患处。

功效主治 收敛固涩。适用于肝郁湿热或脾虚型阴痔。

（五）严氏断红丸

组　成 侧柏叶（微炒黄）30g，川续断（酒浸）30g，鹿茸（燎去毛，醋煮）30g，附子（炮，去皮、脐）30g，黄芪（去芦）30g，阿胶（锉，蛤粉炒成珠）30g，当归（去芦，酒浸）30g，白矾（枯）15g，醋适量。

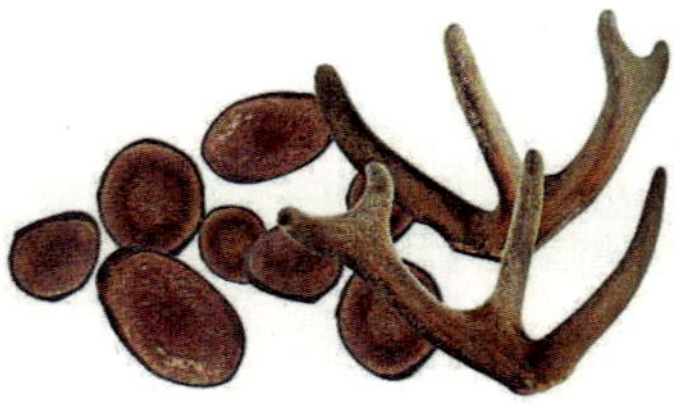

制法用法 上为细末，醋煮米糊为丸，如梧桐子大。每服70丸，空腹，食前米饮送下。

功效主治 温阳补肾，益气养血。适用于肠风、痔疾已久，脏腑虚寒，便血不止，面色萎黄，日渐羸瘦。

（六）龙骨食醋汤

组　　成 煅龙骨30g，食醋100ml。

制法用法 将上2味加水100ml，煎服。每日1剂，连服3天。

功效主治 燥湿固涩，敛血止痛。适用于内痔出血。

（七）醋煮赤小豆方

组　　成 赤小豆500g，食醋、白酒各适量。

制法用法 将赤小豆洗净，用醋煮熟晒干，再用白酒浸至酒尽为止，晾干，研为细末。每次用白酒送服5g，每日3次。

功效主治 活血散瘀，止血。适用于内痔出血。

（八）马钱子醋敷方

组　　成 生马钱子数枚，醋适量。

制法用法 将生马钱子去皮放在瓦上用醋磨汁，敷于患处，每日1～3次。

功效主治 散结消肿，通络止痛。适用于外痔等。

（九）马齿苋醋熏方

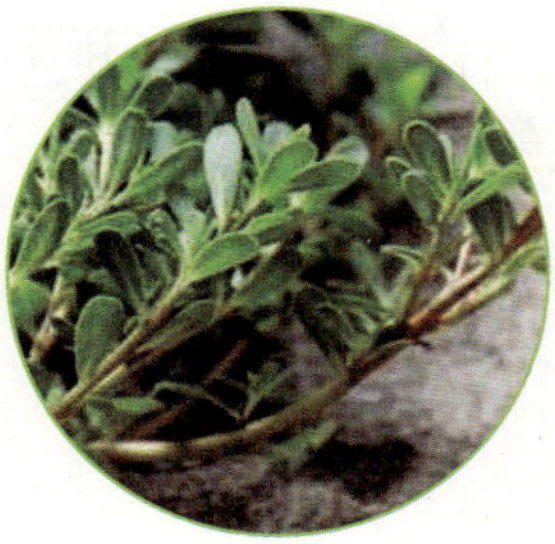

组　　成 马齿苋1把，米醋适量。

制法用法 将鲜马齿苋和米醋共煎汤，以药汤的热气熏肛门，每日1次，每次30分钟，3天为1个疗程。

功效主治 消肿止痛，止血。适用于痔疾出血。

（十）海螵蛸磨苦酒方

组　　成 海螵蛸（乌贼骨）、三年陈醋各适量。

制法用法 将陈醋放入粗器碗内，用海螵蛸磨醋取汁，涂于患处。

功效主治 除湿敛疮，散瘀止血。适用于痔漏。

（十一）甲鱼头骨磨醋方

组　　成 甲鱼头骨1个，陈醋适量。

制法用法 用甲鱼头骨磨醋，取汁抹于肛门患处，等极痒至不痒为止。1～2次即愈。

功效主治 消肿止痛。适用于痔疾肿痛。

（十二）九子连环草醋敷方

组　　成 九子连环草适量，醋适量。

制法用法 用醋磨九子连环草，取汁备用。涂于患处。

功效主治 解毒散结，舒筋活血。适用于痔疾。

注意事项

（1）避免劳累、久站负重。

（2）多吃水果蔬菜，保持大便通畅。少食辛辣刺激食物，戒烟酒。

（3）平时可常做提肛锻炼。经常参加体育活动，体育锻炼有益于血液循环，可以调和人体气血，促进胃肠蠕动，改善盆腔充血，防止大便秘结，预防痔疾。

（4）养成定时排便的习惯，这对预防痔疾的发生，有着极重要的作用。

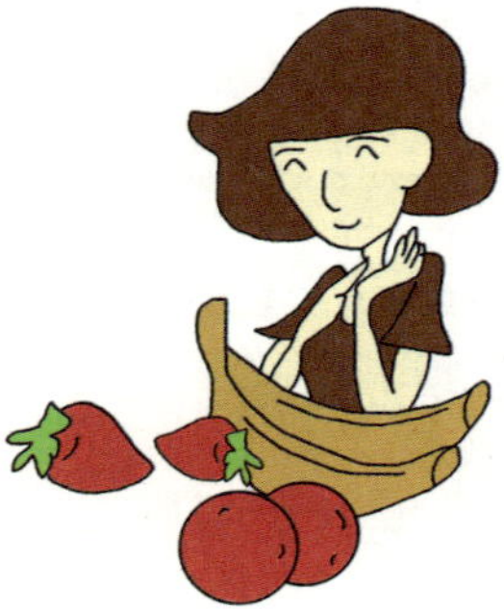

第五节 直肠脱垂

直肠脱垂是直肠黏膜、直肠全层或部分乙状结肠向下移位，脱出肛门外的一种慢性疾病。中医学又称为脱肛、垂肠痔。直肠脱垂分内脱垂和外脱垂两种，如只是下垂而未脱出肛外称为内脱垂或内套叠；脱出肛外显而易见者称为外脱垂，临床较常见，故直肠脱垂多指外脱垂而言。本病任何年龄均可发病，但多见于小儿、经产妇和老年人，男性多于女性。儿童多为直肠黏膜脱垂，成人多为直肠全层脱垂，50岁以上女性多为直肠与部分乙状结肠脱垂。

临床表现

1．中气不足型

表现为直肠黏膜或全层脱出，轻重不一，有的便时脱出，有的增加腹压即脱出，黏膜色淡红，黏液不多，里急后重及肛门坠胀疼痛感不明显，伴食纳不佳。舌淡，苔薄白，脉沉细。

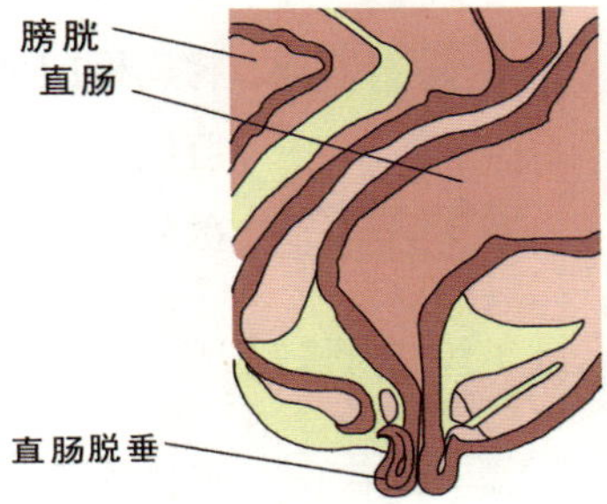

2．下焦湿热型

表现为直肠黏膜或全层脱出，灼热肿痛，血性黏液较多，里急后重，排尿不畅，肛门坠胀，疼痛剧烈。舌红，苔黄腻，脉洪数。

醋疗法

（一）举肛丸

组　成　半夏15g，天南星15g，枯白矾15g，枯红矾150g，鸡冠花（炒）150g，白附子150g，诃子肉（煅）30g，黑附子（生）30g，枳壳30g，刺猬皮（炙）2枚，瓜蒌（烧存性）1枚，胡桃仁（烧存性）15枚，醋适量。

制法用法　将前12味药共研为细末，醋糊为丸，如梧桐子大。每服30丸，空腹时用温酒或温开水送下。

功效主治 温阳补肾，回阳固脱，收涩温中。适用于寒湿泄泻，延久不愈，肛门下脱者。

（二）醋煮胡荽子

组　成 胡荽子、醋各适量。

制法用法 秋冬捣胡荽子，醋煮熨之。

功效主治 益气涩肠，散瘀解毒。适用于肠头挺出（脱肛）。

（三）大枣陈醋方

组　成 大枣120g，陈醋250ml。

制法用法 将大枣洗净，用陈醋煮枣，待煮至醋干即成。分2～3次将枣食完。

功效主治 养血补肝，散瘀解毒。适用于久治不愈的脱肛。

（四）乌梅醋洗方

组　成 乌梅30g，米醋20ml。

制法用法 将乌梅加水煎煮，取汁放入米醋，趁热熏洗患处，用毛巾将直肠托回肛门内。

功效主治 敛肺涩肠，解毒散瘀。适用于脱肛。

（五）蚤休醋敷方

组　成 蚤休根茎30～60g，米醋适量。

制法用法 用蚤休根茎磨米醋，取汁敷于患处，涂药后用消毒纱布压送复位，每日可涂药醋2～3次。

功效主治 清热解毒，消肿散瘀。适用于脱肛、带状疱疹等。

（六）缩肛糊涂脐方

组　成 黄芪、升麻、枳壳、五倍子各等量，陈醋适量。

制法用法 将前4味混合，研为细末。临用时取药末30g，以米醋调成薄糊，把药摊于纱布中间，敷于脐窝，以胶布固定。药干后再换药敷之。每日3～5次，频换频敷。

功效主治 益气固脱，缩肛。适用于肛脱不能回缩且日久不愈。

注意事项

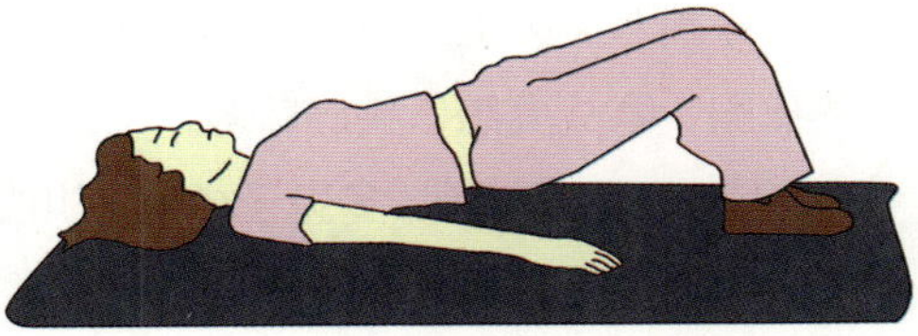

（1）直肠脱垂患者首先应在医生指导下积极治疗引起直肠脱垂的各种因素，同时治疗慢性咳嗽、便秘等诱因，并改变营养不良的状况。

（2）直肠脱垂后应立即复位，护理者或患者可用手将其轻轻托回。如脱垂后因水肿不易复位，严重者需去医院在麻醉下进行复位。复位后需静卧30分钟，并口服缓泻药。

（3）鼓励直肠脱垂患者坚持做辅助操，如每日练习收缩肛门动作2次，每次做5～10分钟，以增强肛门括约肌的收缩能力。

（4）部分直肠脱垂患者也可试用中药补中益气汤加减或针灸治疗，以补气、升提、固涩法为主。

（5）对重度直肠脱垂或经非手术方法久治无效者，应劝其接受肛门环缩术或直肠悬吊固定等手术。

（6）排便时禁用蹲位，可在床上用便盆平卧位排便，以减少脱垂的机会。

（7）饮食宜清淡，易消化，少渣滓食物，不宜吃刺激性、油腻食物，如芥末、辣椒、带鱼、螃蟹等。

第六节　疝气

疝气，是指以睾丸、阴囊肿胀疼痛，或牵引少腹疼痛为特征的一类疾病，多与感受外邪、房劳、愤怒、劳倦及先天因素有关。因本病多由邪聚阴分而致，且发病部位又多是肝经所过，故有“诸疝皆属于肝”之说。

临床表现

（1）肝经湿热证　表现为睾丸肿痛明显，痛引腹股沟区，睾丸肿硬，皮肤潮红，灼热痛剧，寒战高热，头痛口渴，小便短赤，舌质红，苔薄黄或黄腻，脉滑数。

（2）瘟毒下注证　多见于少年、儿童，常因痄腮并发睾丸肿痛，伴恶寒，发热，一般不化脓，舌苔黄，脉弦数。

（3）火毒壅盛证　表现为睾丸红肿、痛剧，或有跳痛，沿会阴部放射，局部皮肤灼热，睾丸肿硬，拒按，伴发热恶寒，小便短赤，舌质红，苔薄黄腻，脉滑数。

（4）瘀滞结节证　表现为睾丸或附睾部结块，按之质硬，疼痛坠胀，舌质淡苔薄或见有瘀点瘀色，脉沉涩。

（5）肝肾亏虚证　表现为睾丸肿大日久，质软，隐痛，头晕乏力，腰酸耳鸣，性欲减退，舌质淡红，苔薄白，脉细。

醋疗法

（一）失笑散

组　　成　五灵脂、蒲黄各等份，醋2杯。

制法用法　将前2味共研细末，以醋调末成膏，加水一碗，煎至七成，趁热服下。痛未止，可再服。

功效主治　活血化瘀，行气止痛。适用于小肠疝气及心腹痛（心腹痛包括妇女妊娠期间及产后心痛、小腹痛、血气痛等症）。

（二）黑豆熨方

组　　成　黑豆约1碗，米醋适量。

制法用法　黑豆用米醋炒，青布袋盛，熨心腹。平常注意保暖。

功效主治　温阳通脉，散寒止痛。适用于因久坐脾湿，忽阴囊虚肿，气上筑。

（三）艾绒醋方

组　　成　艾绒、食醋各适量。

制法用法　将艾绒用醋浸透，患者仰卧硬板床上，暴露脐部，将突出的脐疝手法复位后，再将饱含醋液的艾绒填入脐孔，以满为度，用胶布固定，不能脱落。每日换药1次，20天为1个疗程。

功效主治 散寒除湿。适用于脐疝。

（四）大黄米醋方

组　　成 大黄、米醋各适量。

制法用法 将大黄研细末，入米醋调成糊状，涂于患处，干则易。

功效主治 清热除湿，散瘀止痛。适用于疝气偏坠，作痛。

（五）茴香楝实丸

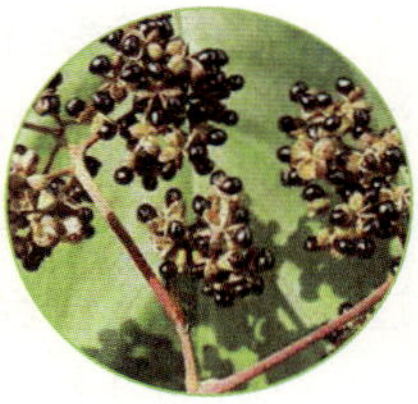

组　　成 炒川楝子、茴香、山茱萸、食茱萸、青皮、马兰花（醋炒）、芫花各30g，醋适量。

制法用法 上药研为细末，醋糊为丸，梧桐子大，每服30丸，食前温酒送下。

功效主治 疏肝理气，除寒止痛。适用于疝气，瘕聚。

（六）鸡头根盐醋方

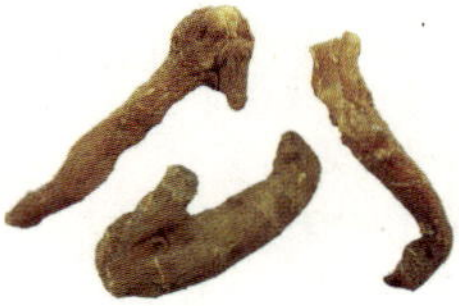

组　　成 鸡头根（芡实根）不拘多少，盐、醋各适量。

制法用法 鸡头根，切片，煮熟，加盐、醋食之。

功效主治 补脾益肾，行气止痛。适用于偏坠，疝气。

（七）木鳖黄柏醋方

组　　成 木鳖子1个，黄柏末、芙蓉末、食醋各适量。

制法用法 用醋磨木鳖子，取汁与黄柏末、芙蓉末调匀，敷于患处。

功效主治 散结消肿，解毒生肌。适用于阴疝偏坠痛甚者。

（八）陈醋麦麸葱根方

组　　成 麦麸250g，葱根3个，陈醋500ml。

制法用法 将麦麸用醋拌匀，入锅炒热，以不灼手为宜，再把葱根捣成糊状。先把葱根敷在小腹部，然后敷醋麦麸熨之，须反复加热，保持温度，熨小腹20～30分钟，见汗得效。

功效主治 温阳通脉，散瘀止痛。适用于各类疝气。

（九）青皮茴香米醋方

组　　成 青皮15g，小茴香15g，米醋300ml。

制法用法 用米醋煎煮青皮、小茴香，直至米醋煮干，再加水500ml煎至约400ml。温服。

功效主治 破气散结，疏肝止痛。适用于小肠疝气。

注意事项

（1）不管是在日常生活中，还是性生活中，都要注意卫生。

（2）重视性器官的卫生，经常清洗，尤其是包皮过长的男性，要经常清除污垢。

（3）性生活要有节制，不要太过频繁。

（4）尽量少穿紧身的牛仔裤。

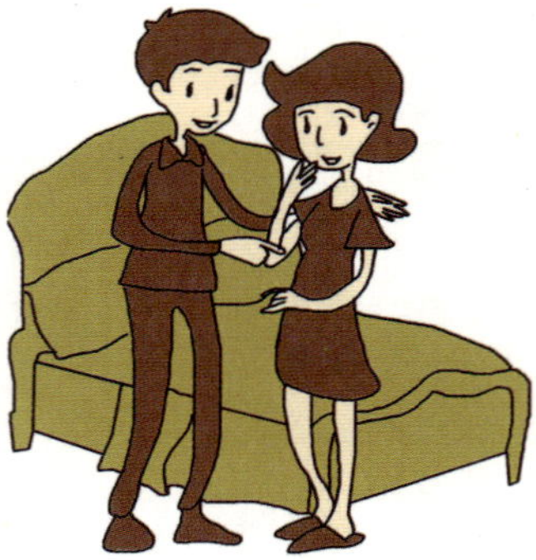

第七节 急性阑尾炎

急性阑尾炎是外科常见病，居各种急腹症的首位。急性阑尾炎一般分为急性单纯性阑尾炎、急性化脓性阑尾炎、急性坏疽性阑尾炎穿孔和阑尾周围脓肿四种类型。

临床表现

1. 急性单纯性阑尾炎

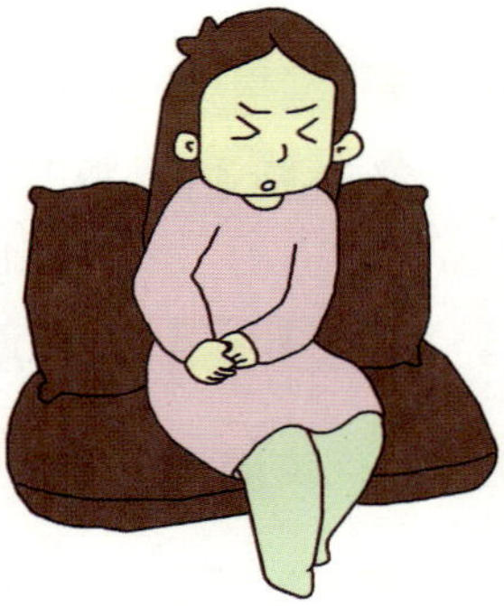

表现为阑尾轻度肿胀，浆膜充血，附有少量纤维蛋白性渗出。阑尾黏膜可能有小溃疡和出血点，腹腔内少量炎性渗出。阑尾壁各层均有水肿和中性白细胞浸润，以黏膜和黏膜下层最显著。阑尾周围脏器和组织炎症尚不明显。

2. 急性化脓性（蜂窝织炎性）阑尾炎

表现为阑尾显著肿胀、增粗，浆膜高度充血，表面覆盖有脓性渗出。阑尾黏膜面溃疡增大，腔内积脓，壁内也有小脓肿形成。腹腔内有脓性渗出物，发炎的阑尾被大网膜和邻近的肠管包裹，限制了炎症的发展。

3. 急性穿孔性（坏疽性）阑尾炎

表现为阑尾壁的全部或一部分全层坏死，浆膜呈暗红色或黑紫色，局部可能已穿孔。穿孔的部位大多在血供较差的远端部分，也可在粪石直接压迫的局部，穿孔后或形成阑尾周围脓肿，或并发弥漫性腹膜炎。此时，阑尾黏膜大部已溃烂，腔内脓液呈血性。

醋疗法

（一）肠痈散方

组　成　延胡索30g，红藤15g，紫花地丁15g，陈醋适量。

制法用法　前3味共研为细末，用陈醋调成膏贴敷患处，每日换药1次。

功效主治　清热解毒，散瘀止痛。适用于单纯性阑尾炎。

（二）大黄散方

组　成　大黄200g，冰片10g，面粉、食醋各适量。

制法用法　将大黄烘干，研为末，加入冰片搅匀，用食醋调匀保持一定湿度，再加面粉以增加黏稠度。用时外敷右下腹包块处，外用胶布固定。每日或隔日更换1次。

功效主治 清热解毒，消痈排脓。适用于阑尾周围脓肿。

（三）化痈散方

组　成 生白矾500g，生栀子500g，陈醋适量。

制法用法 将白矾、栀子研成细末，用陈醋调成稀糊，敷于腹部阑尾部，6小时更换1次。

功效主治 攻里通下，清热解毒。适用于阑尾炎。

（四）化瘀消痈散方

组　成 大黄30g，延胡索10g，乳香10g，没药10g，冰片6g，陈醋适量。

制法用法 将前4味研为细末，临用时加冰片，用陈醋调膏贴于右下腹处，每日换药1次。

功效主治 荡腑清热，化瘀定痛。适用于单纯性阑尾炎。

（五）蒜硝大黄醋方

组　成 大蒜12头，芒硝2g，大黄末2g，食醋适量。

制法用法 将大蒜去皮，洗净，与芒硝一起捣成糊，用醋在患处涂擦，再将大蒜芒硝糊敷上，周围以纱布围成圈，以防药液流失；2小时后去掉，以温水洗净腹部压痛点的皮肤，再用醋调大黄末敷12小时，每日1次。

功效主治 泻实热，破积滞，行瘀血，健胃止痢。适用于急性阑尾炎。

（六）石膏黄柏醋敷方

组　成 生石膏30g，黄柏15g，冰片3g，陈醋适量。

制法用法 将前3味药共研细末，密封保存。每取药末适量，加醋调成糊状，敷于患处，每日换药1次。

功效主治 清热解毒，消痈止痛。适用于急性阑尾炎。

注意事项

（1）当急性阑尾炎处于早期单独性炎症阶段时，可保守治疗，一旦出现手术指征，则应行阑尾切除手术。若腹部疼痛难忍，应尽快就医。

（2）禁止饮酒。调节饮食结构，多吃素、少吃荤；多吃软、少吃硬。少吃辛辣油腻的食物，多食蔬菜水果，适当补充营养，加强身体锻炼。

（3）避免暴饮暴食，做到少食多餐。

（4）慎用药物，特别是一些解热镇痛药和消炎药，对胃肠刺激较大，严重时还会引起消化道出血甚至穿孔，最好不用或少用。

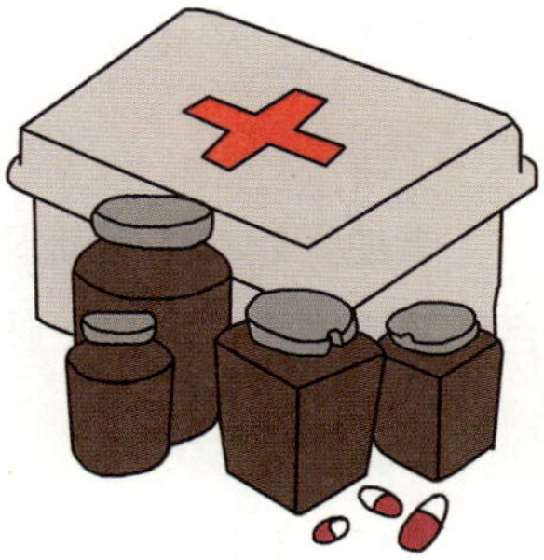

第八节　烫伤

烫伤是由无火焰的高温液体（沸水、热油、钢水）、高温固体（烧热的金属等）或高温蒸气等所致的组织损伤。常见低热烫伤，又称为低温烫伤，是因为皮肤长时间接触高于体温的低热物体而造成的烫伤。

临床表现

1. 火盛伤阴证

表现为高热、烦躁，口干、便秘，尿少而赤。舌质红而干、舌苔黄腻或黄糙，或舌光无苔，脉洪大弦数或弦细而数。

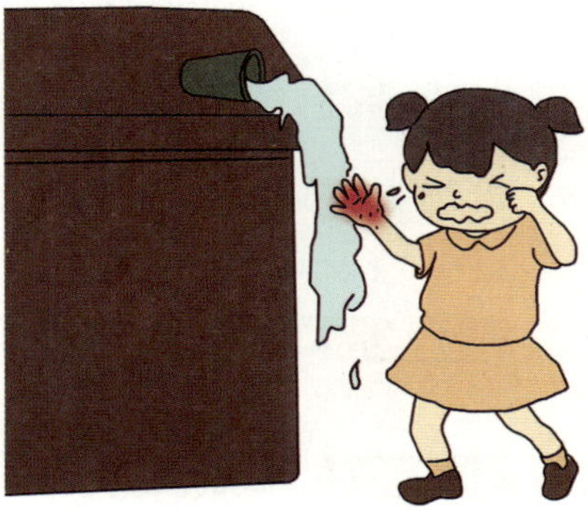

2. 火毒炽盛证

表现为创面腐烂，分泌物增多，局部水肿，寒战、高热，汗多、口渴，小便赤短。舌质红、舌苔黄，脉洪数。

3. 阴损及阳证

具有火盛伤阴见症外，兼见精神萎靡、气促，体温降低，肢冷或震颤。舌质淡嫩，脉虚大无力，重按无根，或微细。

4. 气血两虚证

表现为后期热毒渐退，而有神疲乏力、食欲缺乏，创面肉芽色淡不红，新肉难长，舌质淡嫩、舌苔薄白，脉虚数或迟缓。

5. 阴伤胃败证

表现为后期热毒减退，口舌生糜，嗳气呃逆，口干少津，食欲日减，或兼有腹胀便泄。舌光如镜、舌质黯红而干，脉细数。

醋疗法

（一）冰片醋方

组　成　冰片3g，米醋250ml。

制法用法　将冰片放入醋瓶内，使冰片溶化。用时摇匀，涂搽患处，每日数次。

功效主治　解毒止痛。适用于烫伤水疱未破者。

（二）蛋清醋调方

组　成　鸡蛋3个，食醋适量。

制法用法　发生烫伤后，将鸡蛋去黄取清，放入碗内与醋调匀，敷于患部。

功效主治　清热解毒，止痛。适用于烫伤并有水疱发生者。

（三）三黄醋浸方

组　成　黄连10g，黄芩15g，黄柏15g，乳香15g，没药15g，虎杖15g，白矾15g，冰片30g，白糖50g，山西老陈醋1L。

制法用法　将上药共研粗末，放入陈醋中浸泡7天即可应用。使用时过滤，外涂患处。

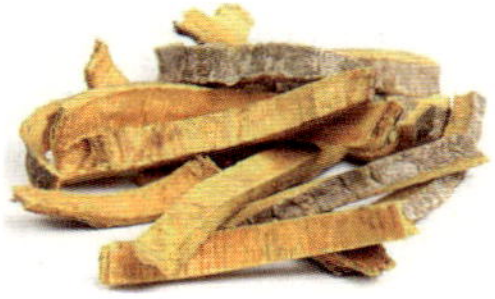

功效主治　清热燥湿，散瘀解毒。适用于各种烧烫伤。

（四）丝瓜叶糖醋方

组　成　丝瓜叶适量，食醋、白糖各等份。

制法用法　将鲜丝瓜叶捣成泥，浸于糖、醋中，取适量敷于伤处，每日2次。

功效主治　清热解毒。适用于烧烫伤。

（五）绿豆蛋清醋糊方

组　　成　绿豆粉60g，鸡蛋3个，米醋60ml。

制法用法　将绿豆粉与鸡蛋清、米醋调成糊，涂患处，每日数次。

功效主治　清热解毒，散瘀止痛。适用于开水烫伤、轻度烧伤。有预防起疱的作用。

（六）五倍子蜈蚣蜜醋方

组　　成　五倍子30g，蜈蚣1条，蜂蜜、黑醋各适量。

制法用法　将五倍子、蜈蚣研为细末，与蜜、醋调匀，外涂患处，每日数次。

功效主治　散瘀解毒。适用于烧伤瘢痕。

注意事项

（1）冬季使用热水袋保暖时，热水袋外边用毛巾包裹，以手摸上去不烫为宜。注意热水袋的盖一定要拧紧，经检查无误才能放置于体侧，定时更换温水，既保暖又不会造成烫伤。

（2）洗澡时，应先放冷水再兑热水，水温不高于40℃。

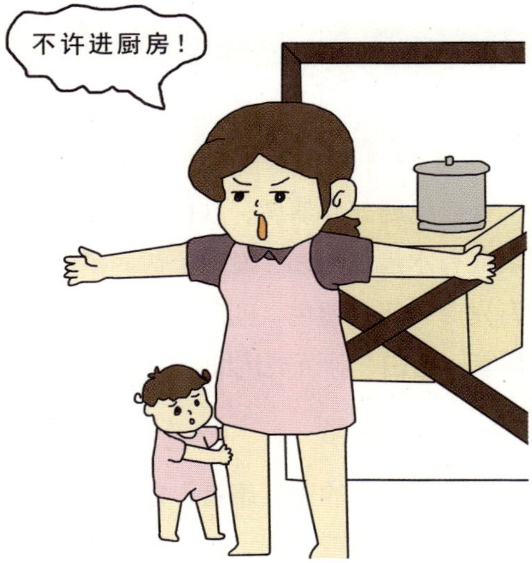

（3）暖气和火炉的周围一定要设围栏，以防孩子烫伤。

（4）不要让孩子轻易进入厨房。

（5）将可能造成烫伤的危险品移开或加上防护措施。如热水瓶、熨斗等，要放在孩子够不到的地方。

（6）如烫伤非常严重，则不能用生冷水冲洗或者浸泡伤口，会引起肌肤溃烂，加重伤势，大大增加留疤的概率。

（7）严重烫伤者，在转送途中可能

会出现休克或呼吸、心跳停止，应立即进行人工呼吸或胸外心脏按压。伤员烦渴时，可给少量的热茶水或淡盐水服用，绝不可以在短时间内饮服大量开水，会导致伤员出现脑水肿。

（8）一旦发生低温烫伤，先用凉毛巾或凉水冲一下烫伤处，以达到降温的目的，随后要及时就医，千万不要用酱油或是牙膏涂抹烫伤处，易引起烫伤处感染。

（9）鼓励患者多进食，饮食以高蛋白、高热量、高维生素为宜，多食蔬菜、水果，忌食辛辣炙煿、肥甘厚味及海腥发物等。

第九节 冻疮

冻疮是因低温导致的局部微循环障碍所致的皮肤病，常发生在手、足、耳、鼻尖等远离心脏而又经常暴露的部位或由于衣鞋窄紧使局部血液循环受阻的部位，多因寒邪侵袭、气血冰凝而成，冬季易发。冻疮一旦发生，在寒冷季节里常较难快速治愈，要等天气转暖后才会逐渐好转。欲减少冻疮的发生，关键在于入冬前的预防。

临床表现

1. 寒凝血瘀型

症见局部麻痹感，肤色青紫或暗红，肿胀结块或有水疱，灼痛、发痒，边界不清，外表紧张有光泽，压之褪色，四肢末不温，形寒畏冷。舌质紫，苔白，脉沉或沉细。

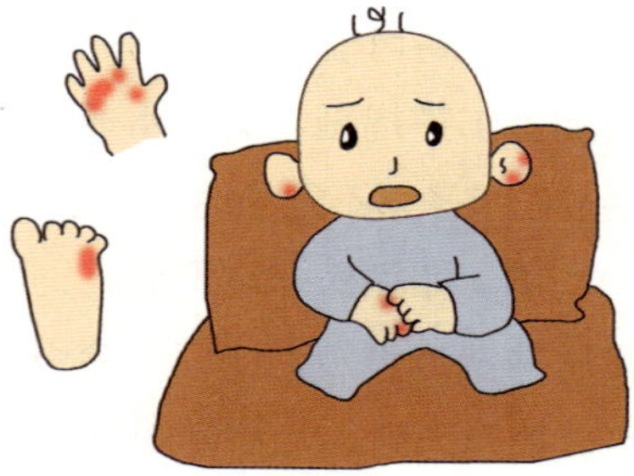

2. 寒湿郁阻型

见于冻疮的重症患者，症见皮损紫红漫肿。外表可见水疱或血疱，破裂后外表糜烂，渗出，溃疡，形寒肢冷，面色无华。舌质淡，苔白腻，脉沉细弱。

3. 寒凝化热型

症见冻伤后局部坏死，疮面溃烂流脓，四周红肿色暗，疼痛加重，伴有发热口干，舌红苔黄，脉数。

4. 气虚血瘀型

症见神疲体倦，气短懒言，面色少华，疮面不敛，疮周暗红，漫肿，麻木。舌淡苔薄白，脉细数无力。

醋疗法

（一）花生衣醋方

组　成　花生衣60g，樟脑粉1g，乙醇适量，食醋100ml。

制法用法　将花生衣炒黄，研碎，过筛取粉末，加入醋调成糊，放入樟脑粉，用乙醇调匀，将药糊敷于患处，然后用纱布固定，一般轻症者2～3天即可治愈。

功效主治　活血散瘀，消肿止痛。适用于冻疮初期之红肿发痒而未溃烂者。

（二）解冻热醋方

组　成　陈醋250ml。

制法用法　将醋置火上加热，用纱布一块蘸热醋，趁温湿敷，每日1～2次。

功效主治　活血通脉，散瘀止痛。适用于冻疮初起未破溃者，蜂虿伤等。

（三）治手脚冻疮方

组　成　醋不拘多少，藕适量。

制法用法　以醋洗足浸泡，再以藕敷之。

功效主治　温通血脉，消肿止痛。适用于冻疮。

注意事项

（1）预防冻伤，应坚持体育锻炼，增强抗寒能力，常用冷水洗手、洗脸、洗脚。

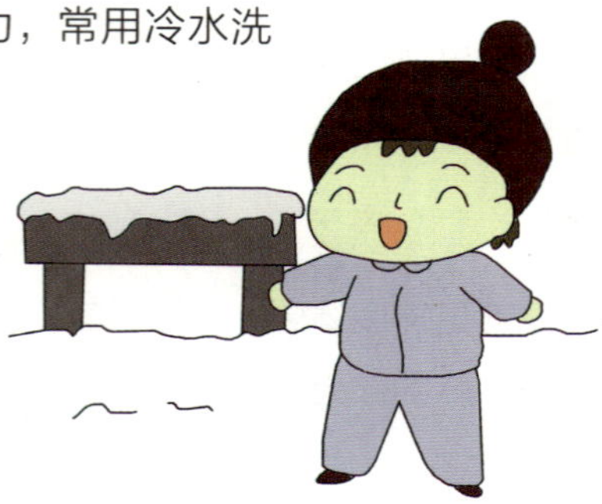

（2）注意防冻、保暖，防止潮湿，不穿过紧鞋袜。选择透气性能好的鞋穿，不要太紧，并注意保持干燥；潮湿后及时更换，换过的鞋子放在通风的地方，让阳光晒晒。

（3）受冻后不宜立即用热水浸泡或取火烘烤。

（4）每晚坚持热水足浴1次，可以加强局部血液循环，有效地预防冻疮的发生。

（5）冬季要注意对身体暴露部位的保暖，还可涂些油脂。

（6）伴有其他相关性疾病时应积极治疗。

（7）对冻疮反复发作者，可在入冬前用亚红斑量的紫外线或红外线照射局部皮肤，促进局部血液循环。

第十节 蛇虫咬蜇伤

蛇咬伤分为无毒与有毒两种情况。前者按一般外伤处理即可。后者局部红肿、疼痛，甚至伤处起水疱；有些患者伤口发黑形成溃疡，出现头晕、头痛、瞳孔散大、呼吸困难等症；严重者，可出现面部失去表情、舌强不能言语、血压下降、黏汗淋漓、头项软瘫等，最后晕厥而亡。故毒蛇咬伤后，应立即在伤口近心端缚扎，以防毒素扩散。严重者，应及时送医院抢救。

虫蜇伤，轻者仅有局部皮肤症状，严重者可引起寒战、高热等全身中毒症状。能蜇伤人体的虫类颇多，常见的有蜂蜇伤、蜈蚣蜇伤、蝎蜇伤等。一般病程较短，数天后症状可以消失，不需内治。严重者可配合内服中成药治疗。

临床表现

1．蛇咬伤

（1）神经毒致伤　表现为伤口局部出现麻木，知觉丧失，或仅有轻微痒感。伤口红肿不明显，出血不多，约在伤后30分钟出现头昏、嗜睡、恶心、呕吐及乏力。重者出现吞咽困难、声嘶、失语、眼睑下垂及复视。最后可出现呼吸困难、血压下降及休克，致使机体缺氧、发绀、全身瘫痪。如抢救不及时则最终出现呼吸及循环衰竭，患者可迅速死亡。

（2）血液毒致伤　表现为咬伤的局部迅速肿胀，并不断向近侧发展，伤口剧痛，流血不止。伤口周围的皮肤常伴有水疱或血疱，皮下瘀斑，组织坏死。严重时全身广泛性出血，如结膜下瘀血、鼻衄、呕血、咯血及尿血等。个别患者还会出现胸腔、腹腔出血及颅内出血，最后导致出血性休克。患者可伴恶心、呕吐及腹泻，关节疼痛及高热。治愈后常留有局部及内脏的后遗症。

（3）混合毒致伤　表现兼有神经毒及血液毒的症状。从局部伤口看类似血液毒致伤，如局部红肿、瘀斑、血疱、组织坏死及淋巴结炎等。从全身来看，又类似神经毒致伤。此类伤员死亡原因仍以神经毒为主。

2．虫蜇伤

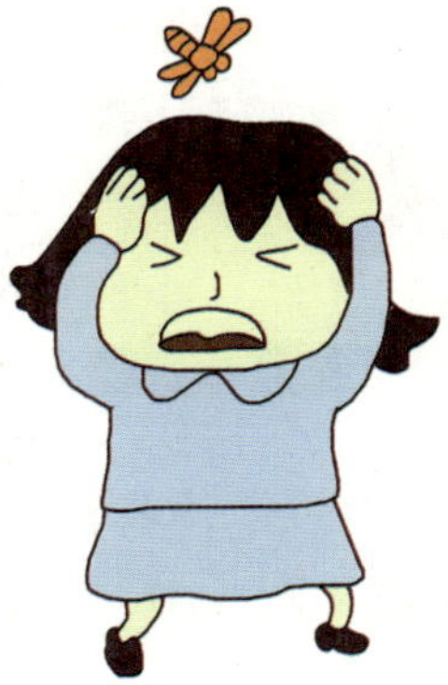

（1）蚊、蠓叮咬　表现因人而异，有的人只出现针尖至针帽大小的红斑疹或瘀点，毫无自觉症状；有的则出现水肿性红斑、丘疹、风团，自觉瘙痒。婴幼儿面部、手背或阴茎等部位被蚊虫叮咬后常出现血管性水肿。

（2）蜂蜇伤　蜇伤后立即有刺痛和灼痒感，很快局部出现红肿，中央有一瘀点，可出现水疱、大疱，眼周或口唇被蜇则出现高度水肿。严重者除局部症状外还可出现畏寒、发热、头痛、头晕、恶心、呕吐、心悸、烦躁等全身症状或抽搐、肺水肿、昏迷、休克甚至死亡。蜇伤后7～14天可发生血清病样迟发超敏反应，出现发热、荨麻疹、关节痛等表现，毒蜂蜇伤者还可发生急性肾衰竭和肝损害等。

（3）蝎蜇伤　蜇伤后局部即刻产生剧烈疼痛，并出现明显的水肿性红斑、水疱或瘀斑、坏死，甚至引起淋巴管炎或淋巴结炎，这是溶血性毒素所致。患者伴有不同程度的全身症状如头痛、头晕、恶心、呕吐、流泪、流涎、心悸、嗜睡、大汗淋漓、喉头水肿、血压下降、精神错乱，甚至呼吸麻痹导致死亡，这是神经性毒素作用于中枢神经系统和血管系统引起。幼儿如被野生蝎蜇伤可在数小时内死亡。

醋疗法

（一）明矾醋方

组　成 明矾适量，醋适量。

制法用法 将明矾研为细末，用醋调成糊状，敷于患处。

功效主治 杀虫解毒，散瘀止痛。适用于蝎子蜇伤。

（二）芋艿醋方

组　成 芋艿数个，醋适量。

制法用法 用芋艿磨醋，涂敷患处。

功效主治 消肿散结，散瘀解毒。适用于蛇虫咬伤。

（三）地耳草醋方

组　成 地耳草100g，醋15ml。

制法用法 将地耳草洗净，再捣烂取汁，加入食醋，温开水调服。每日口服1次。另将药渣加水、酒少许再捣烂，外敷伤口周围。

功效主治 清热利湿，解毒消肿，散瘀止痛。适用于毒蛇咬伤等。

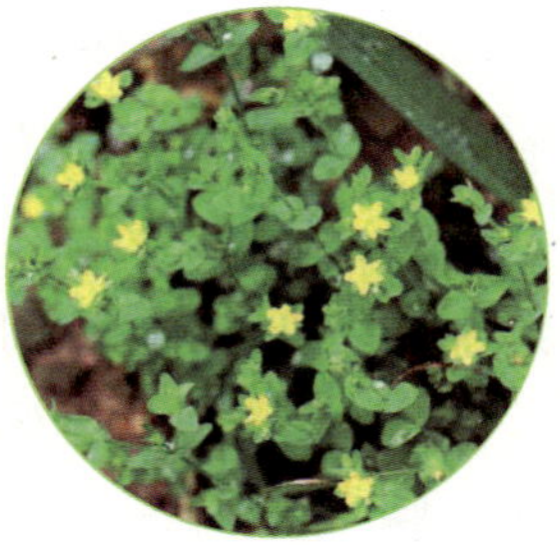

（四）附子磨醋方

组　成 附子1枚，清醋300～600ml，浓醋适量。

制法用法 如遇蝎蜇、虫咬时，急饮清醋，使蝎毒不扩散，然后用浓醋磨附子，取汁涂搽患处。

功效主治 解毒止痛。适用于蝎蜇、虫咬伤。

（五）浓醋湿敷方

组　成　食醋适量。

制法用法　用布蘸浓醋湿敷患处，随时加醋湿敷。

功效主治　清热解毒，消肿止痒。适用于黄蜂蜇伤。

（六）蛇伤四味方

组　成　五灵脂4.5g，雄黄1.5g，食醋500ml，白酒适量。

制法用法　将五灵脂、雄黄研末，用醋、酒调服，每日1次。

功效主治　活血化瘀，解毒。适用于毒蛇咬伤、蝎蜇伤。

（七）金荞麦醋敷方

组　成　金荞麦、醋各适量。

制法用法　将金荞麦研细粉，用醋调糊状，擦患处。

功效主治　清热解毒，排脓散瘀。适用于蛇、蜈蚣咬伤。

（八）鲜独丁子食醋方

组　成　鲜独丁子200g，食醋1～1.5L。

制法用法　将鲜独丁子洗净，与醋装入盆内，外洗伤口，边洗边顺伤口挤压。如果创口太大或已封口者，可剥开伤口，促使毒液外流。每次洗30～60分钟，每隔1～2小时洗1次，必要时每日2剂，直至肿消痛止。

功效主治　祛风除湿，散瘀止痛。适用于毒蛇咬伤。

注意事项

（1）普及识别毒蛇和毒虫咬伤后的急救自救知识。

（2）不去可能有毒蛇之处，去时必须穿长靴、长袜、戴帽子，切勿拿棍打草惊蛇，以防万一。看见毒蛇要绕开走。

（3）一旦被蛇咬伤，首先坐下，尽量减少运动，避免血液循环加速。

（4）尽量辨认蛇的类型。如果确信是毒蛇咬伤，且咬伤时间在5分钟以内，并且医务人员要30分钟以上才能赶到，应自行切开伤口并吸出毒液。

（5）轻轻地用肥皂和水洗伤口。不要擦伤口，应用布轻拍，以使其干燥。如果需移动患者，应用担架转移，不要让他自己走动。

（6）被蚊子、蚂蚁咬伤，先将患部用清水及肥皂彻底洗净。然后用小苏打粉（碳酸氢钠）加水制成膏药敷于患部。如果发生红肿，可用冰敷，起到快速消肿的作用。

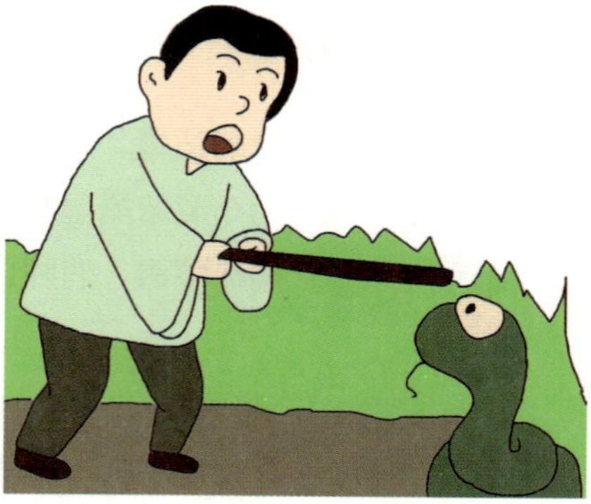

第十一节 甲沟炎

甲沟炎俗称“冻甲”，是指指（趾）甲周围组织，包括两侧的旁甲沟和底部近侧甲沟的发炎，一般症状为红、肿、痛，严重时会有化脓现象。

临床表现

初起时一侧甲沟发生红肿疼痛，短时间内可化脓感染，扩散至指甲根部和对侧甲沟，形成指甲周围炎，也可扩散至甲下形成甲下脓肿。此时疼痛加剧，肿胀明显，在指甲下方可见到黄白色脓液将指甲漂起，如不及时处置可发展成脓性指头炎甚至引起指骨骨髓炎，也可变为慢性甲沟炎或甲下脓肿。因感染较表浅，故全身症状往往不明显。

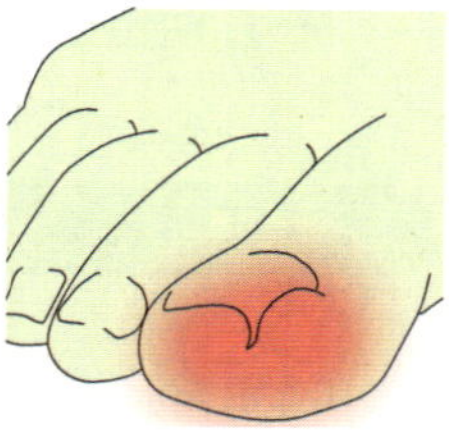

醋疗法

（一）生薤热醋方

组　　成　生薤一把，醋适量。

制法用法　生薤用醋煮熟，捣烂，涂疮上，愈乃止。

功效主治　清热解毒，散瘀生肌。适用于甲沟炎。

（二）蜈蚣醋敷液

组　　成　大蜈蚣1条，鸡蛋1个，食醋50ml。

制法用法　将蜈蚣研为细末，用醋、鸡蛋清调成稀糊液，放入酒盅内，把手指（趾）放入浸泡1小时，每日2次。

功效主治　攻毒散结，消肿排脓。适用于甲沟炎。

（三）猪脂醋膏方

组　　成　黄芪60g，竹茹30g，猪脂500ml，苦酒150ml。

制法用法　将前2味药，用苦酒浸一宿，入猪油，微火煎成200ml。去滓，取脂涂疮上，每日3次。

功效主治　益气养阴，清热凉血。适用于甲疽（趾甲边红肉突出成疽）。

（四）醋调大黄粉方

组　　成　大黄粉、食醋各适量。

制法用法　用食醋将大黄粉调成糊，外敷患处，每日或隔日清洗后换药1次。

功效主治　活血化瘀，清热解毒。适用于甲沟炎。

注意事项

（1）平时爱护指甲周围的皮肤，指甲不宜剪得过短，更不能用手拔“倒刺”。

（2）木刺、竹刺、缝衣针、鱼骨刺等是日常生活中最易刺伤甲沟的异物，参加劳动或忙于家务时，应格外小心。

（3）平时注意手指的养护，洗手后、睡觉前擦凡士林或护肤膏，可增强甲沟周围皮肤的抗病能力。

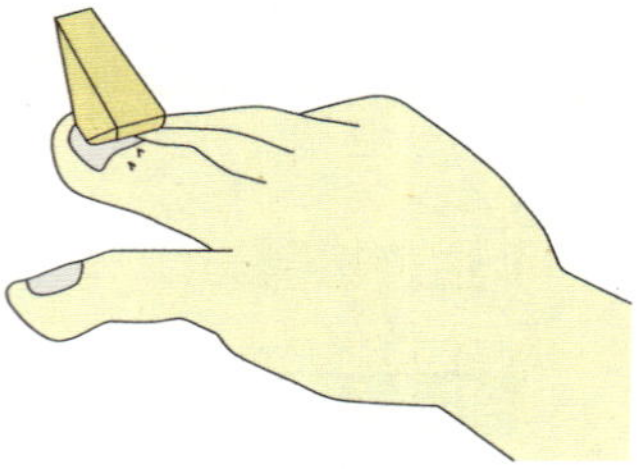

（4）手指有微小损伤时，可涂擦2%碘酒后，用创可贴包扎，防止发生感染。

（5）甲沟炎早期可用热敷、理疗，直接涂抹甲嵌膏、甲沟康、外敷鱼石脂软膏或三黄散，必要时服用磺胺类药或抗生素。

（6）如已化脓则应到医院及时切开，将脓液引流出来。防止感染蔓延引起指骨骨髓炎。

（7）如果甲下积脓，应将指甲拔去，以利于充分引流和彻底治愈。

第十二节 血栓性浅静脉炎

血栓性浅静脉炎是发生于体表浅静脉的血栓性、炎性病变。多发于青壮年，以四肢为多见，次为胸腹壁。属于中医学“赤脉”“青蛇毒”“恶脉”“黄鳅痈”等范畴。本病是一种多发病、常见病，与季节无关，男女均可罹患。

临床表现

1．湿热蕴结证

表现为患肢肿胀、发热，皮肤发红、胀痛，喜冷恶热，或有条索状物；或微恶寒发热；苔黄腻或厚腻，脉滑数。

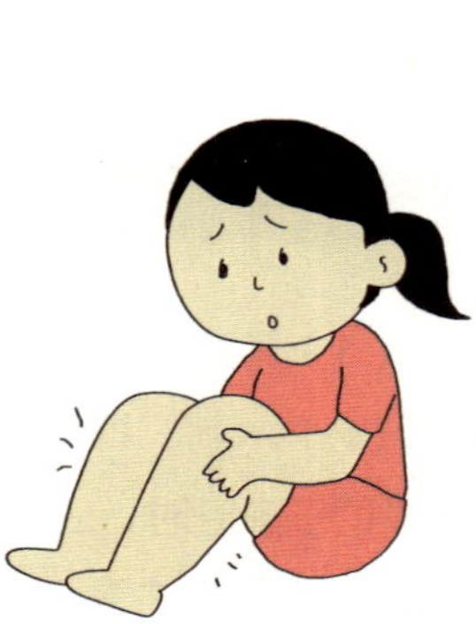

2．脉络瘀阻证

表现为患肢疼痛、肿胀、皮色红紫，活动后则甚，小腿部挤压刺痛，或见条索状物，按之柔韧或似弓弦；舌有瘀点、瘀斑，脉沉细或沉涩。

3. 肝气郁结证

表现为胸腹壁有条索状物，固定不移，刺痛，胀痛，或牵掣痛；伴胸闷、嗳气等；舌质淡红或有瘀点、瘀斑，苔薄，脉弦或弦涩。

醋疗法

（一）醋调散方

组　成　石膏350g，黄柏500g，食醋适量。

制法用法　将上药研为细末，用食醋加凉开水调成糊，涂敷患处，外用纱布固定，每晚敷药1次。

功效主治　活血化瘀，消肿止痛。适用于血栓性浅静脉炎。

（二）七叶一枝花醋汁

组　成　七叶一枝花根茎约5g，食醋20ml。

制法用法　在平底瓦盘中放食醋20ml，将七叶一枝花根茎研磨成汁状，用棉签涂患处，每日3～4次。

功效主治　清热解毒，消肿散瘀。适用于服用抗癌药物引起的静脉炎。

（三）醋调如意金黄散方

组　成　天花粉100g，黄柏、大黄、姜黄、白芷各50g，厚朴、陈皮、甘草、苍术、天南星各20g，陈醋适量。

制法用法　将上药共研为细末，用醋调成糊，外敷患处，纱布包扎固定，并抬高患肢，每2小时换药1次。

功效主治　清热解毒，消肿止痛。适用于静脉炎。

注意事项

（1）在寒冷季节或有空调的房间中适当保暖。

（2）降低血液黏稠度。可多饮水，平时多食黑木耳。

（3）患肢锻炼不能操之过急，活动量要适当，以不引起肢体疼痛为度。

（4）防止足癣等创伤对患肢造成威胁。

（5）饮食上忌辛辣、鱼虾、烟酒等刺激性食物，夏季应忌羊肉、狗肉等热量较大的食物，冬季天气寒冷时可适当食用。沿海地区由于生活习惯海鲜类可以不忌，应吃新鲜蔬菜，如菠菜、油菜、胡萝卜、白菜等维生素C含量较高的蔬菜，瘦肉不限，每天临睡前服用一袋新鲜牛奶或吃一根香蕉。

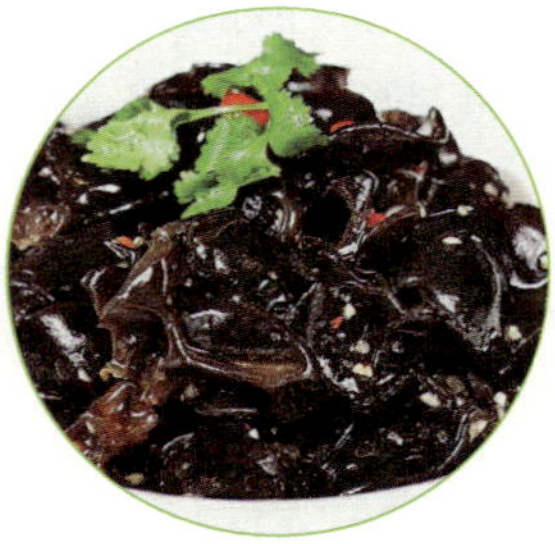

第十三节 腰痛

腰痛是以腰部的一侧或两侧局部疼痛为主要症状的一种病证，是指腰骶部肌肉、筋膜等软组织慢性损伤性疼痛，常由腰部而波及小腹、股胯、尾部及其他部位。腰痛常由外感风寒、风热或内科疾病及外伤引起。腰痛有急性和慢性之分。

临床表现

（1）风寒湿型　表现为腰痛时轻时重，酸胀重着，转侧不利，遇冷加重，得温则减。舌苔白腻，脉沉细。

（2）湿热型　表现为腰痛，伴有热感，腿痛为胀痛或跳痛，小便浊黄，口苦。舌苔薄白或黄腻，脉弦数。

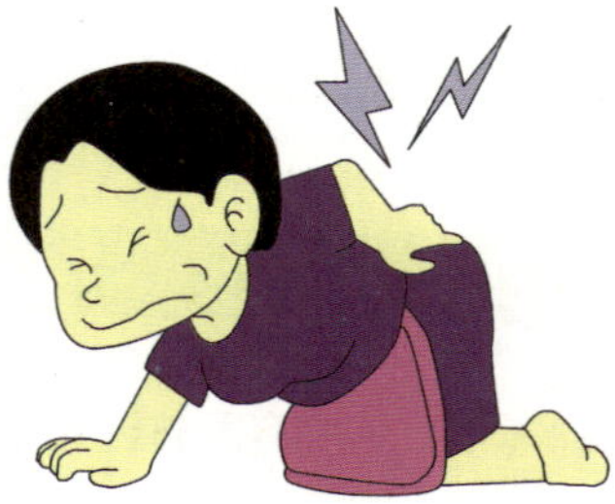

（3）气滞阻络型　表现为腰痛急剧，走窜不定，转侧困难，双下肢均可受累。舌质暗红。舌苔薄白，脉弦。

（4）瘀血内积型　表现为腰腿痛，痛有定处，双下肢麻木重着，腰部僵硬。舌质紫暗，有瘀斑，脉涩不利。

（5）肝肾亏虚型　表现为腰痛而酸软，双下肢乏力，腰痛遇劳加重，休息后减轻，喜按喜揉。舌苔薄白，脉细。

醋疗法

（一）复春丹

组　成　杜仲（酥炒断丝）30g，补骨脂（酒浸一宿，用芝麻炒黄色）30g，萆薢（酥炒黄）30g，巴戟天（去心）30g，沉香15g，醋适量。

制法用法　将前5味共研细末，醋糊为丸，如梧桐子大。每服50～70丸，空腹时服。每服前先嚼胡桃1枚，同药温酒送下，干物压之。

功效主治　强腰壮肾，温补肾阳。适用于腰腿疼痛（腰肌劳损）。

（二）醋糟敷方

组　成　醋糟1.5kg。

制法用法　先将醋糟炒热，以不烫皮肤为度，装入小布袋中，睡前敷患处1～2小时。

功效主治　缓急止痛。适用于腰腿疼痛。

（三）骨碎补丸

组　成　荆芥穗30g，炮附子30g，牛膝（酒浸）30g，肉苁蓉（酒浸）30g，骨碎补（去毛，炒）15g，威灵仙15g，砂仁15g，炒地龙7.5g，没药7.5g，自然铜（醋淬）15g，草乌（炮，去皮脐）15g，半夏（汤洗）15g，醋适量。

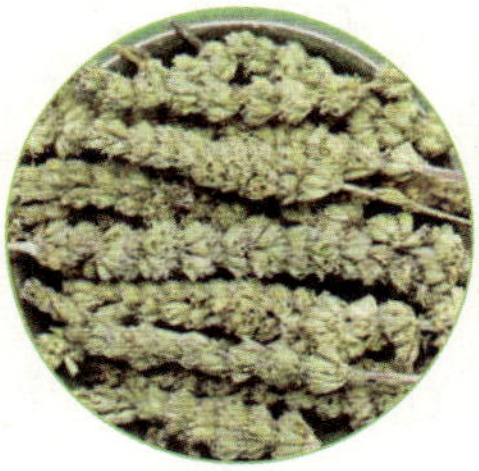

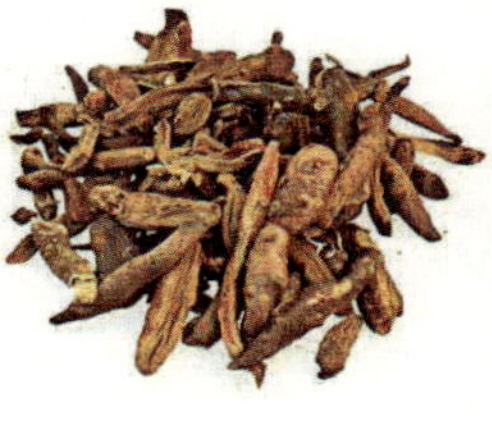

制法用法　上药研为细末，醋糊为丸，梧桐子大，每服5～7丸，温酒送下，妇人用醋汤送下。

功效主治　强腰壮肾，活血通经。适用于肝肾风虚，腰背强痛，脚膝缓弱，上攻下注，筋脉拘挛，骨节疼痛，头面浮肿，手臂少力，屈伸不利，步履艰难。

（四）神应膏方

组　成 川乌、官桂、干姜、杜仲、补骨脂、乳香、没药、木鳖子各等份，陈醋适量。

制法用法 上药研为细末，醋调为糊，敷贴腰部，胶布固定，每3日换药1次。

功效主治 补肾活血，驱寒止痛。适用于腰痛。

（五）延胡索散

组　成 延胡索、牛膝、当归、补骨脂各等份，醋适量。

制法用法 将前4味药共研细末，贮存备用。每取9g，空腹服时用温醋汤送下。

功效主治 补肝益肾，活血止痛。适用于肝肾不足、血凝气滞所致的腰腿疼痛。

（六）活血止痛方

组　成 当归50g，红花30g，乳香20g，没药20g，牛膝15g，食醋50ml。

制法用法 将前5味浸入醋内，浸泡4小时，再加热煮沸5～10分钟，用纱布浸药汁，趁热擦洗腰眼穴，冷则再换，每次连敷4～6小时，每日1次，7～10次为1个疗程。

功效主治 活血止痛。适用于腰肌劳损。

（七）小麦麸醋方

组　成 小麦麸1～1.5kg，食醋0.5～1L。

制法用法 将上2味拌和共炒，趁热装入布袋内扎口，热敷患处，凉后再炒，每日敷2～3小时。

功效主治 祛风燥湿，止痛。适用于风湿性腰腿疼痛。

（八）透皮止痛散方

组　成 白芥子30g，肉桂30g，乳香10g，没药10g，陈醋适量。

制法用法 将上药研为细末，临睡前取药末15g，用陈醋调膏，贴于腰部痛点处或命门、肾俞穴，胶布固定，每次贴3小时，10天为1个疗程。

功效主治 化痰，活血通络，散寒止痛。适用于寒湿腰痛。

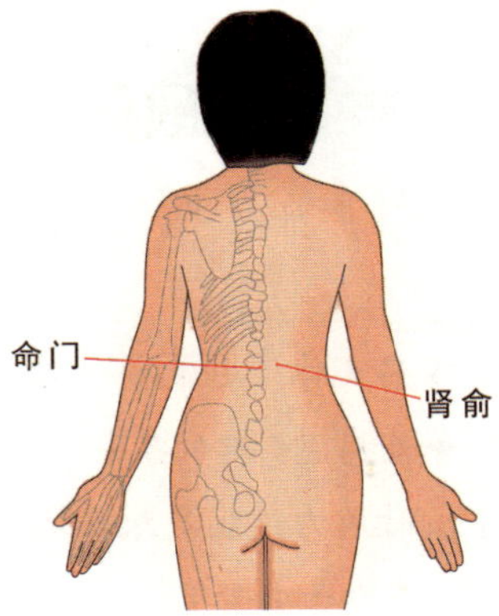

注意事项

（1）日常注意纠正不良劳动姿势，防止腰腿受凉，过度劳累。

（2）加强背肌锻炼，促进气血流通，增强腰部肌肉力量，如仰卧挺腹、俯卧鱼跃等运动。

（3）阴雨天注意腰部的保暖，避免腰背部受冷风直吹。

（4）不要搬挪沉重的物品，提重物时不要弯腰，应该弯曲膝盖拿到重物，然后慢慢起身，尽量做到不弯腰。

（5）饮食均衡，蛋白质、维生素含量宜高，脂肪、胆固醇宜低，防止肥胖，戒烟控酒。

（6）卧床休息，宜选用硬板床，保持脊柱生理弯曲。

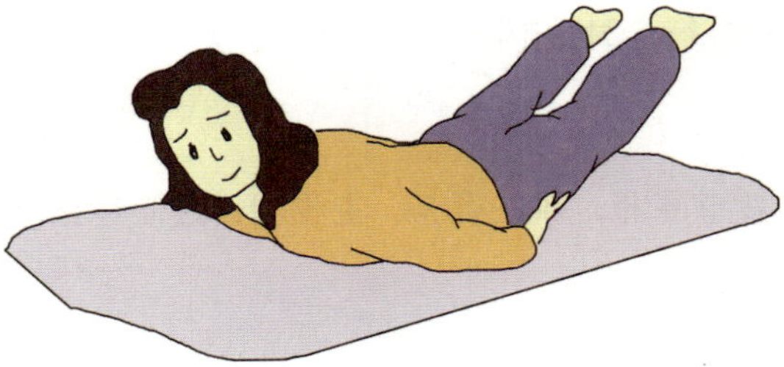

第十四节 足跟痛

足跟痛又称“足底痛”“脚跟痛”“足跟骨刺”，是由于足跟的骨质、关节、滑囊、筋膜等处病变引起的疾病。发病可由某次外伤引起，如走路时，足跟踩着一小石块，或下坡时用力过猛足跟着地，都可发生。但多数患者并无明确的外伤史。此病临床多见，多发于中老年。

临床表现

1．气滞血瘀型

各种原因导致局部血行缓慢、瘀血阻滞，脉络被阻，则气血运行不畅而痛，且痛有定处，疼痛拒按，行走受限。

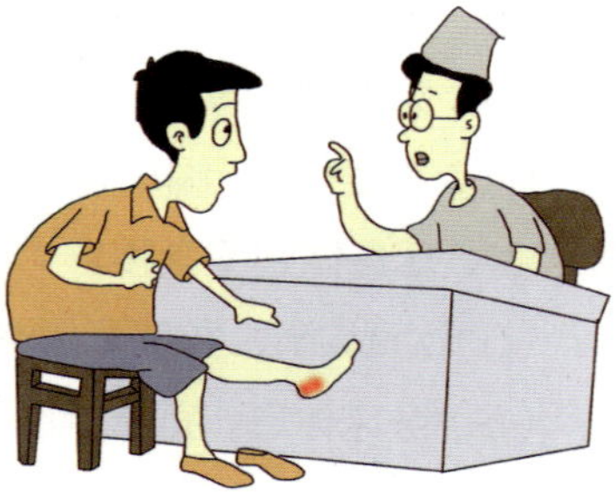

2．肝肾亏虚型

肝肾及其分支别络绕跟部行走，肝主筋、主藏血，而肾主骨、主藏精、精生髓。年老之体，肝肾不足，精血亏虚，经脉失充，则筋失所养，骨失所主，骨萎筋弛，故站立或行走时跟部酸痛、隐痛、乏力，疼痛喜按，触之痛减。

3．寒凝血瘀型

气血运行缓慢，复感寒邪，寒主凝滞、主收引，致使经络被阻、气血凝滞不通而痛，疼痛拒按，喜热怕凉。

醋疗法

（一）川透膏方

组　成　川芎150g，透骨草150g，制乳香200g，制没药200g，老陈醋适量。

制法用法 将上药共研为细末备用。治疗时根据患部大小取药末适量，用山西老陈醋调成糊，摊于布上，敷于患处并用纱布包扎。间隔5~7天换药1次。

功效主治 舒筋活络，祛瘀止痛。适用于足跟骨刺引起的疼痛。

（二）灵仙醋方

组　成 威灵仙150g，醋500ml。

制法用法 将威灵仙碎为粗末，入醋共煎煮，沸后盛于小盆内，以布盖足熏至不烫时，再浸泡足，拭干后用拇指按摩患部1分钟。每日数次，1周为1个疗程。

功效主治 软坚化结，散瘀止痛。适用于足跟部骨质增生。

（三）醋煎皂刺方

组　成 皂角刺80g，陈醋1L。

制法用法 皂角刺加陈醋煮沸后，熏洗患足足跟，待药液变温，再泡足20分钟，每日熏洗2次，每剂可用4次，15天为1个疗程。

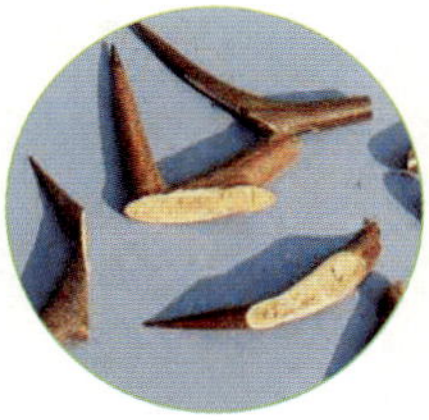

功效主治 破血散结，消肿止痛，通经活络。适用于跟骨骨刺。

（四）骨刺浸剂方

组　成 土鳖虫40g，五灵脂、白芥子、制草乌、三棱各30g，威灵仙、楮实子、马鞭草、苏木、海带、皂角刺、蒲黄、延胡索各60g，防己60g，鲜葱100g，食醋100ml。

制法用法 将前14味药加水2倍于药量，用大火煎沸后再煎3~5分钟，将热药液和渣，与鲜葱、食醋同倒入盆中，趁温热时浸洗患足跟，每次约30分钟，每日2次，每剂药用2天。

功效主治 活血散瘀，软坚止痛。适用于跟骨骨刺、跟部筋膜炎、跟腱炎及其他骨质增生症。

（五）骨刺浸泡方

组　成 威灵仙30g，苏木屑30g，香樟木30g，藏红花10g，米醋500ml。

制法用法 先将上药加水浸泡，再煎水取汁，稍浓缩，然后加入米醋拌匀，盛于盆内备用。使用时将药温热，浸洗患处。每日1～2次，每次30～40分钟，15天见效。

功效主治 疏风除湿，软坚散结。适用于骨质增生，以跟骨骨刺最宜。

（六）海螵蛸散方

组　成 海螵蛸粉250g，食醋150ml。

制法用法 将患足洗净，进行局部按摩10～20分钟。将上药用醋调成糊，取适量均匀涂敷在疼痛部位，纱布包扎。24小时后去药。隔日1次，2～3次为1个疗程。

功效主治 通经活络，祛寒止痛，软化骨刺。适用于跟骨骨刺。

（七）足跟病愈液方

组　成 炮穿山甲（代）30g，炙鳖甲40g，威灵仙50g，米醋1L。

制法用法 将前3味与陈米醋放砂锅内煎熬30分钟后离火，熏洗患足。患足跟要浸泡在药液内30～40分钟，每日1～2次。再次使用时将药液煮沸即可。每剂可用7天。7天后换药不换醋，醋若减少，可随时添加。一般用1剂药即可痊愈；重者连用2剂，即可见明显好转。

功效主治 散结止痛。适用于足跟骨刺。

（八）臭椿树叶酸醋方

组　成 鲜臭椿树叶250g（或干品100g），酸醋150ml。

制法用法 将臭椿树叶加水500ml，煎沸后去渣取汁，加酸醋趁热熏洗患足，每日1～2次，10日为1个疗程。

功效主治 软坚化结，散瘀止痛。适用于跟骨骨刺，足跟疼痛。

注意事项

（1）急性足跟痛应卧床休息，缓解后也应减少行走、站立和负重。

（2）选择鞋底柔软舒适的鞋子，在足跟部应用厚的软垫保护，以减轻局部摩擦、损伤。

（3）温水泡脚，有条件时辅以理疗，可以减轻局部炎症，缓解疼痛。

（4）经常做脚底蹬踏动作，增强跖腱膜的张力，加强其抗劳损的能力，减轻局部炎症。

（5）当有持续性疼痛时，应该口服一些非甾体类抗炎镇痛药物治疗。

（6）如果疼痛剧烈，严重影响行走时，局部封闭治疗是疗效最快的方法。

第十五节 坐骨神经痛

坐骨神经痛是指坐骨神经病变，沿坐骨神经通路即腰、臀部、大腿后、小腿后外侧和足外侧发生的疼痛症状群。坐骨神经痛多为慢性，病程缠绵，根治时间较长。本病男性青壮年多见，近些年来尤其常见于坐办公室工作和使用电脑时间过长的人群。病症表现以单侧为多。

临床表现

1. 寒湿外袭型

表现为下肢拘急疼痛，邪犯足少阳疼痛多沿腰腿外侧放射，邪犯足太阳多沿腰腿后侧放射。遇寒加剧，得热则舒，局部常有冷感，入夜尤甚，或肢体重着不移，伴肌肤不仁。脉沉涩或紧，苔薄白或白腻。

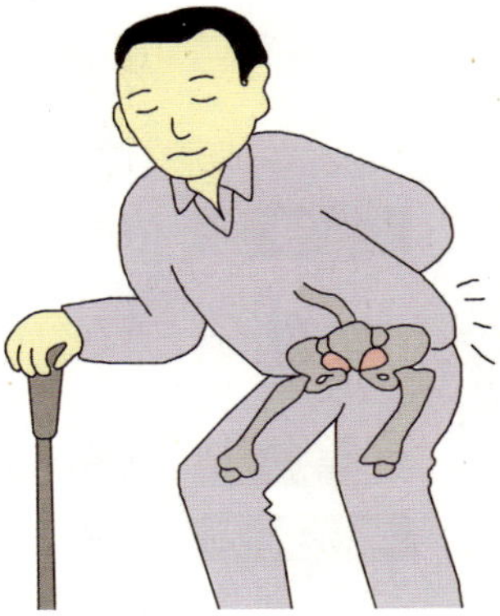

2. 肝肾不足型

表现为腰腿酸软乏力，筋脉时有牵引拘急，步履困难；过劳则疼痛加重，卧时痛减，烦躁盗汗，头晕耳鸣，面赤火升，夜尿频多，大便干结。脉细或细数，舌红少苔。

3．气血瘀滞型

表现为病程久长，反复发作或跌仆损伤。疼痛剧烈，痛如针刺或疼痛麻木，患肢不可屈伸，按压腰腿后外侧之经线穴点，多有明显压痛。脉细涩或沉迟，舌上多见紫色瘀斑。

醋疗法

（一）通痹散方

组　成　麻黄18g，白芥子21g，肉桂6g，生川乌25g，生草乌25g，白芷20g，牛膝、秦艽、木瓜、当归、乳香、没药、红花、黄连、大黄、土鳖虫、地龙、乌梢蛇、延胡索、白芍各15g，白酒250ml，老陈醋250ml，香油100ml。

制法用法　上药除酒、醋与香油外，共研为细末，装瓶备用。使用时用白酒、山西老陈醋、香油调成膏，取蚕豆大小药丸，置于风湿膏中央，敷贴腰椎1～5节正中，或环跳、承山等穴。每日1次，于晚上9:00用药，次日早6:00～7:00取下，6天为1个疗程。

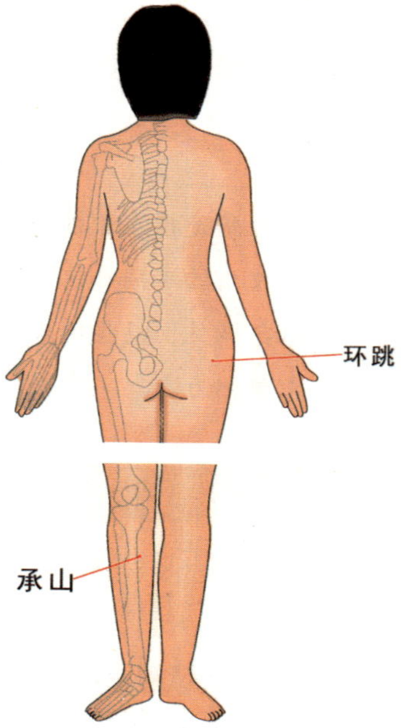

功效主治　祛风散寒除湿，活血通络，消炎止痛。适用于坐骨神经痛。

（二）乌头醋方

组　成　生乌头25g，食醋适量。

制法用法　将生乌头研为末，加醋调成糊，入砂锅内熬至酱色，摊于布上，贴于疼痛部位，每日换药1次。

功效主治　散寒止痛。适用于坐骨神经痛。

（三）秦艽醋散方

组　　成 秦艽90g，僵蚕30g，土鳖虫30g，蜈蚣15g，地龙10g，荆芥穗15g，酸枣15g，醋适量。

制法用法 荆芥穗用醋炒黑，酸枣用醋和面包住，烘干。与上药共为细末，每次服10g，每日服2次，早晚各1次。

功效主治 祛风解痉，散瘀止痛。适用于坐骨神经痛，自臀部放射至足跟，且伴腰痛。

（四）温经通络散方

组　　成 麦麸1kg，精盐500g，花椒100g，食醋50ml，黄酒50ml。

制法用法 将精盐、麦麸、花椒轧碎，置铁锅内炒黄，再加食醋同炒至焦黄，加入黄酒立即装袋，趁热外敷疼痛部位，每日1次。

功效主治 温经通络，散寒止痛。适用于坐骨神经痛。

（五）治背腿间痛方

组　　成 芫花根不拘多少，米醋适量。

制法用法 芫花，研为末，米醋调，敷之。如不住，以帛束之。妇人产后用此，尤宜。

功效主治 逐饮除湿，化瘀通络。适用于背腿间痛，一点痛，不可忍者。

注意事项

（1）注意保暖，防止风寒湿邪侵袭。风寒湿邪能够使气血受阻，经络不通。

（2）饮食有节，起居有常，戒烟限酒，增强体质。

（3）应针对病因治疗。因腰椎间盘脱出等引起的坐骨神经痛，急性期应卧硬板床休息2～4周。另可配合理疗。

（4）积极治疗原发病，病情好转后要配合适当的功能锻炼。积极锻炼下肢，防止肌肉萎缩。

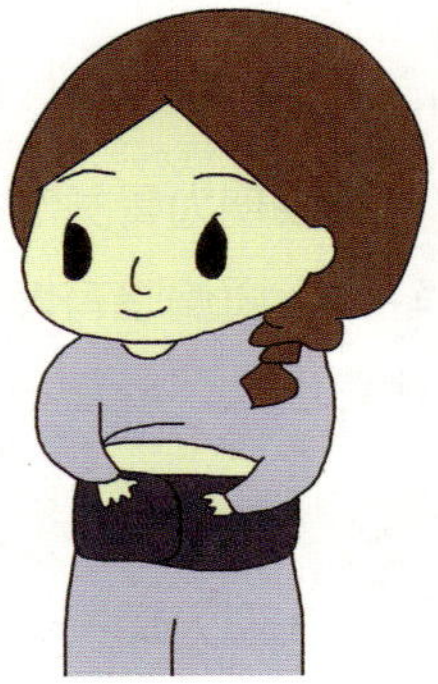

第十六节 骨质增生

骨质增生是一种骨质慢性退行性病变，即通常所说的骨刺、骨赘，多发于颈椎、腰椎、骶骨、膝关节和跟骨。

临床表现

1. 肝肾阴虚型

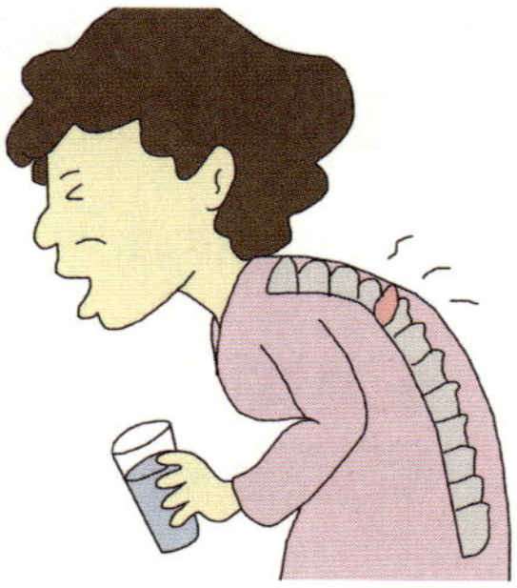

表现为形体偏瘦，骨关节病处疼痛，局部有灼热感，得热则痛增，得冷则痛减，关节屈伸不利，甚至关节畸形或强直，面色潮红，唇干口苦，二便短少，或伴头晕耳鸣，腰酸膝软，烦躁不安，夜眠不实，舌红苔少或舌质红绛，脉弦细数。本型多见于素体阴虚或房劳过度，阴精亏耗者。一般病程尚短，以青壮年偏多。

2. 肝肾阳虚型

表现为形体偏丰或臃肿，骨关节作胀，有冷痛感，屈伸不利，喜按摩及温熨，遇冷则痛剧，神疲肢冷，倦怠无力，面色㿠白或虚浮，口淡乏味，小便清长，大便偏溏，舌淡苔白滑，脉沉细弱。本型多见于老年人或平素禀赋不足、体弱多病者，或病程较长，平素有寒湿凝滞，易感风寒者。

3. 气血瘀阻型

表现为骨关节局部久痛不止，痛如针刺，昼轻夜重，稍事活动后局部疼痛可有所减轻，舌质偏暗有紫色，或有瘀斑，苔薄白，脉沉细涩。本型多见于中老年、久病患者。病程已久，反复不愈，或因闪扭外伤等所引发者。

4. 寒湿痹痛型

表现为骨关节疼痛时轻时重，常与气候变化有关，平素恶风寒，易罹外邪，伴头晕目眩，自汗神疲，肢体麻木，面色苍白，舌淡苔薄白，脉濡细弦或沉紧。本型多见于骨质增生之急性发作时，常与阳虚型伴发，在寒湿痹痛缓解后，可见阳虚或阴虚型之征象。

醋疗法

（一）洗药方

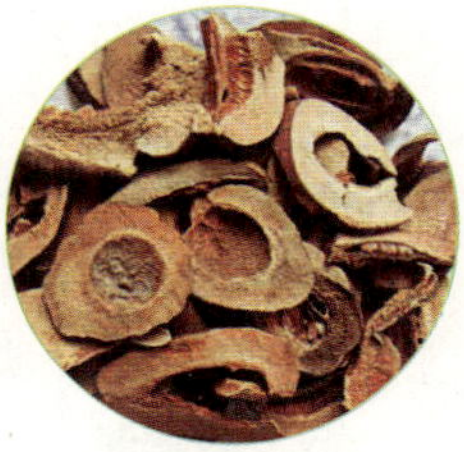

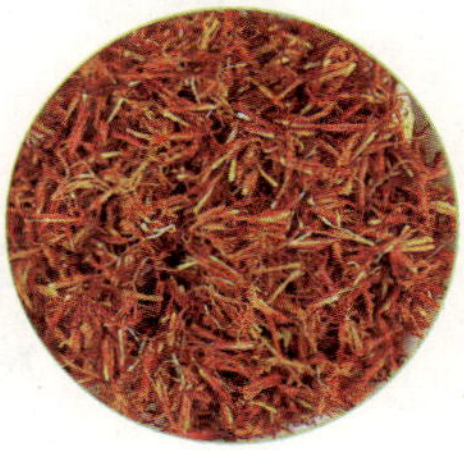

组　成 当归、川芎、川续断、川木瓜、川牛膝、艾叶、透骨草、赤芍、红花、大黄、五加皮、防风、白芷、威灵仙各15g，制乳香、伸筋草、鸡血藤、没药、芒硝各30g，食醋250ml。

制法用法 将前18味用纱布包好，加水约3L，煎沸约30分钟后取出药包，把药液倒入盆内，加芒硝、食醋搅匀。先以热气熏蒸患处，并用毛巾蘸药液交替热敷痛处。待水温降至50～60℃时，将患肢放入盆内浸泡，若水温下降可加温再洗。每次熏洗约1小时，每日1～2次。次日仍以原药液加热后再用。

功效主治 活血化瘀，通络止痛。适用于增生性膝关节炎。

（二）消赘液方

组　成 当归、川椒、红花各20g，续断、防风、乳香、没药、生草乌各30g，海桐皮40g，透骨草60g，樟树皮100g，石灰（未浸水者良）50g，老陈醋5L。

制法用法 先将上药研成细末，放入山西老陈醋内浸泡半个月，去渣密封存放阴凉处备用。用纱布数层或脱脂棉适量，浸泡药醋，浸湿敷于患处，每日或隔日1次。

功效主治 透骨搜风，温经通络，祛风除湿，活血化瘀。适用于颈椎、腰椎、膝关节、足跟等部位骨质增生。

（三）增生灵方

组　成 当归、红花、土鳖虫、防风、透骨草、骨碎补、伸筋草、川乌各12g，花椒10g，艾叶10g，甘草9g，食醋1L。

制法用法 将前11味和醋以小火煎煮，至醋液剩下约600ml时，趁热外洗患处，每日1剂，分2次外洗。每次10分钟，10次为1个疗程。

功效主治 活血化瘀，通络止痛。适用于骨质增生。

（四）灵仙醋洗方

组　成 威灵仙粉150g，食醋500ml。

制法用法 将上2味共煎煮，沸后盛于小盆中，以布盖脚熏至不烫时，再浸泡脚，拭干后用拇指按摩患处1分钟。每日数次，1周为1个疗程。

功效主治 散瘀止痛。适用于骨质增生。

（五）夏枯草醋方

组　成 夏枯草50g，食醋1L。

制法用法 将夏枯草放入食醋中浸泡2～4小时，然后煮沸15分钟，趁热熏洗患处20分钟。每日1～3次，每剂可使用2天。

功效主治 清热散结，止痛。适用于骨刺。

（六）川芎陈醋膏方

组　成 川芎6～9g，陈醋、凡士林各适量。

制法用法 将川芎研为末，用陈醋调成糊，加凡士林调匀成膏。取药膏敷于患处，外贴塑料纸，用纱布包扎，每2天换药1次，10天为1个疗程。若出现刺痒或起密集丘疹时，则应及时揭去。

功效主治 活血化瘀，散结止痛。适用于骨质增生。

（七）二川蝎蚣醋方

组　成 川芎30g，川乌10g，全蝎5g，蜈蚣5g，麝香2g，醋适量。

制法用法 将前5味共研细末，装瓶备用。用时将上药末用少量食醋调和成稠糊状，按足跟的面积大小将药膏涂于纱布上，敷于患处用胶布或绷带将其固定，隔2日换药1次。

功效主治 散瘀止痛。适用于骨质增生。

（八）姜黄赤芍醋方

组　成 姜黄、赤芍、栀子、白芷各12g，穿山甲6g，冰片3g，醋适量。

制法用法 将以上前6味药研成细末，用醋调成糊状，敷于患处，外用塑料薄膜包扎固定，夜敷日除，药干加醋，每料连敷3夜，1个月为1个疗程。

功效主治 散瘀止痛。适用于骨质增生。

（九）灵仙凤仙醋膏

组　成 威灵仙30g，透骨草30g，凤仙花30g，没药45g，细辛45g，陈醋适量。

制法用法 将前5味共研细末，装瓶封口备用。用时每取药末适量，用陈醋调成膏状，将药膏用纱布包敷于骨质增生部位及因骨刺影响所出现麻木、疼痛的相应部位的腧穴，如颈椎骨质增生出现上肢麻木疼痛时，可贴敷于手三里、曲池、内外关等穴，余类推。胶布固定，每日换药1次。

功效主治 祛风除湿，软坚化结。适用于各类骨质增生。

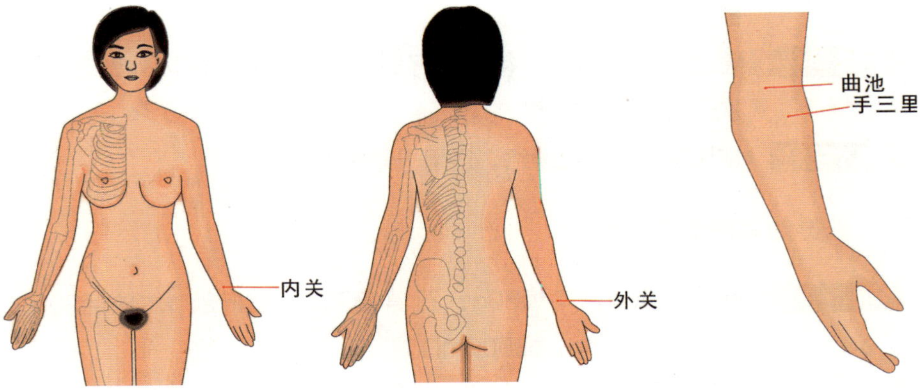

（十）温肾化瘀汤方

组　成 熟附子（先煎）12g，淫羊藿12g，三棱12g，莪术12g，熟地黄20g，金毛狗脊20g，骨碎补20g，土鳖虫9g，穿山甲（代）9g，怀牛膝15g，桂枝20g，食醋500ml。

制法用法 上药除食醋外，水煎分2次服，每日1剂。药渣加食醋，浸泡10分钟后小火煎煮至水汽蒸发，手挤不流水为度，装入布袋内，趁热外敷患处。每日2次，每次30分钟，10天为1个疗程。

功效主治 温肾壮骨，活血化瘀，通络止痛。适用于骨质增生。

（十一）乌蛇皂刺膏方

组　　成 乌梢蛇20g，白花蛇1条，皂角刺15g，马钱子10g，透骨草15g，穿山甲（代）10g，五灵脂20g，制乳香10g，制没药10g，生川乌9g，细辛10g，威灵仙12g，白芍30g，食醋、黄酒、麝香各适量。

制法用法 将上药研成细末，以食醋、黄酒熬成膏，调入麝香入瓶备用。用时取药膏适量放在约6cm×6cm的胶布中，敷贴患处和相应穴位。每1~2日换药1次，10次为1个疗程。

功效主治 温经散寒，祛湿逐痰，活血化瘀。适用于骨质增生。

（十二）祛风除湿醋敷方

组　　成 生草乌30g，生川乌30g，威灵仙、萆薢、木瓜、延胡索、苍术、桃仁、红花、牛膝、独活各20g，茯苓15g，白芍15g，全蝎15g，食醋适量。

制法用法 将上药用布包煎，待快煎好时，加醋适量，趁热外敷患处，每日2次，每2日用药1剂。

功效主治 祛风除湿，活血通络。适用于骨性关节炎。

（十三）威灵仙乌梅醋方

组　　成 威灵仙60g，乌梅30g，石菖蒲30g，艾叶20g，独活20g，羌活20g，红花15g，醋500ml。

制法用法 将以上前7味用醋浸片刻，再加水2.5L煎煮，沸后盛于小盆中，以布盖脚熏至不烫时再将脚浸泡，拭干后用拇指按摩患部1分钟。每日1次，1剂药可反复煮8次。

功效主治 散瘀止痛。适用于骨质增生。

（十四）五味子牛膝醋方

组　成　五味子12g，乳香12g，牛膝20g，醋适量。

制法用法　将前3味共研为细末，再与醋调匀，敷于患处。

功效主治　止痛。适用于骨刺。

注意事项

（1）老年人应节制饮食，保持适当的体重，避免肥胖。

（2）要尽快用药，采用口服和外用药综合疗法控制病情的发展。

（3）在急性期疼痛加重，要尽量减少受累关节的活动量，患者可适当卧床休息，通过休息来减少受累关节的机械性刺激。

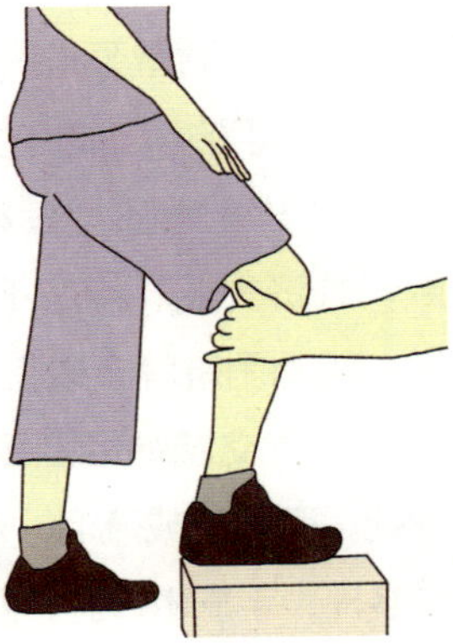

（4）病情在恢复期间，要避免受潮、寒冷等环境因素刺激导致病情的复发。另外，可以适当增加户外活动，尽量避免长期卧床休息。

（5）均衡饮食。多摄取富含抗氧化剂的食物如芒果、木瓜、甜瓜、葡萄、橘子、凤梨、香蕉、草莓、番茄、包心菜、马铃薯等。

第十七节　颈椎病

颈椎病又称颈椎综合征，是指颈椎及其周围软组织发生病理改变而导致颈神经根、颈部脊髓、椎动脉及交感神经受到压迫或刺激而引起的综合征候群。在临床中，颈椎病又以颈椎骨质增生最为多见。

临床表现

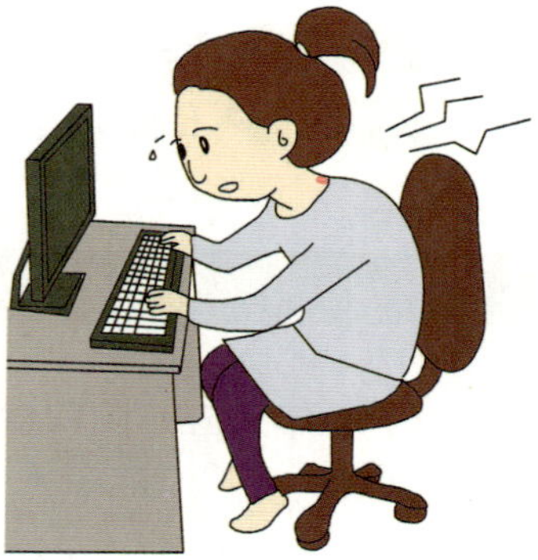

（1）颈型颈椎病　突出表现为颈项疼痛，它是颈椎病最常见且首发的症状。

（2）神经根型颈椎病　表现为疼痛由颈向肩、臂及手放射，颈向病侧屈曲，后伸或咳嗽、喷嚏和用力等皆使疼痛加剧，平卧或头向上牵引后减轻。多数患者有患侧上肢沉重无力、麻木或虫爬等异常感觉。

（3）脊髓型颈椎病　表现为一侧或双侧下肢步态笨拙不稳，手的精细动作受限，最后发展为痉挛性瘫痪。

（4）椎动脉型颈椎病　表现为头痛、头晕、昏厥，共济失调，步态不稳，复视，眼球震颤，面部麻木，吞咽困难等，以上可因颈部活动，特别是后仰或转头动作引起或加剧。

（5）交感神经型颈椎病　表现为颈肩痛，头痛，枕部痛，头晕，头胀，视物模糊，彩视，眼发涩或流泪，双侧瞳孔或睑裂大小不等，眼窝部胀痛，耳鸣耳聋，一侧面部无汗或多汗，手麻木、肿、发凉，心律失常，心动过速或过缓等。

醋疗法

（一）药醋方

组　成　当归30g，红花20g，赤芍30g，苏木40g，透骨草40g，伸筋草40g，牛膝20g，三棱20g，莪术30g，生马钱子3g，川乌20g，草乌20g，老陈醋500ml。

制法用法　上药加水2.5L浸泡30分钟，大火煮沸后改小火煮30分钟，过滤取汁约1L，冷却后加山西老陈醋混匀，装瓶备用。用时取药醋200ml，浸透医用纱布，敷于颈椎。每日1次，10次为1个疗程。

功效主治　温经散寒，活血通络，止痛。适用于颈椎病。

（二）黄龙糊剂

组　成　雄黄、地龙泥各等份，老陈醋适量。

制法用法 将上药分别研为末，装瓶备用。用时取药末适量，倒入山西老陈醋调为稀糊，以毛刷或毛笔蘸药糊均匀地涂抹在颈椎增生的部位，待干再涂，直至药糊用完，待30分钟后用水擦净。每日1次，7～10天为1个疗程。

功效主治 祛风燥湿，通络止痛。适用于颈椎痛、头痛、眩晕。

（三）颈椎醋膏方

组　成 鹿角霜25g，细辛25g，羌活45g，桂枝25g，柴胡20g，葛根45g，白芷25g，川芎45g，透骨草10g，蔓荆子30g，防风20g，秦艽25g，全蝎20g，高良姜20g，食醋适量。

制法用法 将上药共研为细末，备用。每取2～4g，用食醋调成膏摊在纱布上，贴于颈椎及大椎穴处，外用胶布固定。每次贴24小时，隔日1次，贴8次为1个疗程，每个疗程间隔10天。

功效主治 温经散寒，活血通络。适用于颈椎病。

（四）淫羊藿陈醋方

组　成 淫羊藿500g，川芎500g，陈醋70～80ml。

制法用法 将前2味药加水5L，煎至1L，过滤后浓缩至500ml，贮存备用。每取药液20～30ml，加陈醋70～80ml搅匀，根据病变部位选择适应的电极及衬垫，浸入中药陈醋液中，捞出后置于病变部位，接通电源。每日1次，每次20分钟。10～20次为1个疗程，每个疗程可间隔7天，再做2～3个疗程。

功效主治 温阳补肾，活血通经。适用于颈椎、腰椎、膝关节骨质增生及跟骨骨刺。

注意事项

（1）经常做颈项活动，锻炼颈部，以减轻肌肉紧张度。

（2）低头工作不宜过久。要避免不正常的体位，如躺在床上看电视等。

（3）避免头顶或手持重物。

（4）睡觉时不可俯卧睡，枕头不宜过高、过低或过硬。

（5）注意颈部保暖。防风寒、潮湿，避免午夜、凌晨洗澡或受风寒吹袭。

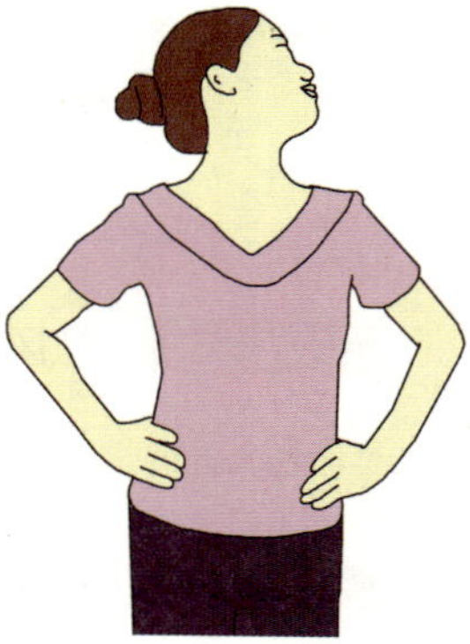

第十八节 肩周炎

肩周炎全称“肩关节周围炎”，又称“五十肩”“漏风肩”或“冻结肩”，是以肩关节疼痛和功能障碍为主要症状的常见病症。本病好发于50岁左右，女性发病率略高于男性，多见于体力劳动者。

临床表现

1. 风寒型

表现为肩部疼痛，痛牵扯肩胛、背部、上臂、颈项，并有拘急感，天冷或受凉加重，得热减轻，肩部活动受限，压痛明显，舌淡，苔薄白，脉浮或紧或沉细。

2. 气血虚弱型

表现为肩部疼痛，痛势不重，隐隐作痛，劳累后加重，休息减轻，身倦无力，面白头晕，手足发冷，四肢麻木，心慌气短，舌淡，苔薄白，脉细无力。

3. 气滞血瘀型

表现为肩部疼痛，呈胀痛或刺痛，痛势剧烈，入夜更甚，甚至夜间难眠，痛处不移，拒按，多牵拉上肢、颈背部，情志刺激加重，肩部可有肿胀，舌质紫暗或有瘀斑瘀点，脉细涩。

4. 肾虚型

表现为肩部酸痛隐痛，举动无力，劳累加重，休息减轻，头晕目眩，腰膝酸软，五心烦热或面色㿠白，手足不温，舌淡，苔薄白，脉沉细无力。

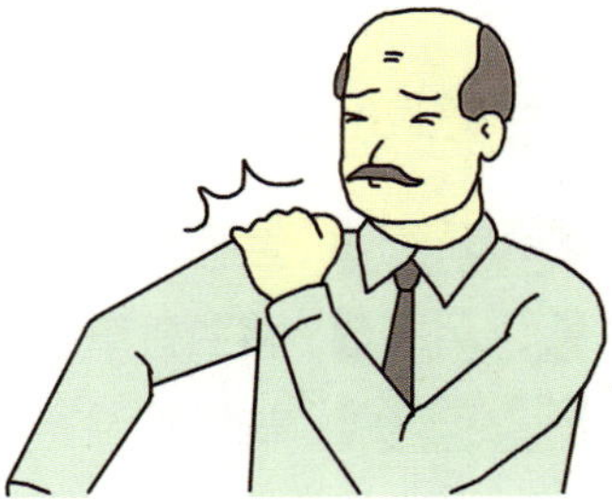

5．痰湿型

表现为肩痛绵绵难愈，筋骨疼痛，有沉重感，痛处拒按，活动受限，阴雨天或遇冷疼痛加重，得热则舒，舌淡，苔白腻，脉细濡。

醋疗法

（一）艾醋方

组　成　生艾叶300g，陈醋150ml。

制法用法　将艾叶切碎，用陈醋拌匀炒热，装入布袋内，趁热外敷患处。每日2次，每次20分钟，7天为1个疗程。

功效主治　温经散寒，散瘀止痛。适用于肩周炎。

（二）肩凝散方

组　成　皂角60g，羌活、桂枝、威灵仙、白芷、姜黄、乳香、没药、绞股蓝各30g，制马钱子20g，细辛20g，冰片5g，陈醋适量。

制法用法　将上药研为细末，备用。用时视病变部位大小，酌取药末，加陈醋熬成糊，趁热摊铺在布上，待不烫手时敷在患处。每日敷1～2次，每剂可用3～4天。

功效主治　温经通阳，活血止痛。适用于肩周炎。

（三）黄龙陈醋方

组　成　大黄30g，地龙30g，川芎、川乌、草乌、黄柏、樟脑各10g，陈醋适量。

制法用法　将前6味药，共研细末，再与樟脑末和匀，贮瓶备用。每取药末30g，用陈醋调成膏状，取肩关节的痛点为中心，将药糊涂敷患处，外盖纱布，胶布固定，注意涂药面积不要超过8cm^2。每日换药1次，5次为1个疗程。

功效主治 温经散寒，活血止痛。适用于肩周炎。

（四）兰香草散方

组　　成 兰香草50g，食醋适量。

制法用法 将兰香草研为细末，加醋拌匀炒热外敷患处，每日1次。

功效主治 祛风除湿，行气止痛，散瘀消肿。适用于肩周炎。

（五）药醋热敷验方

组　　成 制川乌、制草乌、生麻黄、大黄、吴茱萸、姜黄、制附子各30g，桂枝20g，小茴香20g，甘草10g，陈醋适量。

制法用法 将上药加工为粗末，然后放入食醋中调成糊状。使用时，将药醋糊在锅中炒热，包在纱布袋中，热敷患处。每次30分钟，每日1～2次。注意在热敷之前，先在肩部皮肤上涂抹少许植物油，以防止药物烧灼皮肤。

功效主治 温经散寒，活血止痛。适用于肩周炎。

（六）川草乌羌活醋敷方

组　　成 制川乌、制草乌、白芥子、姜黄各30g，羌活、桂枝、天南星各15g，老陈醋适量。

制法用法 将前7味药共研细末，贮瓶备用。每取药末16g，用醋调成膏状，摊于4张4cm×4cm的塑料薄膜上。用时将配制的软膏分贴于肩髃、肩

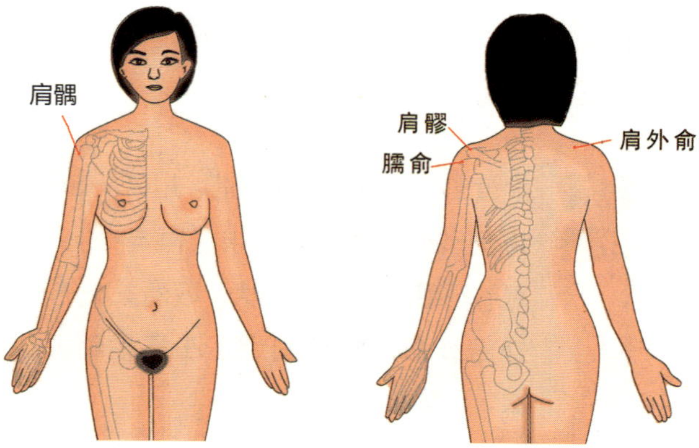

髎（位于肩峰突起之后下方，约肩髃穴后1寸凹陷处）、肩外俞（位于背部，第1胸椎棘突下旁开3寸处）、臑俞（位于肩后，腋后纹头直上，肩胛冈下缘处）等穴。每次6～12小时（夏天6小时），每周贴1次，连贴4次为1个疗程。

功效主治 祛风散寒，通痹止痛。适用于风寒湿邪所致的肩周炎。

注意事项

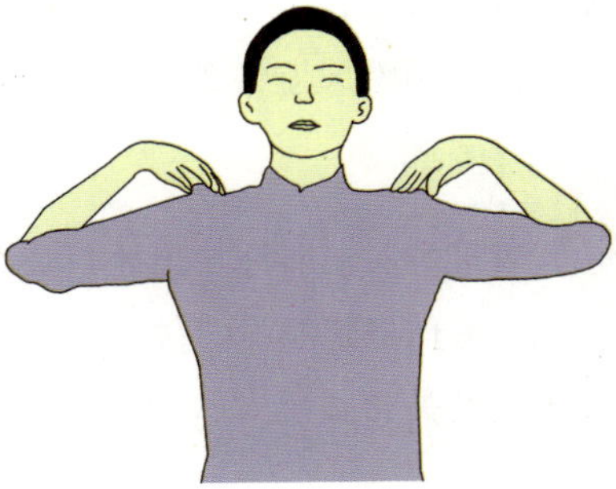

（1）治疗期间应加强功能锻炼，多进行外展、上举、后伸等运动。

（2）在发作期间应避免提抬重物，减少肩部活动，缓解疼痛。

（3）注意肩部保暖，受凉是肩周炎的诱发因素，中老年人更应重视保暖防寒，勿使肩部受凉。

（4）纠正不良姿势，对于经常伏案、双肩经常处于外展工作的人，应注意调整姿势，避免造成慢性劳损。

（5）睡觉时应尽量避免患侧肩部长时间受压。

第十九节 风湿性关节炎

风湿性关节炎是一种常见的急性或慢性结缔组织炎症，可反复发作并累及心脏。临床以关节和肌肉游走性酸楚、重着、疼痛为特征。

临床表现

1. 风热痹

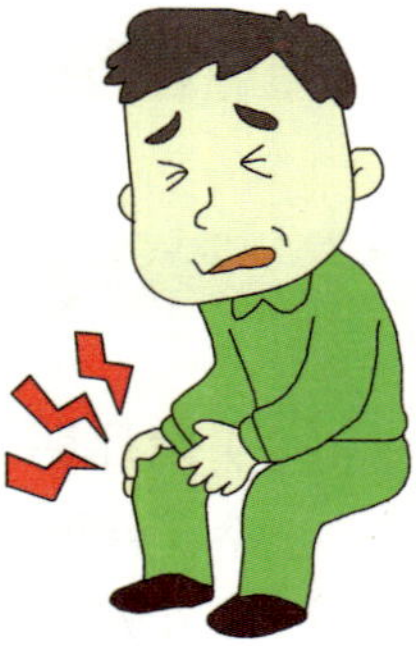

表现为高热，咽痛，烦渴，关节红、肿、热及游走性疼痛，皮肤环形红斑。舌红，苔黄，脉滑数。本型常见于急性风湿热。

2. 风寒痹

表现为不发热或低热，关节不温无红，但痛如刀割，遇寒尤剧。面色㿠白，皮下结节。舌淡黯，苔薄白或白腻，脉弦紧。本型常见于慢性风湿性关节炎。

3. 风湿痹

表现为关节肿胀，麻木疼痛，或伴关节冷痛。舌苔白腻，脉沉濡。或伴身热不扬，关节热痛，口渴不欲饮，多汗。舌苔黄腻，脉濡数。本型见于慢性风湿性关节炎。

4. 邪痹

表现为关节疼痛微肿，或伴咽痛，胸闷或痛，气短，自汗，或心悸少寐。舌胖，色红或黯红，脉细数或结代。本型见于风湿病累及心脏，出现心脏瓣膜病变者。

醋疗法

（一）外应膏

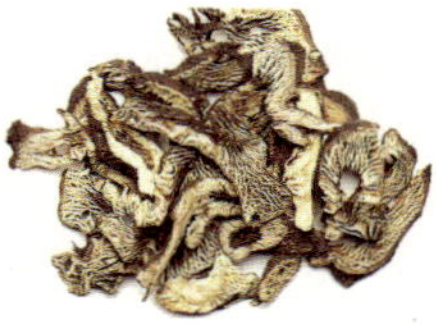

组　成 川乌300g，陈醋2L。另加：升麻6g，芒硝6g，生姜6g，以备清洗患处。

制法用法 川乌，研为末，以来年陈醋同入砂锅内，慢火熬成酱色，净器收贮。使用时，先用升麻、皮硝、生姜煎汤温洗患处，然后挑取上述药醋膏，敷贴患处。如病1年者，敷后1天必痒，痒时令人用手轻拍，以不痒为度。每隔3～5天换药1次，以愈为度。

功效主治 温经散寒，化瘀通痹。适用于筋骨疼痛，手足拘挛等症。

（二）醋炒盐方

组　　成 精盐250g，食醋200ml。

制法用法 将盐炒热后，以醋均匀地洒在锅内，边洒边炒，再炒约半分钟，立即装入布袋，将口扎紧，置于患处热敷。每日1次。

功效主治 散寒止痛。适用于关节肿痛。

（三）热痹醋糊方

组　　成 生半夏30g，生栀子仁60g，生大黄15g，黄柏15g，桃仁10g，红花10g，食醋适量。

制法用法 将前6味共研为细末，用醋调成糊，敷于患处，干后再加醋调敷。

功效主治 清热解毒，活血散瘀，消肿止痛。适用于热痹关节红肿灼热疼痛。

（四）双乌醋敷方

组　　成 川乌头30g，草乌头30g，当归、红花、川芎、牛膝各15g，陈醋适量。

制法用法 前6味药，共研末，加陈醋拌潮湿，装入布袋内，放于患处，再用热水袋置于药袋上，热敷30分钟。每日1～2次，7天为1个疗程。

功效主治 温经散寒，活血通经。适用于因寒湿而引起的关节炎。

（五）芥子醋敷方

组　　成 白芥子120g，食醋适量。

制法用法 白芥子研为细末，用食醋调成糊，外敷关节处，用布包扎，每日更换1次。

功效主治 通络止痛。适用于关节疼痛。

（六）天南星醋调方

组　　成 天南星1个，米醋适量。

制法用法 将天南星去脐皮，研为细末，入米醋调成膏，摊于纱布上，烘热贴患处。

功效主治 祛风止痛。适用于关节疼痛。

（七）岩马桑食醋方

组　成 岩马桑300g，食醋500ml。

制法用法 先将岩马桑用水适量煎沸10分钟，然后再加入食醋，熏患处，每日1次。

功效主治 祛风除湿，散瘀止痛。适用于风湿性关节炎。

（八）麸皮食醋蒸熨法

组　成 麸皮1kg，食醋1L。

制法用法 先将麸皮下锅，小火慢炒，渐热，渐渐入醋，边炒边加醋，炒至醋尽，取出，俟温，蒸熨患处。

功效主治 祛风燥湿，散寒止痛。适用于手足风湿痹痛，寒湿脚气。

注意事项

（1）注意保暖，以防受寒。

（2）合理安排饮食时间，注意饮食卫生。日常生活中多吃高蛋白的食物，不宜吃寒性、辛辣食物。

（3）保持平稳的心态，坚持锻炼身体，以防肌肉萎缩及关节畸形。

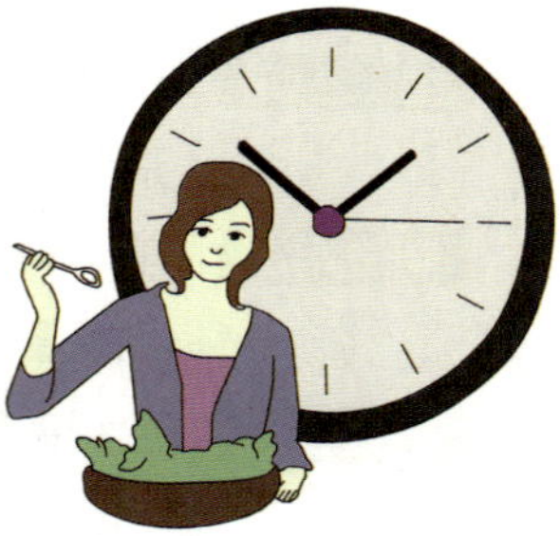

第二十节　类风湿关节炎

类风湿关节炎是一种病因尚未明了的慢性全身性炎症性疾病，以慢性、对称性多滑膜关节炎和关节外病变为主要临床表现，属于自身免疫炎性疾病。

临床表现

1. 风寒湿型

表现为关节肿痛，游走不定或痛有定处，遇寒加重，得热则减，关节屈伸不利或局部发凉，四肢关节深重，局部肌肤麻木不仁，全身畏寒怕冷，大便溏薄，小便清长。舌淡，苔白腻，脉象沉紧或沉缓。

2. 风湿热型

表现为起病较急，关节肿胀，疼痛剧烈，局部灼热发红，手不可近，活动受限，兼有发热口渴，烦闷不安，喜冷恶热，小便短赤。舌质偏红，舌苔白干或黄糙，脉滑数或濡数。

3. 气血两虚型

表现为关节疼痛，肿胀变形，行握俱艰，面色㿠白，心悸乏力，身疲困倦。舌体胖大，舌质淡，苔薄白，脉沉细弦紧。

4. 脾肾阳虚型

表现为关节肿痛，长期反复难愈，病变骨节僵硬，活动受限，屈伸不利，疼痛悠悠，同时见面色淡白，肌肉瘦削，神倦乏力，纳食减少，畏寒，腰腿酸软，大便溏薄，小便清长，夜尿频。舌质淡，苔薄白，脉象沉细弱。

5. 肝肾阴虚型

表现为关节疼痛难愈或拘挛不利，局部常有轻度灼热红肿，疼痛多以夜间为明显，同时伴有形体羸瘦，头晕目眩，耳鸣咽干，心烦少寐，手足心热，腰膝酸软。舌质红，少苔或无苔，脉象细数。

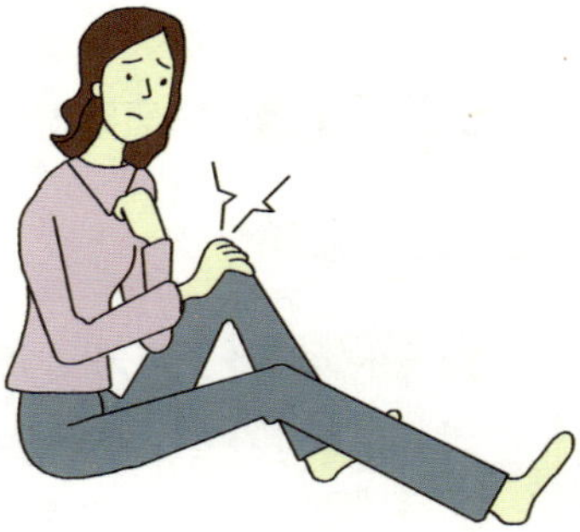

6. 痰瘀交阻型

表现为痹病历时较长，关节强直，关节周围呈黯黑，疼痛剧烈，筋健僵硬，肌肉萎缩，或见关节畸形，或出现皮下结节，全身情况较差。舌质紫暗有瘀斑，脉来濡涩。

醋疗法

（一）黑神丸

组　成　草乌头（炒令黑存性）90g，地龙（去土，瓦上焙过）30g，五灵脂15g，麝香（研）7.5g，醋适量。

制法用法　前3味共研细末，再入麝香和匀，醋煮面糊丸，如绿豆大。每服10丸，用温酒送下。

功效主治　温经散寒，祛风通络。适用于历节风，肢体疼痛。

（二）痛风散方

组　成　大黄、栀子各等份，食醋适量。

制法用法　将上药研为细末，用食醋调为糊，敷于红肿的关节处，用纱布固定，每日换药1次。

功效主治　清热解毒，活血消肿。适用于急性痛风性关节炎。

（三）野葛膏方

组　成　野葛根、蛇含草、桔梗、茵芋、防风、川芎、川椒、羌活、川大黄、细辛、当归各60g，乌头、升麻、附子、巴豆各30g，生姜汁500ml，大蒜汁500ml，食醋500ml。

制法用法　除蒜汁、姜汁和醋之外，上药共混研为细末，过100目筛。将蒜汁、姜汁和醋混匀后浓煎600～700ml，离火加药末，调成糊。用时置膏药于加棉纱布上，厚约0.5cm，敷于患处，胶布固定，每日换药1次，30天为1个疗程。

功效主治　祛风除湿，通络止痛。适用于因寒邪风湿所致的类风湿关节炎。

（四）如意金黄散方

组　成　天花粉、黄柏、大黄、姜黄、白芷、厚朴、陈皮、甘草、苍术、天南星、食醋各适量。

制法用法　将上药研为细末，用醋调成糊外敷患处，药干即换。

功效主治　清热解毒，消肿止痛，活血化瘀。适用于痛风性关节肿痛。

注意事项

（1）居住的房屋应通风、向阳，保持室内空气新鲜，被褥干燥。

（2）洗漱宜用温水。预防感冒。

（3）保持良好的精神状态，正确对待疾病。

（4）坚持锻炼身体，以增强体质，提高抗病能力。

（5）加强营养，多吃含纤维素、维生素的蔬菜和水果，适当补充植物性蛋白，对本病有辅助治疗效果；辛辣、易致敏的食物尽量少食或不食。

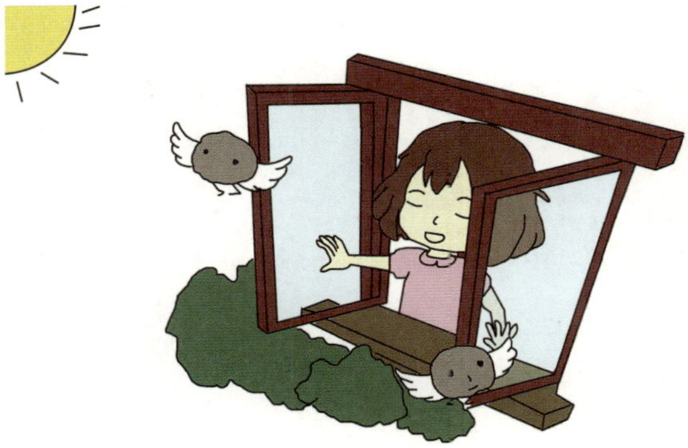

第四章

妇科病症醋疗方

- 月经不调
- 痛经
- 闭经
- 带下病
- 妊娠呕吐
- 产后恶露不绝
- 产后缺乳
- 子宫脱垂
- 盆腔炎
- 阴道炎

第一节　月经不调

月经不调是一种妇科常见病。主要临床表现为经期提前、错后或无定期；经量增多或减少。常伴有经色、经质改变和头晕、心慌、腹痛、腰酸、疲倦、易怒等症状。该病的病因可能是器质性病变或功能失常。

临床表现

（1）月经先期　气虚不摄者伴乏力、经量多而色淡、便溏；血热者经量多而色红、面红、口干、心烦。

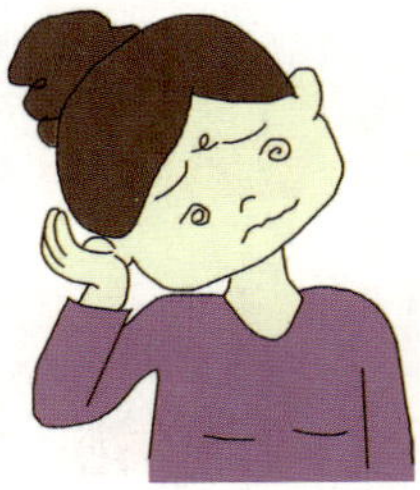

（2）月经后期　寒凝者伴小腹冷痛、经量少而色黯有块；血虚者伴有腹冷喜暖、经量少而色淡、面白无华。

（3）月经先后无定期　肝郁者伴有乳房或小腹胀痛、抑郁不乐、时时叹息；肾虚者伴头晕耳鸣、腰膝酸软。

（4）月经过多　血热者伴经色红、面红唇干、心烦口渴；脾虚者伴经色淡、气短乏力。

（5）月经过少　血虚者伴经色淡质稀、头晕眼花、腰酸；寒凝者伴经色黑有块、腹冷痛。

醋疗法

（一）艾附丸

组　成　香附500g，熟艾120g，当归60g，醋适量。

制法用法　前2味用醋煮。当归酒浸，捣焙，为末，醋糊为丸梧子大，每服50丸，醋汤送下。

功效主治　疏肝理气，散瘀暖宫。适用于月经不调，血气刺痛，腹胁胀满，心悸乏力，面色萎黄，头晕恶心，崩漏带下，便血，癥瘕积块，及妇人数堕胎，由气不升降，服此尤妙。

（二）二气丸

组　成 大黄120g，当归60g，白芍60g，醋1L。

制法用法 大黄为末，以醋1L，慢火熬为膏；当归、白芍另研为末，以膏和丸，如梧子大，每服20丸，淡醋汤下，食前服，每日3次。

功效主治 行滞益血，散瘀除热。适用于月经不调，断绝不产，面黄肌瘦，憔悴不欲食。

（三）贯众醋方

组　成 鲜贯众150g，米醋适量。

制法用法 将鲜贯众去毛和根须，以水洗净，用米醋浸12小时，至米醋吸透为度，阴干，焙焦研末。每次6g，早晚各1次，空腹用米汤送服。

功效主治 凉血止血。适用于血热型月经过多。

（四）米醋豆腐方

组　成 豆腐250g，米醋2L。

制法用法 将豆腐切成小块用醋煮，以小火煨炖至熟。饭前1次吃完。

功效主治 凉血调经。适用于月经不调，症见经期过短，经血深红、量多。

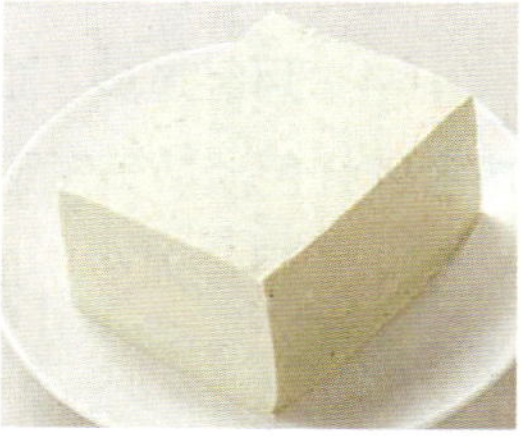

（五）地榆炭醋方

组　成 地榆炭30g，米醋90ml。

制法用法 将2味加水90ml，一同煎煮，去渣取汁即成。每日早晚各服1剂。

功效主治 凉血止血。适用于月经过多、经血鲜红或淡红。

（六）艾叶蛋黄醋饮

组　成 生艾叶15g，鸡蛋黄2个，食醋15ml。

制法用法 将艾叶用醋炒，再加水煎汤，饭前冲鸡蛋黄服食，每日2次。

功效主治 暖宫散寒，活血行瘀。适用于虚寒型月经过少。

（七）当归川芎醋熨方

组　　成 当归30g，川芎15g，白芍、肉苁蓉、炒五灵脂、炒延胡索、白芷、苍术、白术、乌药、茴香、陈皮、半夏各9g，柴胡6g，姜黄3g，吴茱萸3g，食醋适量。

制法用法 以上前16味各为粗末，用醋炒热，装入布袋，趁热熨脐部，每日用之，以愈为度。

功效主治 疏肝理气，活血止痛。适用于月经先后无定期。

注意事项

（1）注意保暖，避免寒冷刺激，如游泳、洗冷水澡等，以免子宫及盆腔血管受冷刺激后收缩，引起经血过少或痛经。

（2）注意经期卫生，预防感染。

（3）经期不宜性交，一方面预防感染，另一方面，避免性交刺激使盆腔充血，至经血增多或经期延长。

（4）经期尽量避免进食生冷、辛辣食品，不宜进行强度大的运动。

第二节　痛经

痛经是指行经过程中及月经前后出现下腹部疼痛或其他不适，以致影响生活和工作，是妇科常见病症。痛经又分为原发性痛经和继发性痛经。原发性痛经指生殖器官无明显器质性病变的月经疼痛，又称功能性痛经，常发生在月经初潮或初潮后不久，多见于未婚或未孕妇女，往往经生育后痛经缓解或消失；继发性痛经指生殖器官有器质性病变如子宫内膜异位症、盆腔炎和子宫黏膜下肌瘤等引起的月经疼痛。

临床表现

1．气滞血瘀型

临床表现为经前或行经期间出现小腹胀痛、乳头触痛、心烦易怒，经量少或行经不畅、色黑有血块，血块流出后疼痛减轻等。

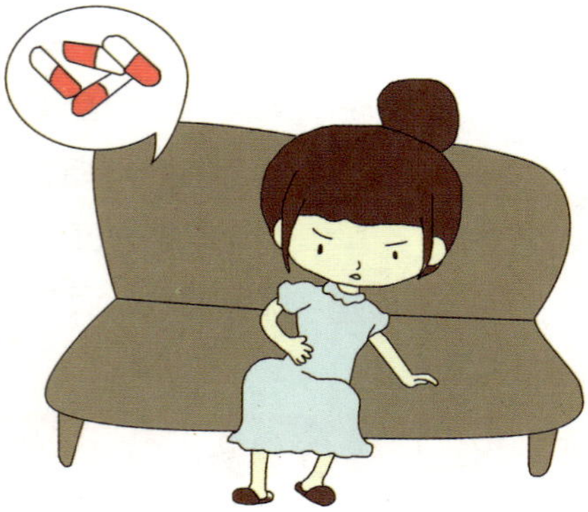

2．阳虚内寒型

临床表现为经期或经后小腹冷痛，月经色淡量少，伴有腰酸腿软，手足不温，小便清长等。

3．肝肾虚损型

临床表现为月经干净后1～2日出现腰酸腿软，小腹隐痛不适，或有潮热，头晕耳鸣，舌质淡红、苔薄。

4．气血虚弱型

临床表现为经期小腹绵绵作痛，月经量少，色淡质薄，神疲乏力，面色蜡黄，食欲不佳，大便溏泻等。

醋疗法

（一）沉香散

组　成　沉香、木香、当归、白茯苓、白芍各20g，全陈皮1个，乳香1块，没药1块，醋一盏。

制法用法　将前5味切片，捣碎，混匀，收贮备用。每取3～6g药末，入水三盏，于砂锅内文武火煎沸；入全陈皮1个，又煎十数沸入醋一盏，又煎数十沸，再入乳香、没药（如皂角子大）各1块，同煎至一盏，去渣，口服，不拘时候。

功效主治　疏肝理气，散瘀止痛。适用于妇人一切血气刺痛不可忍者。

（二）莪术散

组　　成　三棱、莪术、红花、牛膝、苏木各等份，醋适量。

制法用法　将前2味用醋炒过，再加后3味用水煎，空腹服。

功效主治　破血化瘀，通经止痛。适用于经来未尽、遍身潮热、口渴、小腹疼痛、头痛。

（三）当归丸

组　　成　当归（去土）60g，槟榔、赤芍、牡丹皮、延胡索各15g，米醋250ml。

制法用法　先将当归用米醋慢火熬成膏，入诸药末和为丸，如梧桐子大。每服20丸，空腹时用温酒送下，每日2次。

功效主治　活血化瘀，行气止痛。适用于妇人血瘀气滞，少腹时发刺痛，肌瘦乏力，月经不调。

（四）追气丸

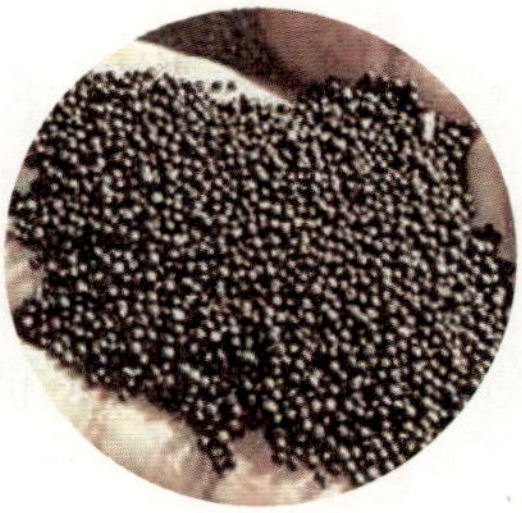

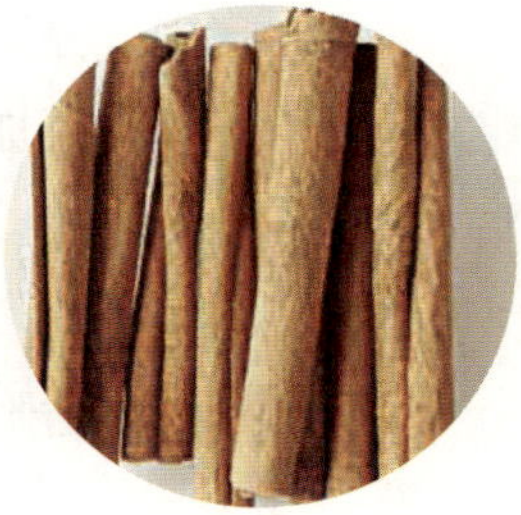

组　　成　芸薹子（微炒）30g，桂心30g，高良姜15g，醋适量。

制法用法　将前3味共研细末，醋糊为丸，如梧桐子大。每服5丸，不拘时候，用淡醋汤送下。

功效主治　温经通络，补血破气。适用于妇人小腹疼痛不可忍者。

（五）药醋蛋方

组　　成　黑豆100g，生黄芪60g，当归30g，丹参25g，香附25g，大黄12g，甘草12g，鸡蛋15个，食醋1L。

制法用法　上药共浸泡在有盖的玻璃瓶中密封，待鸡蛋壳软化（一般15日）后食用，每日1个，15天为1个疗程。

功效主治　补肾健脾，理气活血，止痛。适用于原发性痛经。

（六）杨氏醋煎散

组　成　高良姜30g，当归（洗，焙）、肉桂（去粗皮）、白芍、陈橘皮（去白）、乌药各15g，酽醋半盏。

制法用法　上药共研细末，每取9g，水半盏，入酽醋半盏，煎至七分。通口服之，不拘时候。

功效主治　温经散寒，活血化瘀。适用于妇人血气，腹胁刺痛不可忍；产后败血，儿枕急痛。

（七）荔附醋服方

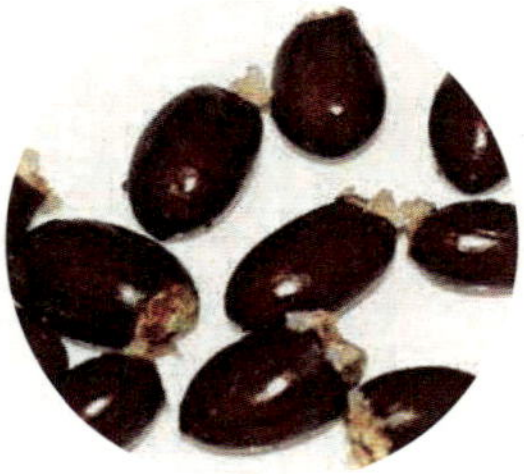

组　成　荔枝核（烧存性）15g，香附（炒）30g，醋适量。

制法用法　荔枝核、香附，共研为末。每服6g，用醋调服，数服即愈。

功效主治　理气暖宫，化瘀止痛。适用于妇女痛经。

（八）张氏醋煎散

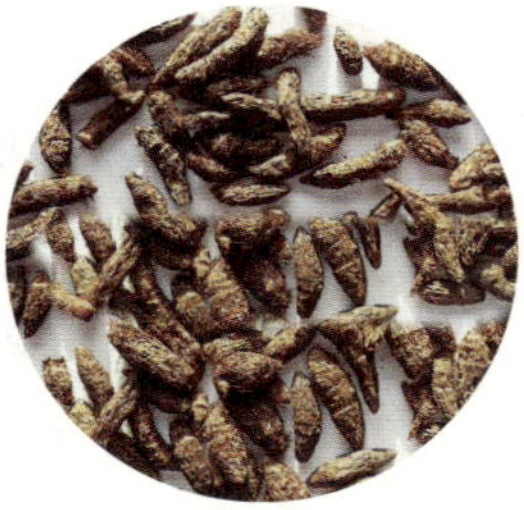

组　成　三棱、莪术、香附、乌药、赤芍、甘草、肉桂各等份，醋适量。

制法用法　前7味药，用醋炒，共为细末，每服9g，空腹砂糖水调下。

功效主治　活血逐瘀，行气止痛。适用于经行少腹结痛，以及产后恶露不行。

（九）香附艾叶醋方

组　成　香附15g，艾叶15g，食醋适量。

制法用法　先将香附、艾叶和醋拌匀炒至醋尽发黄，再加入适量水煎汤，去渣取汁，然后加醋10ml，再煮两沸。每日1剂，分早晚2次温服。

功效主治　理气疏肝，调经止痛。适用于气滞血瘀引起的痛经。症见行经腹痛、经量少、色紫暗有瘀块、经净痛消。

（十）延胡香附醋方

组　　成　延胡索10g，香附6g，食醋适量。

制法用法　将前2味和醋拌匀，炒至醋尽，共研为细末。每日1剂，用黄酒送服。

功效主治　活血散瘀，理气止痛。适用于气滞血瘀所致痛经。症见行经腹痛、经量少、经色暗紫有瘀块，或伴有胸胁、乳房作胀。

（十一）延胡索止痛散方

组　　成　延胡索20g，当归12g，红花10g，胡椒6g，蚕沙6g，食醋适量。

制法用法　将前5味研碎，放锅中加醋炒热，趁热外敷少腹部，用布保温固定。

功效主治　温经活血，止痛。适用于痛经。

（十二）益母草砂仁醋方

组　　成　益母草15g，砂仁10g，红糖30g，食醋15ml。

制法用法　将上药4味加入水适量，一同煎煮，去渣取汁。每日1剂，分早晚2次温服。

功效主治　行气宽中，调经活血。适用于气滞血瘀所致的痛经。症见行经腹痛、经量少、色紫暗有瘀块、经净痛消。

注意事项

（1）平日应加强体育锻炼，调适情志，消除焦虑、紧张和恐惧心理。

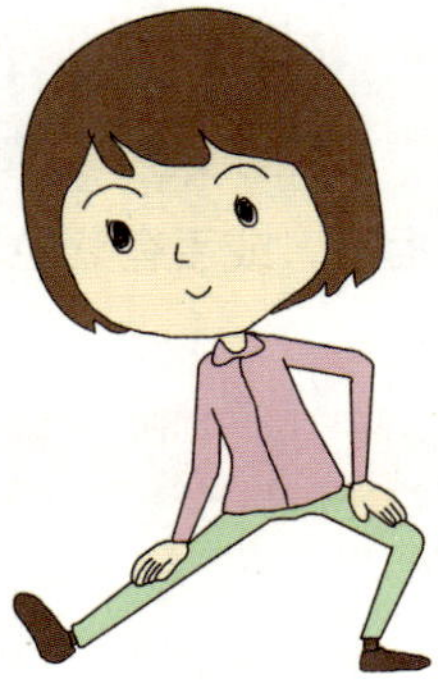

（2）经期应适当休息，避免剧烈运动和过度劳累。

（3）经前或经期应避免冷饮，衣服要保暖，避免淋雨或游泳，防止受凉。

（4）注意经期卫生，行经期间禁止性生活。

（5）治疗期间应忌食生冷、辛辣食物，忌烟酒。

（6）疼痛剧烈患者，应到医院就诊，不宜自疗。

（7）止痛药不可随便服用，应根据实际情况询问医生后决定。

第三节 闭经

闭经是妇科常见病，可由不同的原因引起。闭经通常分为原发性和继发性两类。原发性闭经是指年龄过14岁，第二性征未发育；或年龄超过16岁，第二性征已发育，无月经来潮者。继发性闭经则指以往曾有正常月经，但此后因某种病理性原因而月经停止6个月以上，或按自身原来月经周期计算停经3个周期以上者。青春前期、妊娠期、哺乳期及绝经后期的月经不来潮属生理现象。

临床表现

1. 血亏而属气血双虚者

月经往来先是量少，终于闭经，伴有面色苍白或萎黄，头晕目眩、怔忡、心悸，甚则形体消瘦，皮肤干燥，舌质淡，苔薄白，脉沉细；属阴亏血枯者，经闭日久，伴有面色苍白晦暗，腰膝酸软，头晕耳鸣，潮热盗汗，皮肤干燥，心悸，两颧潮红，手足心热或有咳嗽，吐血，唇红，舌红，苔少或无苔光滑，或薄黄而燥，脉虚而细数。

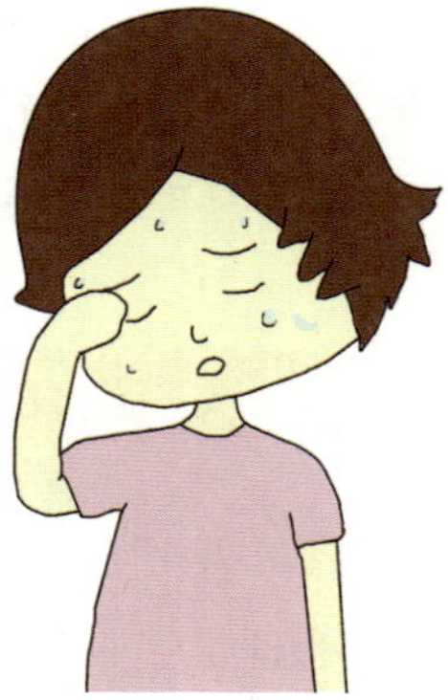

2. 闭经而属血滞者

经停数月，精神郁闷，烦躁易怒，脘胁胀满，下腹部疼痛拒按，或舌有紫色斑点，脉沉弦而涩。

醋疗法

（一）大黄膏（将军丸）

组　成　大黄120g（一方加香附），酽醋、酒各适量。

制法用法 大黄，酒浸焙干，为末，用酽醋熬成膏，丸如鸡蛋黄大，每服1丸，酒化开，临睡前温服。

功效主治 破积行滞，散瘀通经。适用于妇人干血气，月经闭止，血块有热，脉弦数。

（二）杨氏艾附丸

组　成 艾叶、枳壳（去瓤，取净）、肉桂（去粗皮）、附子（炮，去皮、脐）、当归（洗，焙）、赤芍、没药（别研）、木香（炮）各30g，沉香15g，米醋适量。

制法用法 上药为细末，将艾叶并枳壳用米醋于砂锅内煮，令枳壳煮烂，同艾叶研为膏，和药末为丸，如梧桐子大。每服50丸，温酒或米饮送下，空腹时服。

功效主治 温经散寒，行气活血。适用于妇人血海虚冷，月水不行，脐腹疼痛，筋脉拘挛，以及积年坚癥积聚。

（三）蚕沙陈醋方

组　成 蚕沙500g，陈醋200ml。

制法用法 将蚕沙炒热，加入陈醋，然后烤干研细末。每次9g，每日3次，用糯米酒送服。

功效主治 活血调经。适用于闭经。

（四）川芎益母草醋方

组　成 川芎9g，益母草30g，食醋10～15ml。

制法用法 将前2味药加水煎取汁液，加入米醋趁热空腹服用。

功效主治 活血调经，散风止痛。适用于闭经。

注意事项

（1）年满18岁，如仍无月经，应及时到医院进行检查。

（2）治疗期间应增加饮食营养，多吃富含蛋白质的食物。

（3）参加适当的劳动或体育锻炼。增强体质，调节心情，劳逸适度。

（4）不可滥用激素类药物，闭经期间仍需避孕。

（5）月经过少或月经后期都可发展为闭经，积极治愈月经过少或后期，可以减少闭经的发病率。

（6）明确闭经的病因和部位，对治疗闭经与预后估计有一定的参考价值。

（7）对顽固性闭经单用中药或西药效果不佳者可采用中西药结合治疗，待起效后逐渐减少西药剂量。

第四节 带下病

带下指阴道壁及宫颈等组织分泌的一种黏稠液体。在发育成熟期或经期前后、妊娠期带下均可增多，带下色白无臭味，这是生理现象。当阴道、宫颈或内生殖器发生病变时，带下量明显增多，并且色、质和气味异常，伴全身或局部症状者，称为“带下病”。本病是女性生殖系统疾病中的一种常见病，常见于各种阴道和宫颈炎症。

临床表现

1. 湿热型

表现为带下量多，色黄或黄白，质黏腻，有臭气，胸闷口腻，或小腹作痛，或带下色白质黏如豆腐渣状，阴痒，小便色黄。舌苔黄腻或厚，脉濡滑带数。

2. 热毒型

表现为带下量多，赤白相兼，或五色杂下，质黏腻，或如脓样，有臭气，或腐臭难闻，小腹作痛，烦热口干，头昏晕，午后尤甚，大便干结或臭秽，小便色黄量少。舌红，苔黄干，脉数。

3. 脾虚型

表现为带下色白或淡黄，质黏稠，无臭气，绵绵不断，面色㿠白或萎黄，四肢欠温，精神疲倦，纳呆便溏，两足跗肿。舌淡，苔白或腻，脉缓弱。

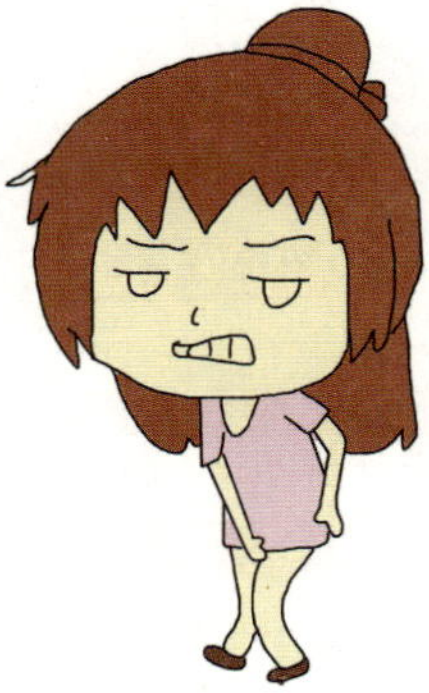

4. 肾阳虚型

表现为白带清冷，量多，质稀薄，终日淋沥不断，腰酸如折，小腹冷感，小便频数清长，夜间尤甚，大便溏薄。舌质淡，苔薄白，脉沉迟。

5. 肾阴虚型

表现为带下赤白，质稍黏无臭，阴部灼热，头昏目眩，面部烘热，五心烦热，失眠多梦，便艰尿黄。舌红少苔，脉细数。

醋疗法

（一）芡蛸散

组　成 芡实30g，桑螵蛸30g，白芷20g，醋适量。

制法用法 将前3味药共研细末，贮瓶备用。每取本散适量，用米醋调成糊状，敷于脐中，用胶布固定，每日换药1次，连用5～6天。

功效主治 固肾健脾，燥湿止带。适用于肾气不足，脾虚湿盛所致的白带过多。

（二）桑螵蛸散

组　成 肉桂15g，白芷30g，桑螵蛸30g，补骨脂20g，芡实20g，食醋适量。

制法用法 将前5味药共研细末，贮瓶备用。每取本散适量，用米醋调成糊状，敷于脐中，外用伤湿止痛膏固定，次日起床时取下，每日换药1次，连续用1周为1个疗程。

功效主治 温肾健脾，涩精止带。适用于寒湿带下。

（三）椿树皮矾醋方

组　成 椿树皮100g，白矾60g，食醋250ml。

制法用法 将鲜椿树皮放入锅中，加水适量，煮沸约30分钟，滤去药渣，再入白矾、食醋，继续煮沸2～3分钟。将药液倒入盆中，趁热熏洗阴部，然后坐浴，每日2次。

功效主治 燥湿清热，止泻止血。适用于湿热下注之黄带。

（四）甲鱼山药醋汤

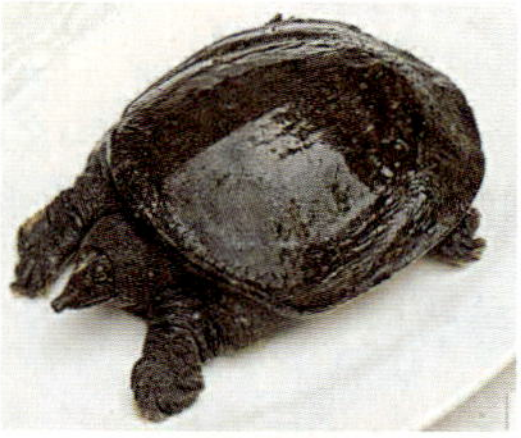

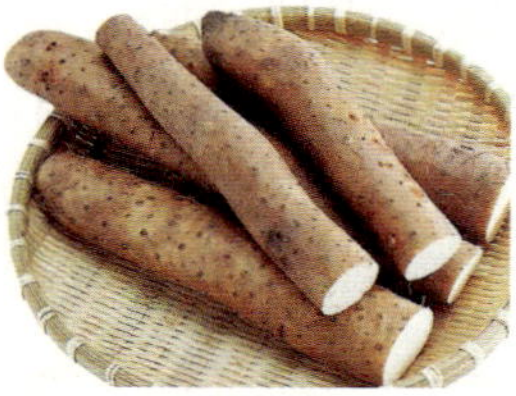

组　　成 甲鱼（250～500g）1只，山药50g，米醋适量。

制法用法 先用米醋炒甲鱼，再与山药同放锅内煮汤，熟后吃甲鱼和汤。隔日1次，连服4～5次。

功效主治 温肾益脾，固涩。适用于肾气不足型带下病。

（五）艾叶当归姜醋方

组　　成 艾叶（炒）120g，当归（切、焙）30g，炮干姜30g，米醋1L。

制法用法 将前3味研末，取一半加醋煎浓，再加入另一半，调制成丸如梧桐子大。每次30丸，空腹温粥送服。

功效主治 散寒除湿，温经止血。适用于寒性带下。

（六）鹿茸狗脊醋丸方

组　　成 鹿茸（酒蒸后，稍焙）60g，金毛狗脊30g，白蔹30g，艾叶10g，食醋、糯米粉各适量。

制法用法 前3味共研为细末，将艾叶与醋同煎，取汁调药末及糯米粉，做成丸如梧桐子大。每次50丸，用醋汤送下。

功效主治 补肾壮阳，健脾止带。适用于妇女带下病。

（七）糯米花椒醋丸方

组　　成 糯米、花椒各等份，食醋适量。

制法用法 糯米、花椒入锅炒黄，取出共研为细末，用米醋调糊，做成药丸如梧桐子大。每次30～40丸，饭前用醋汤送下。

功效主治 温阳健脾，止带。适用于脾虚带下，色白如涕。

（八）盐艾炒醋熨脐方

组　成 精盐、艾叶各等量，米醋适量。

制法用法 将精盐、艾叶碾为粗末，加入米醋，炒热后装入白布袋中，置于患者脐部熨之；待温后将药敷于脐孔上，外用纱布扎紧固定。每日熨敷1次，直至病愈。

功效主治 暖宫散寒，止带。适用于妇女白带过多。

注意事项

（1）预防带下病应从增强体质和防止感染入手。

（2）平时积极参加体育锻炼。下腹部要注意保暖，防止风冷之邪入侵。

（3）饮食要有节制，免伤脾胃。

（4）注意卫生。经期禁止游泳，防止病菌上行感染；浴具要分开；有足癣者，洗脚布与洗会阴布分开；提倡淋浴，厕所改为蹲式，以防止交叉感染。

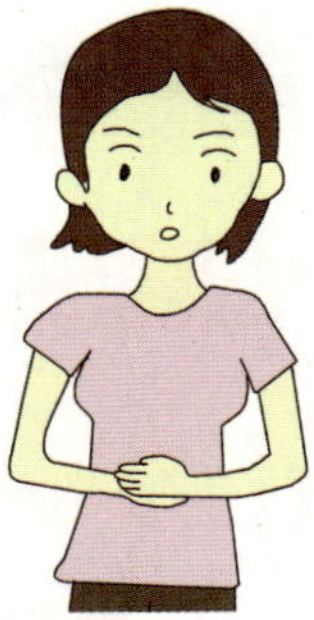

第五节 妊娠呕吐

妊娠呕吐中医学称为“妊娠恶阻”，是指妊娠6周左右常有择食、食欲缺乏、轻度恶心呕吐伴头晕、疲倦等症状，又称为早孕反应。妊娠呕吐一般不需特殊治疗，在妊娠12周左右自然消失。少数妇女反应严重，呈持续性呕吐，甚至不能进食、进水，这时称为妊娠剧吐。

临床表现

1. 痰湿阻滞型

妊娠早期呕吐恶心，吐出清水痰涎，口淡而腻，不思饮食，舌淡，苔白腻，脉滑无力。

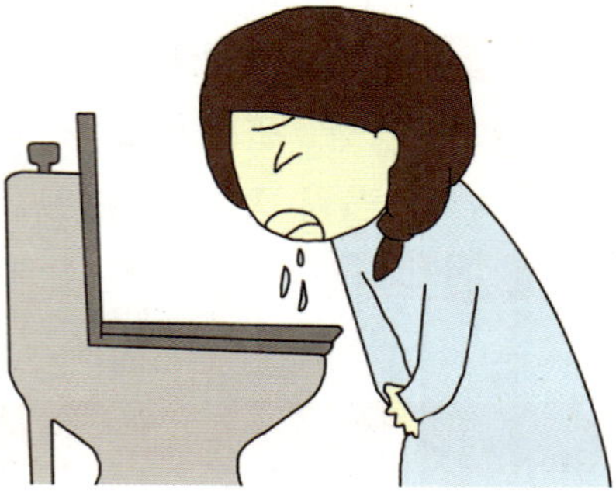

2. 肝胃不和型

妊娠初期呕吐酸水或苦水，胸脘痞闷，两胁胀痛，嗳气叹息，头晕脑涨，抑郁，舌淡红，苔薄黄，脉弦滑。

3. 胃热气逆型

呕吐酸水，或嗳腐吞酸，口舌干燥，失眠多梦，大便干燥，心腹烦热，舌红苔黄，脉滑数。

醋疗法

（一）止呕敷脐方

组　成　鲜生姜汁50ml，刀豆壳（烧灰存性）10g，米醋适量。

制法用法　取刀豆壳烧灰研为细末，将姜汁加入刀豆壳中调和，掺入米醋制成膏备用。用时取药膏如红枣大1块，贴于患者脐孔内，盖以纱布，用胶布固定。每日1～3次。

功效主治　温胃散寒，降逆止呕。适用于妊娠呕吐。

（二）红糖米醋鸡蛋方

组　成　鸡蛋（满足生食标准）1个，红糖30g，米醋60ml。

制法用法　先将米醋煮沸后，加红糖溶化，再打入鸡蛋，当半熟时，全部食之，每日2次。

功效主治　养阴润燥，温胃止呕。适用于肝胃不和型偏寒之妊娠恶阻。

（三）妊娠恶阻醋饮方

组　成　米醋适量。

制法用法 将米醋放入杯中，每日3～4次口服。

功效主治 开胃消食，止呕吐。适用于妊娠恶心、呕吐。

注意事项

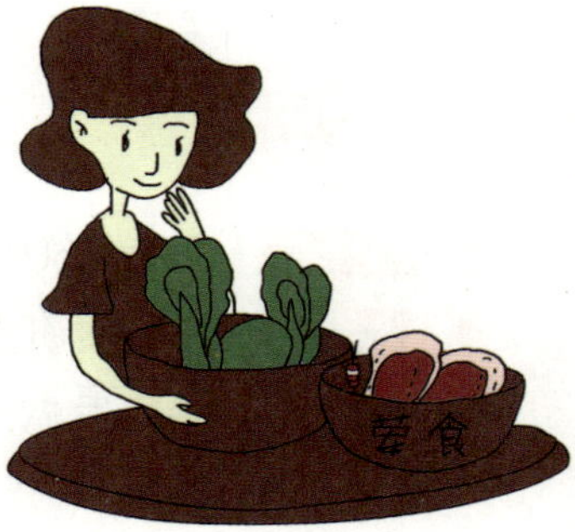

（1）保持乐观心态，消除紧张情绪。注意休息，预防感冒。

（2）对于呕吐严重，出现电解质紊乱及脱水现象的患者，应及时送至医院诊治。

（3）恶阻者食之易吐，故服药必须少量多次或煎汤代茶，慢慢温服。

（4）注意饮食调节，少食多餐，适当增加营养，多吃高蛋白、高维生素的食物，少吃生冷油腻的食品。素有胃病者，往往恶阻会更为严重，必须注意保养胃气，饮食宜软而清淡，易于消化。

第六节　产后恶露不绝

胎儿娩出后，胞宫内遗留的余血和浊液叫作“恶露”。在正常情况下，一般在产后20天内应完全排出、排尽。如果超过这段时间，仍然淋沥不尽，中医学称其为“恶露不绝”。

临床表现

（1）气虚型　表现为恶露过期，淋沥不断，色淡红、量多，质稀薄，无臭气，时觉少腹下坠，精神倦怠，舌质淡红，苔正常，脉缓弱。

（2）血热型　表现为恶露过时不绝，色鲜红，质稠而臭，面色潮红，口舌干燥，舌质红，苔微黄，脉虚细而数。

（3）血瘀型　表现为恶露过期不绝，量少而紫黑，或夹血块，少腹疼痛拒按，甚则按之有包块，胸腔胀痛，舌质正常或有舌边紫斑，脉象弦涩或沉实有力。

醋疗法

（一）止露汤方

组　成　生蒲黄60g，食醋适量。

制法用法　将蒲黄研为细末，食醋倒入锅内煮沸，放入蒲黄末搅拌成稠糊，待凉后做成丸（约9g重）。每次1丸，用醋化开后服下，早晚各1次。

功效主治　行血祛瘀，收涩止血。适用于产后恶露不绝。

（二）贯众醋炙方

组　成　贯众不拘多少，醋适量。

制法用法　贯众蘸醋炙干，为末。每服6g，米饮调下。

功效主治　祛风活血，散瘀祛毒。适用于产妇恶露淋沥，体倦面黄，食少恶寒，昼夜不寐，惊悸汗出。

（三）木瓜姜醋方

组　成　木瓜500g，生姜30g，醋500ml。

制法用法　将以上3味一同放入砂锅内，用小火炖熟即成。1剂分3次服用，每日1次，连续服用3～4剂。

功效主治　健脾化瘀，平肝和胃，祛湿舒筋，散寒解毒，通乳。适用于产后子宫复旧不全，恶露不绝。

（四）蟹爪酒醋饮

组　成　蟹爪100g，黄酒、米醋各适量。

制法用法　以上3味加适量水，一同煎煮，去渣取汁即成。顿服。

功效主治　补气益血，行瘀，催产。适用于胎盘滞留。

（五）大枣酒醋蛋羹

组　成 大枣20g，酒100ml，乌鸡蛋3个，醋100ml。

制法用法 将乌鸡蛋打破去壳，加入醋、酒，调匀，再加入大枣共煎成100ml或上锅蒸服。每日服1剂，连服5～7天为1个疗程。

功效主治 益气养血，滋肝补肾。适用于血瘀型产后恶露不绝。

（六）干姜艾叶醋糖方

组　成 干姜9g，艾叶9g，醋100ml，红糖适量。

制法用法 将干姜和艾叶加水煎汤去渣，加入米醋、红糖，再煮片刻即成。温热顿服。

功效主治 活血化瘀，温经散寒。适用于胎盘滞留。

注意事项

（1）临产分娩时注意保暖，防止因寒滞血瘀导致产后恶露不绝。

（2）防止产程延长和并发症发生，减少气血耗损，防止产后子宫收缩乏力的发生。

（3）正常恶露有血腥味，但无臭味，持续4～6周，总量约500ml，血性恶露约持续3天，逐渐转为浆液性恶露，约2周后变为白色恶露，并再持续2～3周干净。如发现血性恶露1周以上，量多或如月经量就应到医院进行检查和治疗。

（4）在孕、产前后均应加强饮食营养，忌食辛辣。

第七节 产后缺乳

产妇在哺乳时乳汁甚少或全无，不足够甚至不能喂养婴儿者，称为产后缺乳。乳汁过少可能是由于乳腺发育较差、产后出血过多或情绪欠佳等因素引起，感染、腹泻、便溏等也可使乳汁缺少，或因乳汁不能畅流所致。

临床表现

1. 痰湿壅阻型

表现为形体肥胖，产后乳汁不行，乳房胀痛，胸闷不舒，纳谷不香，厌油腻厚味，嗜卧倦怠，头晕头重，舌胖，苔白腻，脉滑。

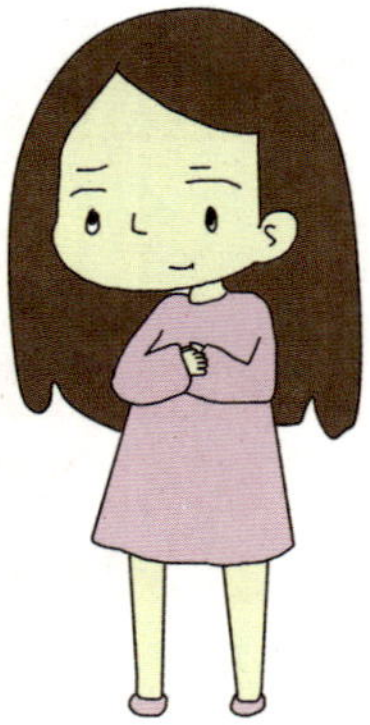

2. 气血虚弱型

表现为乳汁量少甚或全无，乳汁清稀，乳房柔软，无胀感，面色少华，头晕目眩，神疲食少，舌淡少苔，脉虚细。

3. 肝郁气滞型

表现为产后乳汁分泌少，甚或全无，胸胁胀闷，情志抑郁不乐，或有微热，食欲缺乏，舌质淡红，苔薄黄，脉弦细。

醋疗法

（一）木瓜姜醋方

组　成 木瓜500g，生姜30g，食醋500ml。

制法用法 将上3味一同放入砂锅内，用小火炖熟，即成。1剂分3次服用，每日1次，连续服用3～4剂。

功效主治 健脾化瘀，平肝和胃，祛湿舒筋，散寒解毒，通乳。适用于乳汁不下、恶露不尽、脾胃虚寒性呃逆、胃及十二指肠溃疡。

（二）醋煮猪蹄方

组　成 甜醋10份，猪蹄3份，生姜3份，鸡蛋2份，红糖适量。

制法用法 将甜醋置于砂锅内煮沸，加入生姜片、鸡蛋，煮15分钟，加红糖至酸甜适口为度，然后浸渍15～30天。将生姜刮去外皮，切成6～7mm厚的片，置于匾上晾至外表干。在铁锅内放入油盐，加入生姜用小火炒至五成熟。另将鸡蛋连壳煮熟后去壳备用。猪蹄去净毛煮熟，切成块备用。将醋煮沸，放入猪蹄块煮15分钟，再浸渍5～6

天即可食用。猪蹄不宜过早加入，否则醋会把肉皮溶化。

功效主治 补虚活血，祛风散寒，下乳。适用于产后缺乳及血虚诸症、素体虚弱、月经不调。

（三）大葱炝醋方

组　　成 植物油、大葱、食醋各适量。

制法用法 将植物油加热后，炝葱于醋中，每日吃饭时作调味品，每次2汤勺，或根据个人口味可多调服，连服2～3天。

功效主治 补气养血，温阳通乳。适用于产后乳汁不下。

（四）芙蓉花米醋方

组　　成 芙蓉花（或叶）、米醋各适量。

制法用法 芙蓉花（或叶）捣烂后用醋调匀，外敷乳房硬块处。

功效主治 散结清热下乳。适用于产后缺乳。

（五）肥肉木瓜姜醋方

组　　成 猪肥肉250g，番木瓜2个，生姜100g，红糖适量，食醋500ml。

制法用法 先将番木瓜去皮核切成块，与猪肉、姜、醋一起加水适量，煮熟后加入红糖，稍煮即成。

功效主治 催乳。适用于产后乳汁不下。

注意事项

（1）早期母乳有无及泌乳量多少，在很大程度上与哺乳开始的时间及泌乳反射建立的早晚有关。产后1小时内即予哺乳，产妇的泌乳量较多，哺乳期也较长。

（2）养成良好的哺乳习惯按需哺乳，勤哺乳，一侧乳房吸空后再吸另一侧。若乳儿未吸空，应将多余乳汁挤出。

（3）保持乐观、舒畅的心情，避免过度的精神刺激，以致乳汁分泌发生异常。

（4）要保证充分的睡眠和足够的营养，但不要滋腻太过。

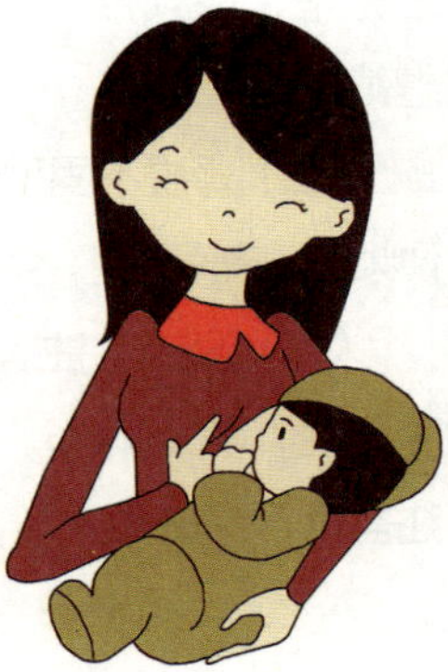

少食多餐，多食新鲜蔬菜、水果，多饮汤水，多食催乳食品，如花生米、黄花菜、木耳、香菇等。

（5）发现乳汁较少，要及早治疗，一般在产后15日内治疗效果较好。时间过长，乳腺上皮细胞萎缩，此时用药往往疗效不佳。

第八节 子宫脱垂

中医学称子宫脱垂为“阴挺”，是指子宫从正常位置沿阴道下降，子宫颈外口达坐骨棘水平以下，甚至子宫全部脱出阴道口外。较轻者仅觉腰酸，小腹胀重，较重者子宫颈脱出阴道口外，重者宫体全部脱出，不能自行回纳，甚至不能行动而卧床。常因疲劳、剧咳、排便等反复发作。

临床表现

（1）中气下陷型　阴道中有物脱出，状如鹅卵，小腹下坠，劳累加剧，少气乏力，面白无华，尿频带多，质稀色白，舌淡苔白，脉虚细。

（2）肾虚不固型　子宫脱垂，腰膝酸软，小便频数，夜间尤甚，头晕耳鸣，舌淡，脉沉弱。

（3）湿热下注型　子宫脱出日久，表面红肿溃烂，黄水淋沥，带黄秽臭，肛肿尿赤，舌红苔黄，脉滑数。

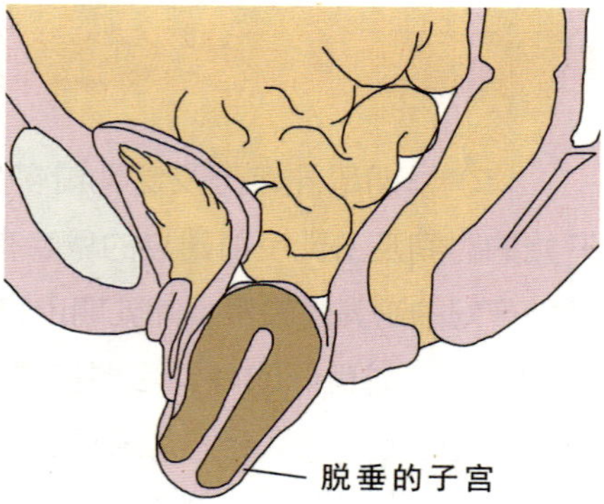

醋疗法

（一）理气补肾方

组　成　杜仲30g，枳壳30g，乌梅30g，白芷30g，食醋适量。

制法用法　将上药研成细末，醋调成糊，敷脐部，胶布固定，每日换药1次。

功效主治　温阳补肾，酸敛固脱。适用于子宫脱垂。

（二）蓖麻子醋敷方

组　成　蓖麻子30～50粒，陈醋5～10ml。

制法用法　将蓖麻子去皮捣烂，用陈醋调成膏状，涂摊在白布上，薄敷于脐下约3cm处，每日更换1次，7天为1个疗程，一般2～3个疗程见效。

功效主治　消肿拔毒，酸敛固脱。适用于子宫脱垂。每次敷药后应洗手，因蓖麻子含有有毒物质，避免误食。

（三）川乌五倍子醋方

组　成　生川乌10g，五倍子10g，食醋100ml。

制法用法　先将前2味加水1.5L煮沸，再加食醋煮沸即成。将药液置于盆内，熏阴部。

功效主治　祛风散寒，除湿止痛，敛汗止血。适用于子宫脱垂。

（四）杜仲枳壳蓖麻子醋敷方

组　成　杜仲30g，枳壳30g，蓖麻子30g，醋适量。

制法用法　分别打碎研粉，然后混匀。取5g药末，以醋调成膏状涂脐，常规法固定，每日用药1次，连用15天。

功效主治　益气升阳。适用于子宫脱垂。

注意事项

（1）产后3个月内应充分休息，不宜久蹲久站或参加重体力劳动。

（2）积极治疗可引起腹压增高的咳嗽、便秘等病症。

（3）进行盆底肌肉锻炼，增强骨盆底组织的紧张度。

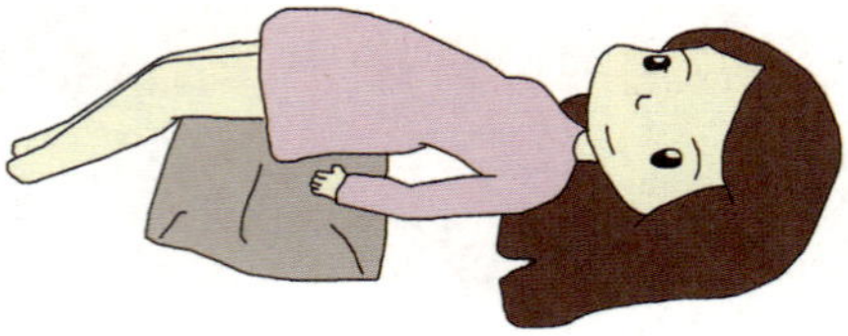

（4）加强营养，增强体质，有助于病情好转。

（5）经常泡脚，同时加服中成药，如补中益气丸或归脾丸等。

第九节 盆腔炎

盆腔炎为妇科的常见病，当细菌进入后，炎症可局限于一个部位或几个部位同时发炎，其临床特征主要是发热、下腹痛、带下增多、月经不调等。妇科检查可扪及附件增厚、压痛或有包块。本病多发生于生育年龄的妇女，也有少数发生于未婚者。

临床表现

1. 湿毒蕴盛型

表现为经行前后发热，下腹部疼痛拒按，带色黄或臭，小便黄赤，大便不调。苔黄腻，舌红，脉滑数。

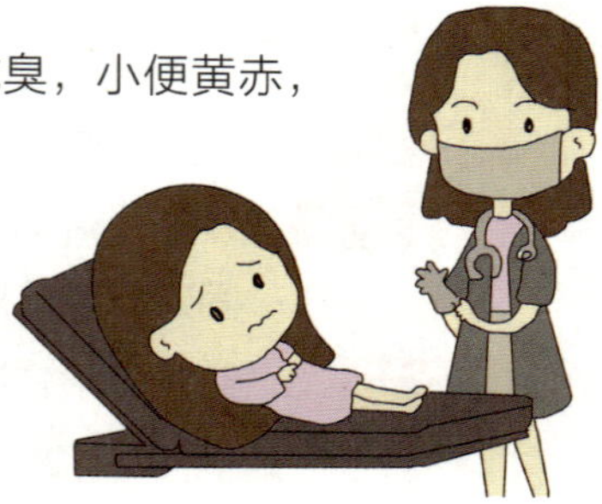

2. 气滞血瘀型

表现为下腹部疼痛拒按，或有低热，腰骶酸痛，痛经，经前乳胀，月经失调，盆腔有包块。舌质紫黯或有瘀点，脉细弦。

3. 脏腑失调型

表现为盆腔慢性炎症迁延多年，骶腰酸痛，经行加剧，神疲倦怠，头晕目眩，纳呆便溏。苔腻，舌淡紫，边有瘀点，脉细弱。

醋疗法

（一）二稔根艾叶醋方

组　成 山稔根60g，地稔根60g，艾叶15～30g，白醋100ml。

制法用法 将前3味炒至焦黄，加水600ml和白醋煎至400ml，去渣取汁即成。分1～2次温服。

功效主治 调经止血，补中利水。适用于功能性子宫出血、子宫肌瘤及盆腔炎引起的月经过多。

（二）油菜子肉桂醋方

组　成 油菜子60g，肉桂60g，面粉、黄酒、食醋各适量。

制法用法 将前2味共焙干，研为细末，用醋和面粉调糊为丸，如龙眼大小。每服1丸，每日2次，用黄酒送下，连服治愈为度。

功效主治 行气破瘀，消肿散结。适用于慢性盆腔炎白带增多者，亦可用于产后恶露不尽、血气刺痛。

（三）大黄牡丹皮（汤）散外敷方

组　成 大黄300g，牡丹皮200g，桃仁150g，冬瓜子100g，芒硝120g，食醋适量。

制法用法 上药除芒硝、食醋外，共研为细末，分成3份加食醋拌匀，以润而不渗为宜，然后拌入芒硝40g，装入事先做成的布袋内，放入锅内蒸至热透，温度以热而不烫为宜，敷于下腹部。每袋可用2～3天，早晚各敷40分钟左右。3份药共用6～9天为1个疗程。

功效主治 泻热化瘀，散结消肿，止痛。适用于慢性盆腔炎。

注意事项

（1）急性盆腔炎有脓块形成时应采用半卧位，以利于脓液及带下的引流。

（2）加强卫生宣教，严禁经期房事。平时注意保持阴部卫生，每天清洗外阴部。

（3）对急性盆腔炎的治疗务必彻底，以防转为慢性。

（4）适当参加体育锻炼，增强体质，提高免疫能力。

（5）饮食清淡，少吃或不吃辛辣食品。

（6）如持续高热，腹痛加剧，考虑有盆腔脓肿或盆腔腹膜炎时，应及时就医。

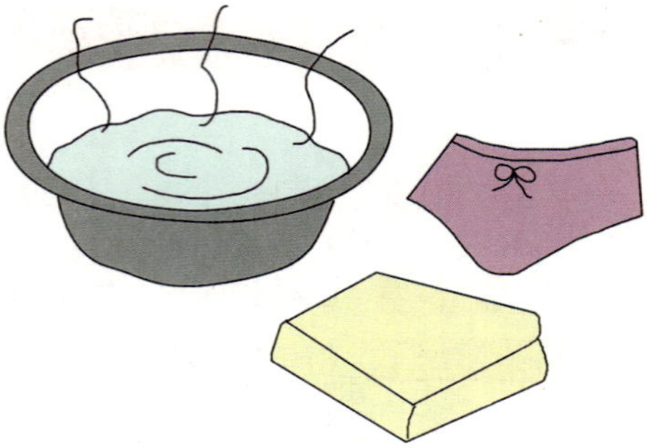

第十节 阴道炎

健康妇女的阴道由于组织解剖学及生物化学的特点，保持一定的酸碱度，对病原体的侵入有自然防御功能。当阴道的自然防御功能受到破坏时，则病原体侵入而导致阴道炎。临床常见的阴道炎有滴虫性阴道炎、真菌性阴道炎和老年性阴道炎等。

滴虫性阴道炎是指感染了阴道毛滴虫而引起的阴道炎症，其传播途径主要是通过公共厕所、浴室、脚盆、毛巾、游泳、性交或消毒不严的医疗器械等作为媒介。本病相当于中医学的“阴痒”“虫蚀”。

真菌性阴道炎是由白色念珠菌感染引起的阴道炎症，主要特点是外阴和阴道瘙痒，白带镜检可找到白色念珠菌。多发生于群居或使用坐式马桶的环境中。本病相当于中医学的“阴痒”。

老年性阴道炎是指绝经后或卵巢切除后的妇女，由于雌激素水平降低，阴道抵抗力减退而引起的阴道炎症，多发生于更年期或绝经妇女，少数发生于卵巢切除术后。

临床表现

1．滴虫性阴道炎

（1）脾虚湿热型　表现为外阴、阴道瘙痒，带多色黄如脓，或呈泡沫状，或挟赤带，神疲乏力，胸闷不舒，胃纳减少。苔薄腻，脉细弱。

（2）肝经郁热型　表现为阴部瘙痒，带多如脓或夹血丝，有腥臭气味，口苦口干，苔黄，脉弦带数。

2. 真菌性阴道炎

（1）湿热下注型　表现为阴部瘙痒，带多如豆渣样，外阴有时因痒搔破而红肿或破溃疼痛，口苦心烦，白带镜检找到白色念珠菌。苔薄黄腻，脉弦滑。

（2）脾虚生湿型　表现为阴部瘙痒，带多色白呈豆渣样，倦怠乏力，胸脘满闷，纳食减少，苔薄白腻，脉细滑。

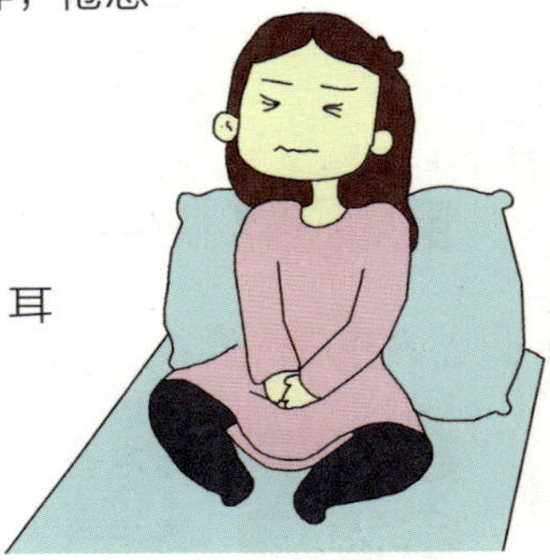

3. 老年性阴道炎

（1）肝肾不足型　表现为带多色黄或赤，头晕腰酸，耳鸣心悸，心烦不安，手足心热。舌红，脉细弱。

（2）湿热下注型　表现为带多色黄或似脓状，秽臭，胸脘不适，口苦纳减，小便热赤。苔黄腻，脉滑或带数。

醋疗法

（一）萝卜汁醋方

组　　成　白萝卜汁、食醋各适量。

制法用法　用醋冲洗阴道，再用白萝卜汁擦洗及填塞阴道。一般10次为1个疗程。

功效主治　清热解毒，杀虫。适用于滴虫性阴道炎。

（二）阴痒醋洗方

组　　成　食醋适量。

制法用法　将醋与等量的水混合，用醋水混合液冲洗阴道，再用消毒棉球蘸70%的醋塞入阴道。每日1次，3天为1个疗程。

功效主治　杀虫止痒。适用于滴虫性阴道炎白带多、阴痒者。

（三）木鳖子甘油醋方

组　成 木鳖子10g，甘油20g，冰片、0.1%高锰酸钾溶液各少许，食醋80ml。

制法用法 在粗制研钵中加醋10ml，将木鳖子研磨溶化，直至磨完为止，将药液倒入有色玻璃瓶内，加醋、甘油及冰片，密封，隔水加热，使成溶液。用时以0.1%高锰酸钾溶液洗涤外阴及阴道，拭净子宫颈外口和阴道壁残存的液体，用长钳夹饱浸药液的棉球，从宫颈外口、穹隆部至阴道壁周围细致地涂药，然后仰卧10分钟左右，以免药液外流。也可用棉球蘸药液塞入阴道内，6～12小时后取出。每日1次，2～4天为1个疗程。

功效主治 解毒杀虫，消肿止痛。适用于滴虫性阴道炎。

（四）青木香酽醋外夹方

组　成 青木香、食醋各适量。

制法用法 青木香，以食醋浸，夹于阴下或研末敷患处。

功效主治 散瘀除湿，杀虫止痒。适用于阴下湿臭，或已成疮。

（五）蛇床子野菊花醋洗方

组　成 蛇床子、野菊花、龙胆、荆芥、地肤子、百部各20g，米醋各40ml。

制法用法 将以上前6味加水煎汤，去渣取汁，倒入干净的浴盆中，加入米醋，外用，趁热熏洗，然后坐浴阴部。

功效主治 杀虫解毒。适用于滴虫性阴道炎和真菌性阴道炎。

注意事项

（1）经期禁用外治药及阴道冲洗或坐浴等。

（2）治疗期间禁房事，以防交叉感染，最好夫妇双方同时治疗，如同时用外洗方治疗。

（3）保持浴巾的清洁和干燥，并常在太阳下晾晒。

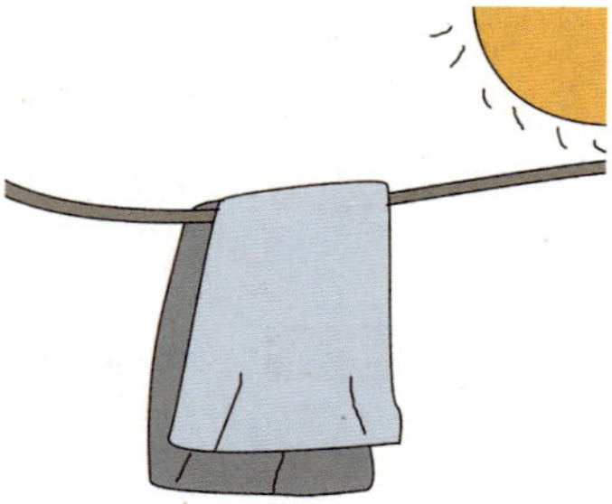

（4）西药甲硝唑是治疗滴虫性阴道炎较好的药物。可以口服，每次1片（200mg），每日3次，连服

7天为1个疗程。也可以阴道塞用，每晚阴道塞1片，连用7天。停药2天后再赴医院复查白带常规，如果未找见滴虫，按常规再治疗2个疗程，每个疗程7～10天。

（5）真菌性阴道炎可用中药外治后，阴道内塞洁尔阴泡腾片1片，每晚1次，7次为1个疗程，共治疗3个疗程。

（6）年龄较大且伴有糖尿病者，易并发真菌性阴道炎。妊娠期妇女也易并发本病。

（7）老年性阴道炎的治疗重在补肾，增强抗病能力，预防本病发生。

（8）对持续赤带不止，或带下秽臭杂色者，应与生殖道恶性肿瘤相鉴别。

（9）注意保持外阴和阴道清洁卫生。

第五章

儿科病症醋疗方

- 小儿感冒
- 小儿咳嗽
- 小儿腹泻
- 小儿厌食
- 小儿营养不良
- 小儿遗尿
- 小儿汗症

第一节　小儿感冒

小儿感冒俗称“伤风”，是小儿时期最常见的外感疾病。主要由于感受风邪所致。临床以发热、恶寒、头痛、打喷嚏、咳嗽为主要症状。一年四季均可发生，气候变化及冬春两季发病率较高。

临床表现

1．风寒感冒

常表现为发热较轻，不出汗，畏寒怕冷。同时，流清水鼻涕、咳嗽阵阵、痰清稀易咳出、舌苔薄白。

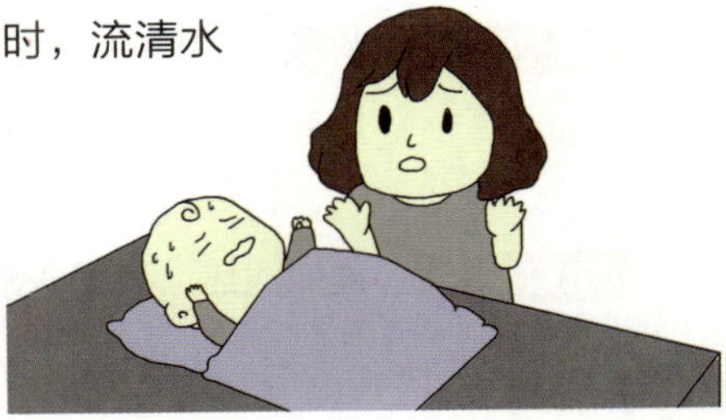

2．风热感冒

主要表现为高热、汗多、口唇红、咽干痛，鼻塞、有黄鼻涕，咳嗽声音重浊，痰少不易咳出，舌苔黄腻。

3．暑湿感冒

多见于暑天的感冒，表现为高热无汗、头痛困倦、胸闷恶心、厌食不渴、呕吐或大便溏泄、鼻塞、流涕、咳嗽。舌质红，舌苔白腻或黄腻。

醋疗法

（一）醋熏方

组　成　食醋适量。

制法用法　在流行性感冒发病季节，关好门窗，每立方米空间用醋5ml，加水

10ml，用小火加热熏蒸，使空气中有较浓的酸味。每晚熏蒸1次，每次30分钟，连用3～5次。

功效主治　杀菌，抗病毒。适用于预防流行性感冒和其他呼吸道传染病，如流脑、流行性腮腺炎等。

（二）珠黄散方

组　　成　珍珠、大黄各等量，米醋适量。

制法用法　前2味研为极细末备用。取上药适量，用米醋调成糊，敷于脐中，纱布覆盖，胶布固定。24小时换药1次。

功效主治　清热镇惊。适用于小儿高热。

（三）黄栀醋敷方

组　　成　大黄12g，山栀子12g，僵蚕12g，牛膝6g，细辛3g，食醋适量。

制法用法　将前5味共研细末，加醋调为糊状，每取适量敷于双足心涌泉穴，上用纱布覆盖，胶布固定，4～6小时取下。如无效或体温下降而复升者，可连续敷贴。

功效主治　通腑泄热，表里双解。适用于小儿感冒高热不退。

（四）生姜糖醋饮

组　　成　生姜10g，红糖25g，米醋200ml。

制法用法　将生姜刮去外皮，洗净捣碎，与米醋共放锅内煮沸5分钟，入红糖溶化。取汁趁热分1～2次饮完，每日1剂，连服3～5剂。

功效主治　辛温解表。适用于小儿风寒感冒。

（五）萸矾面醋方

组　　成　吴茱萸10g，白矾3g，面粉6g，醋适量。

制法用法　将前2味研为细末，与面粉混匀，再用醋调成糊状，敷于患儿两足心涌泉穴，用布固定。

功效主治　温中下气，退热止痛。适用于小儿高热不退而两足厥冷者。

（六）青竹茹醋方

组　成　青竹茹90g，醋3L。

制法用法　青竹茹，加醋3L，煎至1L。每服100ml，幼儿酌减。

功效主治　清热散瘀，化痰通窍。适用于小儿热痛，口噤体热。

注意事项

（1）随气候变化，适当给小儿增减衣物，以免受寒或受热。

（2）多给小儿喝温开水，补充体内水分。

（3）患病期间，饮食宜清淡并富有营养，多饮水。居室空气要流通，但要避免直接吹风。

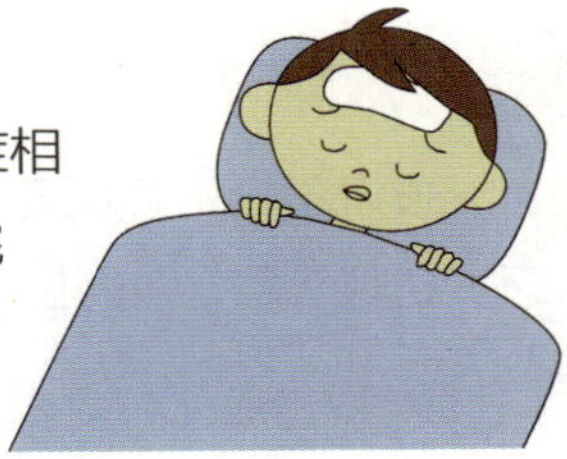

（4）随时注意患儿的病情变化，注意与其他急性发热的病症相鉴别，一旦有高热不退、呕吐严重、烦躁不安时，应尽快到医院治疗。

（5）若伴细菌感染时，可选用适当的抗生素治疗。

第二节　小儿咳嗽

咳嗽是一种反射性的动作，也是保护性动作，借以将呼吸道的异物或留在呼吸道的分泌物排出。炎症、异物或刺激性气体等对呼吸道的刺激通常由迷走神经传到咳嗽中枢，反射性地引起咳嗽。

临床表现

1．风寒咳嗽

初起咳嗽无痰或少痰，鼻塞流清涕，头身疼痛，恶寒不发热或有微热，无汗，苔薄白，脉浮缓或浮紧，指纹淡红。

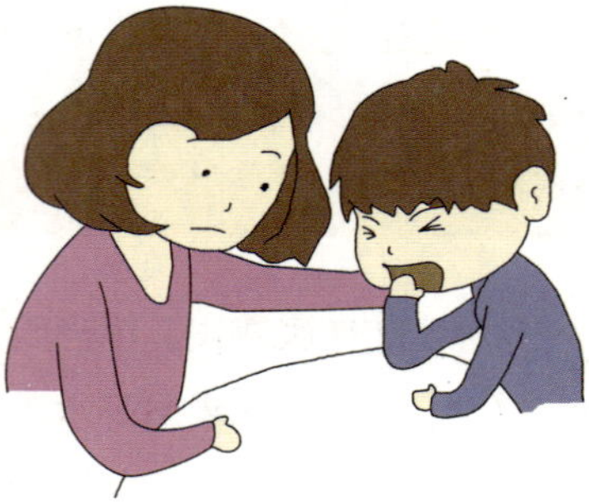

2．风热咳嗽

咳嗽，痰黄稠，咯痰不爽，发热恶风，汗出，口渴唇燥，流黄涕，咽燥干痛或痒，便秘，小便黄，舌红苔黄，脉数，指纹鲜红。

3．阳虚咳嗽

咳声不扬，痰稀色白，便溏，面色㿠白，易出汗，神疲乏力，畏寒肢冷，食欲缺乏，动则气急，苔薄白，舌淡红，脉缓无力。

4．阴虚咳嗽

干咳无痰或少痰，吐痰胶黏，咽喉干痛，大便干燥，甚则口苦，低热或不发热，舌红无苔，脉多弦细或细数。

醋疗法

（一）白矾面粉醋方

组　成 生白矾30g，面粉适量，米醋50ml。

制法用法 将生白矾研为细末，与米醋、面粉调和，敷于两足涌泉穴，用布包过夜，24小时换药1次。

功效主治 止咳化痰，消食化积。适用于小儿咳嗽喘息、小儿疳积。

（二）雄栀辛药醋敷方

组　成 没药12g，雄黄10g，细辛16g，栀子12g，醋适量。

制法用法 将前4味共研为细末，与醋调糊，敷于胸、背部。

功效主治　活血化瘀，宣肺止咳。适用于小儿咳嗽。

注意事项

（1）注意调节室温，保持适当室内湿度，及时增减衣被。

（2）注意给患儿保暖，防止受凉引起病情加重。

（3）尽量避免带患儿到人员密集的公共场所。

（4）注意饮食调节，患儿如过食寒凉食物，容易造成肺气闭塞，从而加重咳嗽症状。患儿咳嗽期间不可吃肥甘厚味的食物及橘子，否则会加重病情。

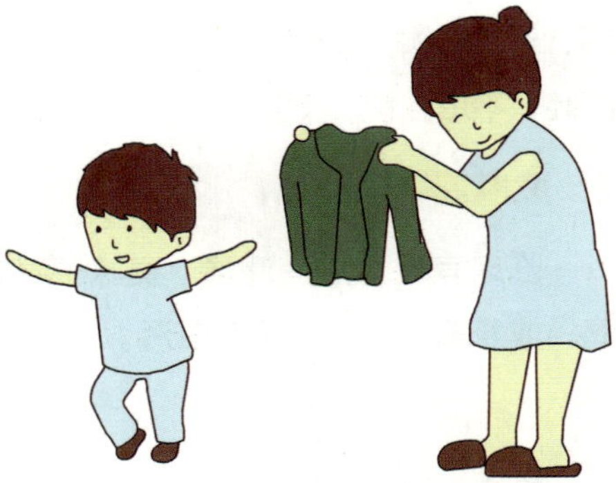

第三节　小儿腹泻

小儿腹泻又称小儿肠炎或消化不良，是一种胃肠功能紊乱综合征，以腹泻为主要表现。腹泻原因很多，如能确定其病因为某种特异性细菌或病毒，可称之为细菌性或病毒性肠炎，如病原微生物不能确定，或由其他原因引起者，统称小儿腹泻。本病以夏秋季节发病率最高。

临床表现

1. 伤食泻

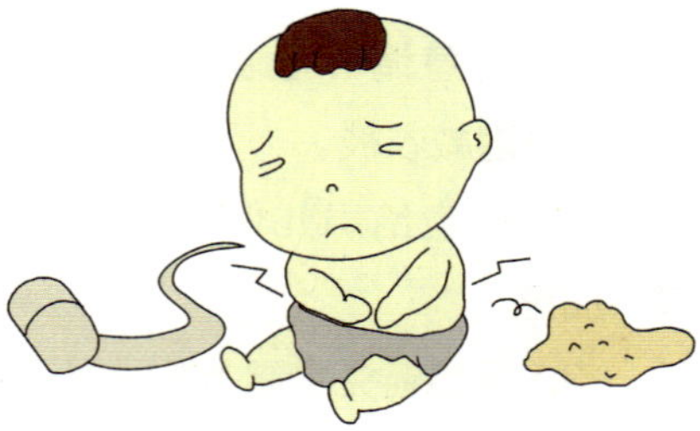

临床表现为脘腹胀满，时见腹痛，痛则欲泻，泻后痛减，粪便酸臭，或如败卵，嗳气、呕吐、不思乳食、夜卧不安、舌苔厚腻或微黄。

2. 风寒泻

临床表现为泄泻清稀，臭味不甚，肠鸣腹痛，或兼恶寒发热、舌苔白滑。

3. 湿热泻

临床表现为泻下稀薄，水分较多，或如水注，粪色深黄而臭，或微见黏液，腹部时感疼痛，食欲缺乏，肢体倦怠，发热或不发热，小便短黄，口渴，舌苔黄腻。

4. 脾虚泻

临床表现为大便稀溏，多见食后即泻，色淡不臭，时轻时重，面色萎黄，肌肉消瘦，神疲倦怠，舌淡苔白，易反复发作。

5. 脾肾阳虚泻

临床表现为久泻不止，食入即泻，粪质清稀，完谷不化，或见脱肛，形寒肢冷，面色㿠白，舌淡苔白，脉象微细。

醋疗法

（一）温中散方

组　成　吴茱萸6g，苍术7g，白胡椒2g，肉桂3g，枯矾3g，食醋适量。

制法用法　将上药研为细末，分为3份，每次取1份以食醋调匀置于脐中，外用麝香膏或胶布固定，每日换药1次。

功效主治　燥湿健脾，涩肠止泻。适用于婴幼儿腹泻。

（二）陈醋三辛方

组　　成　丁香2g，吴茱萸30g，胡椒30g，陈醋适量。

制法用法　将前3味研末和匀，每次用药末1.5g，用陈醋调成糊，敷于患儿脐部，外以纱布固定，每日换药1次。

功效主治　温中止泻。适用于伤食、风寒和脾虚泄泻。

（三）神仙救苦散

组　　成　罂粟壳15g，槟榔15g，醋适量。

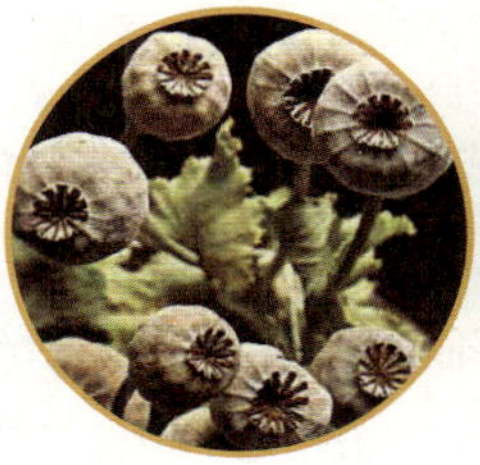

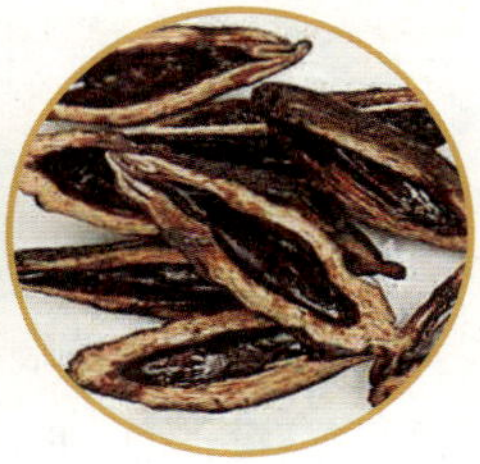

制法用法　罂粟壳醋炒为末，再以铜器炒过，另将槟榔炒赤，研末，各收。每用等份，赤痢蜜汤服，白痢砂糖下，忌口味。

功效主治　破积行水，涩肠止泻。适用于小儿下痢，症见赤白痢下，日夜百行不止。

（四）木香醋糊方

组　　成　木香10g，鸡矢藤10g，砂仁10g，白术10g，酒曲20g，陈醋适量。

制法用法　将前5味共研为细末，加陈醋调如糊状，洗净脐孔后，取药糊敷于上面，上用纱布覆盖，胶布固定，外加热敷，每日换药1次。

功效主治　理气消积，健脾止泻。适用于小儿泄泻。

（五）葱盐饼贴脐方

组　　成　葱白2～3根，精盐、食醋各适量。

制法用法　将葱白切碎，与精盐、食醋混合一起，放入砂锅内炒热，取出捣烂如泥，捏成圆形药饼1个。将药饼烘热，贴在患儿脐孔，热敷20～30分钟，每晚1次。

功效主治　温中散寒，止泻。适用于小儿腹泻、排便次数多，每日排便十余次，甚至数十次，大便呈绿色、水样或蛋花样。

（六）云南白药醋糊方

组　成　云南白药、食醋各适量。

制法用法　将2味调成糊状（以能涂开又不易流失为宜），直接均匀涂于神阙穴及脐周，然后用纱布覆盖，再加一层塑料薄膜，最后用胶布固定，每隔24～48小时换药1次，5天为1个疗程。

功效主治　活血化瘀，行气收敛。适用于小儿肠炎。

注意事项

（1）治疗期间应调整患儿饮食，减少胃肠负担。注意饮食卫生，按时添加辅食。

（2）轻症应停喂不易消化食物和脂类食物，重症应暂时禁食，但一般不超过6～8小时，并静脉补液。

（3）增强体质，避免不良刺激。

（4）加强体弱婴幼儿护理，避免交叉感染，合理应用抗生素。

（5）做好肛门的清洁护理，以免肛门周围红肿、发生溃烂。

（6）多饮水以免小儿脱水。

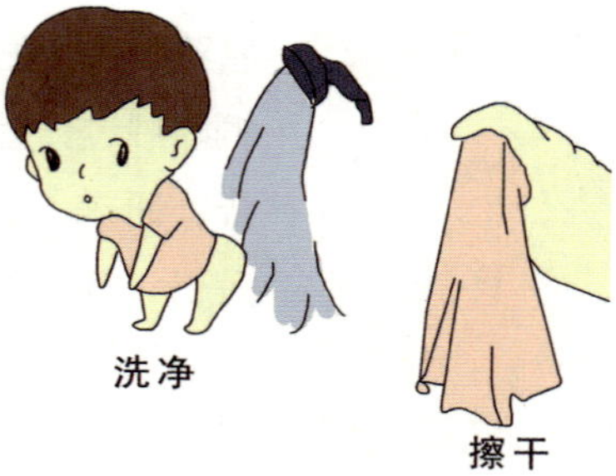

第四节　小儿厌食

厌食是指小儿较长时间见食不贪、食欲缺乏、厌恶进食的病症，是目前儿科临床常见病之一。本病多见于1～6岁小儿，其发生无明显的季节差异，一般预后良好。少数长期不愈者可影响儿童的生长发育，也可成为其他疾病的发生基础。

临床表现

1. 脾失健运型

主要症状为面色萎黄、不思饮食，甚至拒食。若强行进食后则会恶心、呕吐、腹胀。患者舌质淡，舌苔白不厚或薄腻。

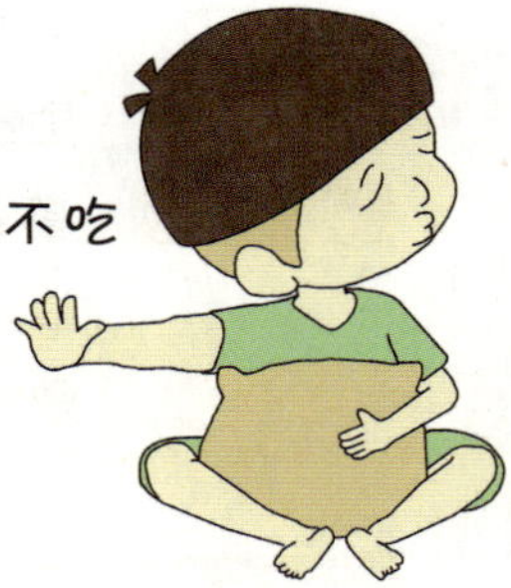

2. 胃阴不足型

主要症状为口干多饮、不思饮食、大便干结，小便色黄，有的小儿皮肤干燥。舌苔多为花剥苔或无舌苔。

3. 脾胃气虚型

主要症状为面色皖白、无光泽，形体瘦弱，除厌食外，若进食稍多，则大便不通或大便溏泻。患者舌质淡，舌苔薄白。

醋疗法

（一）爱食粉方

组　成　藿香、苍术、草豆蔻、荜茇、广木香、槟榔、甘松、薄荷、丁香、大黄、鸡内金、山楂各等量，食醋适量。

制法用法　将上药研为细末，装瓶备用。取药末适量，用食醋调和成饼，敷脐，绷带固定，夜敷晨去。14天为1个疗程。

功效主治　芳香健脾开胃。适用于小儿厌食症。

（二）敷脐散方

组　成　炒白术、炒苍术、砂仁、陈皮、焦山楂、鸡内金各10g，薄荷6g，冰片1g，食醋适量。

制法用法　将上药共研为细末，装瓶备用，用时取上药末5g，用食醋调和成饼，敷于脐中，以塑料膜覆盖，纱布固定。每2日换药1次，1个月为1个疗程。

功效主治　和中健脾，消食导滞。适用于小儿厌食症。

（三）开胃散方

组　成 胡黄连6g，三棱10g，莪术10g，陈皮15g，枳壳15g，谷芽15g，食醋适量。

制法用法 将上药研为细末，用食醋调成湿糊，于每晚贴敷神阙、命门穴，晨起去掉。连用4周为1个疗程。

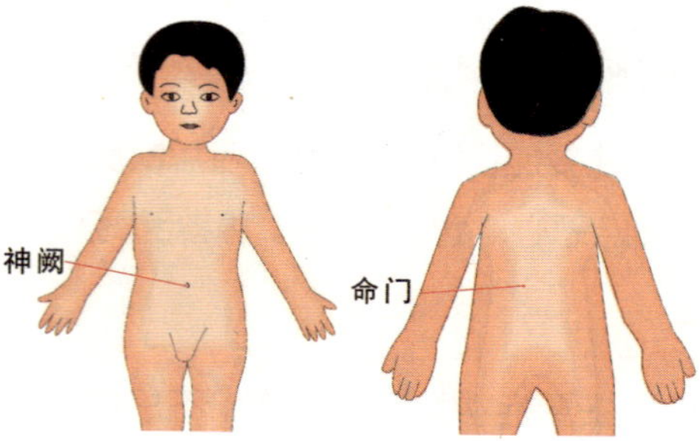

功效主治 消食化积。适用于小儿厌食症。

（四）白矾醋敷方

组　成 白矾、醋各适量。

制法用法 将白矾研细末，用醋调成膏状，敷于两足涌泉穴。每日换药1次，至病愈止。

功效主治 温中健胃。适用于小儿厌食症。

（五）生姜糖醋方

组　成 生姜、红糖、醋各适量。

制法用法 将生姜洗净切片，用醋浸1昼夜，醋以浸没生姜片为度。再取3片浸泡好的生姜，加入红糖，用沸水冲泡，代茶饮。

功效主治 消食化积。适用于小儿厌食症。

注意事项

（1）饮食要规律，按时进餐，保证饮食卫生；生活规律，睡眠充足，定时排便；营养要全面，多吃粗粮杂粮和水果蔬菜；节制零食和甜食，少喝饮料。

（2）改善进食环境，使孩子能够集中精力去进食，并保持心情舒畅。避免“追喂”等过分关注孩子进食的行为。

（3）少吃零食，纠正偏食、挑食等不良饮食习惯。多吃蔬菜水果，保持大便通畅。

少吃油腻、过甜、过冷、坚硬的食物。

（4）加强体育锻炼，不盲目吃药，不滥用保健品。

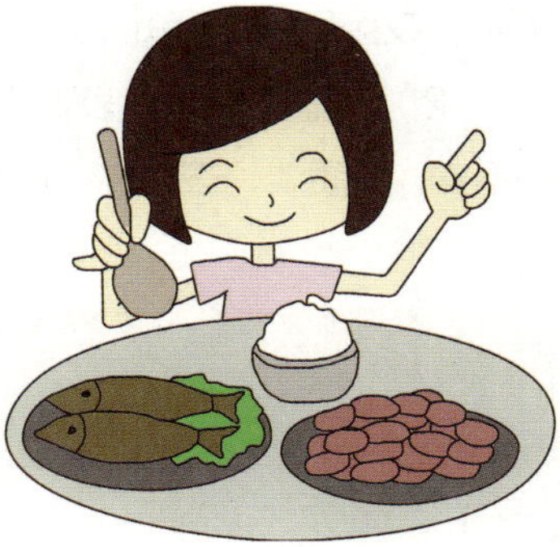

第五节 小儿营养不良

小儿营养不良是指喂养不当，或因多种疾病的影响而引起的慢性营养障碍性疾病。本病可发生于任何年龄的儿童，但以5岁以下小儿多见，主要是脾胃虚弱，对摄入的营养物质不能吸收，以致代谢失常，迫使机体消耗自身组织所致。

临床表现

1．疳证

（1）脾胃虚弱型（又称“疳气”） 表现为形体消瘦，食欲减退，盗汗自汗，精神烦躁，毛发枯黄，大便正常或稍稀，小便常色白如米泔水，舌苔薄白，脉细濡。

（2）脾虚食积型（又称“疳积”） 表现为形体明显消瘦，精神萎靡，肚腹膨胀，面黄无华，毛发稀黄如穗，纳呆食少，或多吃多便，舌质淡，苔薄白腻，脉细滑。

（3）气血两亏型（又称“干疳”） 表现为面色皖白，毛发干枯，极度消瘦，皮肤干瘪起皱，腹凹如舟，不思饮食，啼哭无力，大便稀薄或便秘，时有低热，舌质淡，苔少色白，脉沉细。

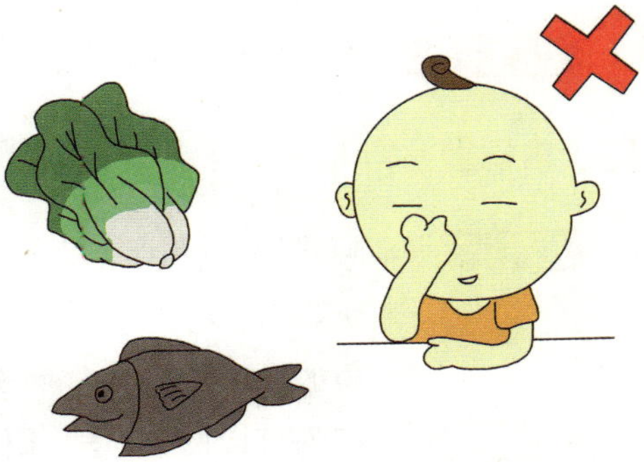

2．积滞

（1）乳食积滞型 表现为不思乳食，脘腹胀满，时有疼痛，嗳腐吞酸，烦躁哭闹，夜卧不宁，手足心热，大便秽臭，青苔薄白腻，脉滑。

（2）脾虚夹滞型　表现为面色苍黄，疲倦乏力，不思乳食，腹满喜按，大便溏薄，夜卧不安，舌质淡，苔白腻，脉细滑。

醋疗法

（一）姜醋饮

组　成　生姜末3g，醋少许。

制法用法　将生姜末加水煎汤，再加入食醋，趁热服用。

功效主治　理中助运消滞。适用于小儿积滞。

（二）一捻金

组　成　大黄、槟榔、黑牵牛子、白牵牛子、人参各等份，食醋适量。

制法用法　将前5味药共研细末，每取药末适量，用食醋调成糊状，敷于脐部，每日1次，以微泻为度。

功效主治　益气消积，除胀化痰。适用于小儿肚腹膨大，不思饮食；或风痰吐沫，气喘咳嗽。

（三）白术散方

组　成　白术25g，枳实15g，大黄10g，白醋适量。

制法用法　将上药研为细末，装瓶备用。取药末适量，用白醋调成糊，敷于脐中及周围，盖以塑料薄膜，纱布包扎。每日1次。

功效主治　健脾行滞，通腑化积。适用于小儿积滞。

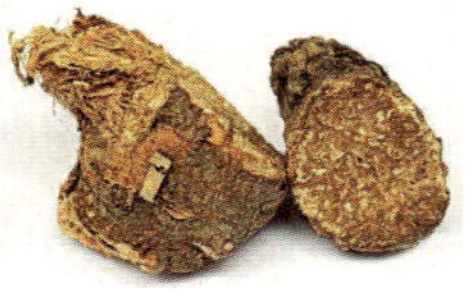

（四）食积复合方

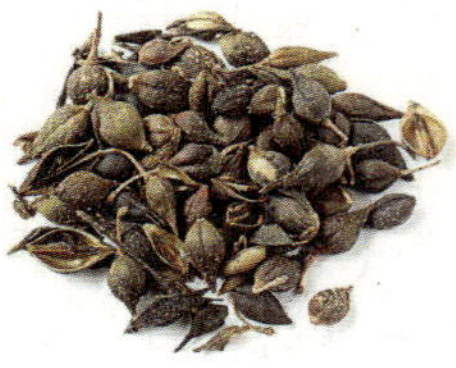

组　成　阿魏15g，黄连（炒）15g，花碱（即石碱，研如泥）9g，山楂35g，连翘45g，半夏（皂角水浸1宿）30g，神曲50g，米醋500ml。

制法用法　将阿魏以醋浸1宿，研如泥；后6味研为细末，共捣成糊，制丸如萝卜子大。每次20丸，空腹以米汤送服。

功效主治 消痞化积，消食。适用于小儿食积、腹如蜘蛛状、腹痛、尿色白浊。

（五）醋莱槟枳方

组　　成 槟榔12g，枳实10g，莱菔子10g，食醋适量。

制法用法 前3味共研为细末，用醋调匀，敷脐腹部。

功效主治 理气消食，除胀，通便。适用于小儿疳积食滞引起的腹痛。

（六）萝卜糖醋方

组　　成 生萝卜250g，白糖、米醋各适量。

制法用法 将生萝卜洗净，削去表皮，用凉开水冲洗后切成薄片，加入米醋和白糖拌匀，佐餐食用，每日2次。

功效主治 开胃消食，止咳化痰，杀虫止痢。适用于小儿积滞。

（七）食积饼贴脐方

组　　成 苍术25g，荞麦粉60g，米醋适量。

制法用法 将苍术研为细末，过筛，与荞麦粉拌匀，掺入米醋后炒热，捏成圆形如5分硬币大的药饼。将药饼敷在患儿的脐窝上，盖以纱布，用胶布固定，2～3天换药1次。

功效主治 健脾开胃，消食化积。适用于小儿疳积。

注意事项

（1）提倡母乳喂养，乳食定时定量，按时按序添加辅食，供给多种营养物质，以满足小儿生长发育的需要。

（2）添加食物不要过急过快，应根据患儿情况给予营养丰富、易于消化的食物。食物要新鲜多样，多吃蔬菜和水果。

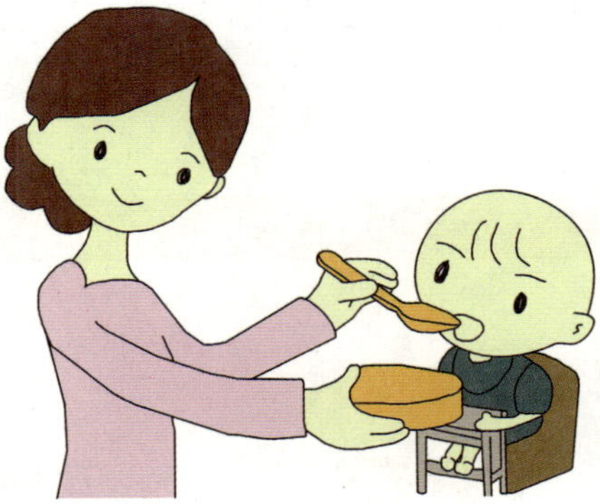

（3）合理安排患儿生活起居，保证充足的睡眠时间，经常户外活动，呼吸新鲜空气，

多晒太阳，增强体质。

（4）纠正饮食偏嗜、过食肥甘滋补、贪吃零食、饥饱无常等不良饮食习惯。

（5）发现体重不增或减轻，食欲减退时，要尽快查明原因，及时加以治疗。

第六节 小儿遗尿

小儿遗尿是指小儿在睡眠中尿床的一种病症。凡年满3周岁以上，膀胱排尿作用已由大脑皮质控制，但发生遗尿者，即为病态。其发病原因有体质性与习惯性两大类。

临床表现

1. 肾气不足型

每睡即遗，尿量较多，熟睡不易叫醒，形寒肢冷，面色苍白无华，舌淡，苔白，脉沉迟无力。

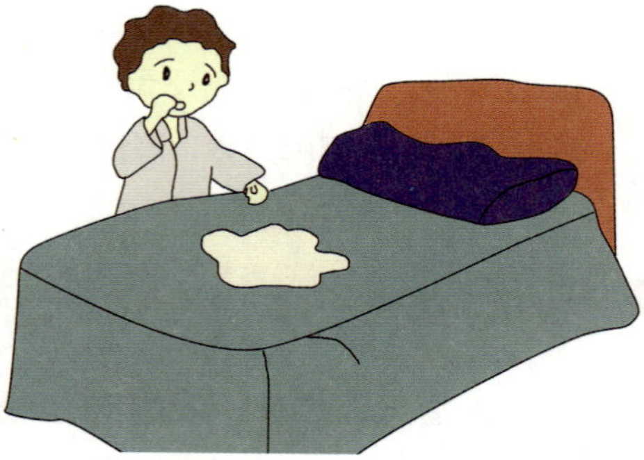

2. 脾肺气虚型

睡中遗尿，尿频而量多，神疲乏力，面色不华，大便溏稀，食欲缺乏，舌淡，脉沉细。

醋疗法

（一）三子膏方

组　成　五倍子5g，五味子2.5g，菟丝子7.5g，食醋适量。

制法用法 将三子研为细末，临睡前将药末用醋调成糊，敷于脐部，纱布覆盖，胶布固定。次晨取下。

功效主治 固精缩尿。适用于小儿遗尿。

（二）五乌散方

组　　成 何首乌3g，五倍子3g，食醋适量。

制法用法 前2味研成细末，用食醋调成糊，临睡前敷于脐部，胶布固定，次晨取下，连用5次为1个疗程。

功效主治 益肝补肾，收敛固涩。适用于下元虚寒之小儿遗尿症。

（三）龙骨醋敷方

组　　成 龙骨15g，米醋适量。

制法用法 龙骨用火煅后研末，再用米醋调为糊状，敷于脐部，然后用纱布覆盖，再用胶布固定，每日换药1次，连用5～7天。

功效主治 涩精缩尿。适用于小儿遗尿。

（四）温肾缩泉膏方

组　　成 紫石英15g，硫黄15g，石菖蒲5g，五倍子5g，生姜汁、食醋各适量。

制法用法 前4味药研为细末，用鲜生姜汁、食醋调成糊，置于两层纱布之间，敷于脐部，外用胶布固定，晚间临睡前贴，早晨起床取下，每晚1次，连用7天为1个疗程。

功效主治 温肾益火，固涩止遗。适用于小儿遗尿症。

（五）麻黄益智醋敷方

组　　成 麻黄3g，益智仁1.5g，肉桂1.5g，食醋适量。

制法用法 以上前3味共研细末，每次取3g药末，用醋调成饼状，将药饼敷于脐部，然后用胶布固定，36小时后取下。隔12小时再敷药，连用3次，然后每隔1周用药填脐1次，连续2次巩固疗效。

功效主治 温肾助阳，固精止遗。适用于小儿遗尿。

（六）赤石脂姜附醋敷方

组　成 赤石脂、炮干姜、制附子各等份，米醋适量。

制法用法 将前3味共研细末，过筛。用米醋调成糊状，敷肚脐，用胶布固定。每日1次，连用3～5天。

功效主治 温肾固涩，引火归元。适用于小儿下元虚冷型遗尿。

注意事项

（1）注意保暖，避免风寒。

（2）养成良好的作息制度和卫生习惯，避免过度疲劳，掌握尿床时间和规律，夜间唤醒患儿起床排尿1～2次，逐渐养成自控排尿习惯。白天避免过度兴奋或剧烈运动，以防夜间睡眠过深。

（3）要正确处理好引起遗尿的精神因素，耐心地对其进行教育、解释，以消除精神紧张，以免引起情绪不安。

（4）临睡前不进流质饮食，汤药在睡前2小时服用，晚饭后避免饮水，睡觉前排空膀胱内的尿液，可减少尿床的次数。

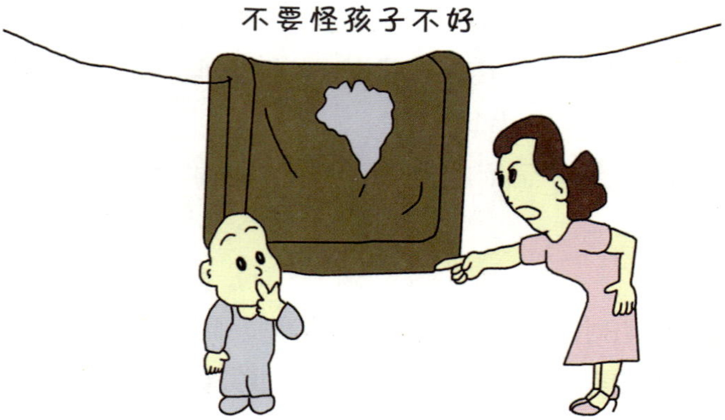

第七节　小儿汗症

小儿汗症，是指小儿在安静状态下，全身或局部出汗过多的病症。汗症有盗汗与自汗之分，夜间入睡后汗出，醒后汗止者为盗汗；白天安静状态下，或稍作活动即汗出较多者为自汗。汗症多见于婴幼儿和学龄前期儿童，尤其平素体质虚弱者，更易发生汗症。

临床表现

1. 表虚不固型

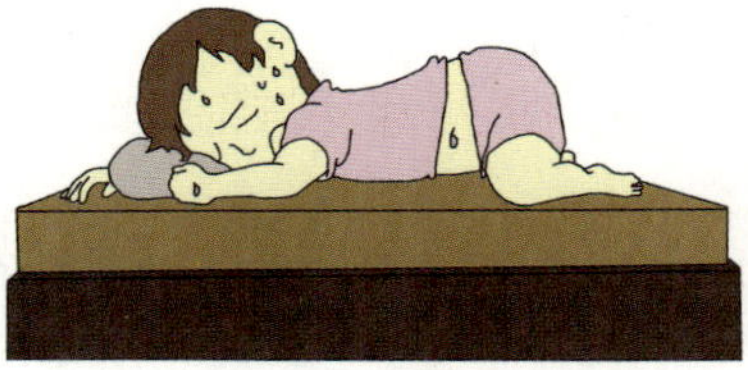

表现为全身自汗或盗汗，以头部、肩背部明显，动则尤甚，面色少华，肢端欠温，容易感冒，舌质淡，苔薄白，脉细弱。

2. 营卫不和型

表现为自汗为主，遍体汗出，微寒怕风，时有低热，精神疲倦，纳呆食少，舌质淡红，苔薄白，脉缓。

3. 气阴两虚型

表现为盗汗为主，也可盗汗、自汗并见，体弱神萎，心烦少寐，手足心热，口干低热，舌质淡少苔，或见花剥苔（地图舌），脉细软。

4. 脾胃积热型

表现为自汗盗汗，面黄形瘦，纳呆口臭，腹胀腹痛，大便秘结，或大便臭秽，小便色黄或如米泔，时有低热，睡眠不宁，舌苔黄腻，脉滑稍数。

醋疗法

（一）止汗散方

组　成 五倍子20g，龙骨10g，朱砂10g，陈醋适量。

制法用法 将上药研成细末备用。临睡前取适量药粉用醋调成药团如蚕豆大纳入脐中，用胶布固定。每次敷12小时，3次为1个疗程。

功效主治 安神，敛汗。适用于小儿盗汗症。

（二）益气敛汗散方

组　成 黄芪15g，五倍子35g，煅龙骨20g，食醋适量。

制法用法 将前3味研成细末备用。取药末适量，用食醋调成药饼，置脐部，用胶布固定，每晚睡前贴，次日除去，连用7天。

功效主治 升阳益气，收敛固涩，固表止汗。适用于小儿自汗症。

（三）治小儿盗汗方

组　成 五倍子60g，霜桑叶120g，醋适量。

制法用法 五倍子研细末，每次用5g，醋调做饼，外贴神阙穴（肚脐处），再用纱布包扎固定，每晚换药1次；霜桑叶为末，每服5g，米汤水送服，早、晚各1次。

功效主治 清热凉血，摄精敛汗。适用于各种原因所引起的小儿盗汗。

（四）五倍子赤石脂醋敷方

组　成 五倍子、赤石脂、没食子、煅龙骨，牡蛎粉各100g，辰砂5g，食醋适量。

制法用法 以上6味共研细末，每次取10～20g药末，用水、醋各半调成糊状，每晚睡前敷于脐部，然后用纱布覆盖，再用胶布固定，次晨取下。

功效主治 收敛固涩止汗。适用于顽固性小儿盗汗。

注意事项

（1）患儿宜多晒太阳，适当进行户外活动，注意锻炼身体，增强体质。

（2）早产儿、双胞胎，经常腹泻或有其他消化道疾病的患儿应注意加用维生素D。

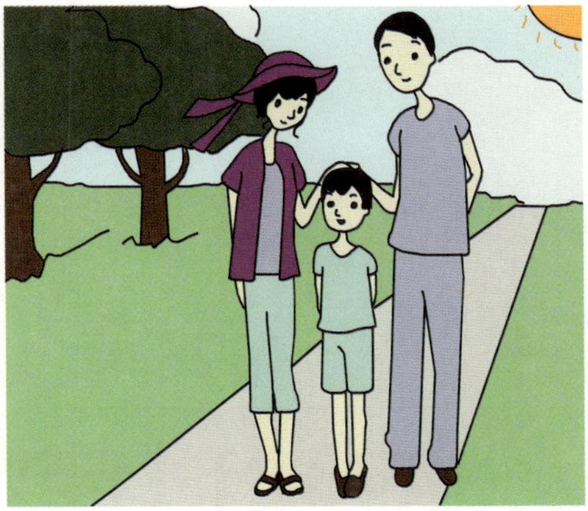

（3）加强营养，合理膳食，荤素搭配，粗细兼吃，纠正患儿的偏食、厌食习惯，增强体质。

（4）积极治疗各种急、慢性疾病，并注意病后调理。

（5）患儿勤换衣被，保持皮肤清洁与干燥。汗后避免直接吹风。

第六章

皮肤科病症醋疗方

- 湿疹
- 荨麻疹
- 带状疱疹
- 脂溢性皮炎
- 神经性皮炎
- 皮肤瘙痒症
- 银屑病
- 头癣
- 手癣
- 足癣
- 腋臭
- 痤疮
- 甲癣
- 脂溢性脱发
- 斑秃

第一节　湿疹

湿疹是一种常见的易复发的变态反应性皮肤病，好发于头面、四肢屈侧及会阴等部位，常呈泛发或对称性分布。湿疹是多因性疾病，一般认为与变态反应密切相关。部分与内分泌功能紊乱、自主神经功能紊乱有关；遗传因素亦与本病有关。湿疹在临床上有急、慢性之分。

临床表现

1．热毒型

表现为发病急，病程短，局部皮损初起，皮肤焮红潮热，轻度肿胀，继而粟疹成片或水疱密集，渗液流津，瘙痒难忍，抓破后有痛感，伴身热口渴，大便秘结，小便短赤。舌质红，舌苔黄腻，脉弦数。

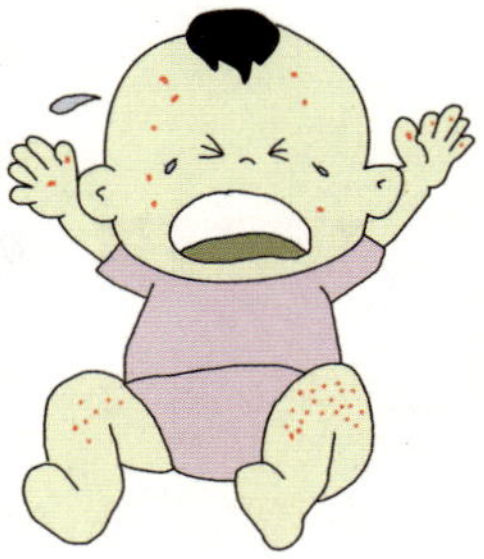

2．湿热型

表现为起病较缓，局部皮损多为丘疹、丘疱疹及小水疱，皮肤轻度潮红，瘙痒不休，抓破后糜烂渗出液较多，伴有身倦微热，纳呆乏味，大便不干或溏，小便短涩。舌质淡红，苔白腻或淡黄腻，脉濡数。

3．血虚型

表现为病情迁延反复，瘙痒无度，皮肤干燥脱屑，粗糙发裂，局部糜烂流少量黄水，皮损多呈对称性分布，皮损处有结血痂、鳞屑，大便秘结，小便黄少。舌质偏红，苔净，脉细数。

4．湿阻型

表现为病程日久，缠绵不已，皮肤粗糙肥厚，伴明显瘙痒，局部皮损处搔痕、糜烂，抓后津水淋漓，渗液浸淫，皮疹色暗，泛发全身或局部，身重乏力，胸闷纳呆，大便溏薄，小便清长。舌质淡胖，舌苔白腻，脉濡缓。

醋疗法

（一）独胜散

组　　成 芥菜花不拘多少，醋适量。

制法用法 轻轻洗去芥菜花的尘土，晾干，研为细末，醋调涂患处。

功效主治 除湿解毒，祛风止痒。适用于脂溢性湿疹。症见颈下天突穴间起如粟米，瘙痒无度，抓破流水，浸淫无度。

（二）诃醋液方

组　　成 诃子100g，米醋500ml。

制法用法 将诃子粉碎，加水1.5L，以小火煎至500ml，再入米醋煮沸即可。用时取药液浸洗患处，每日3次（均煮沸后用），每次30分钟，每日1剂。一般3～5天显效。

功效主治 敛湿止痒。适用于急、慢性湿疹。

（三）皂荚醋方

组　　成 鲜皂荚100g，食醋20ml。

制法用法 将鲜皂荚切碎捣烂，加开水及食醋调匀，密闭3小时即可用。用棉球蘸药涂敷患处，每日3～4次，直至痊愈。

功效主治 散瘀除湿，杀虫止痒。适用于湿疹。

（四）百部苦参汤

组　　成 百部100g，苦参100g，五倍子50g，枯矾末30g，食醋20ml。

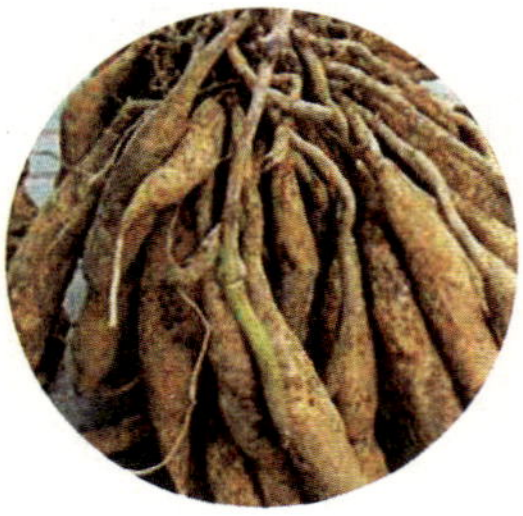

制法用法 将百部、苦参、五倍子加水500ml，小火煎至150ml，用纱布过滤后趁热加入枯矾末，1小时后再加入食醋，备用。用时先用开水

将患处皮肤洗净，擦干，再用消毒纱布浸入备用的药液作局部湿敷，每日换药2次。

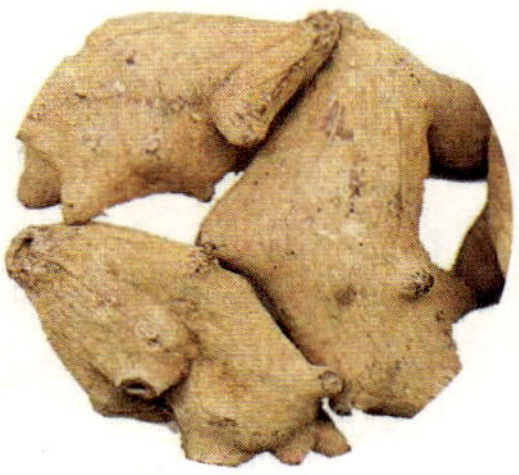

功效主治 清热燥湿，杀虫止痒。适用于湿疹。

（五）轻粉密陀僧醋敷方

组　成 密陀僧15g，硫黄、黄柏、蛇床子各10g，轻粉、地肤子、苍术、雄黄、冰片各5g，食醋适量。

制法用法 将以上前9味共研细末，用食醋调成糊状，先用温开水洗净患处，将药糊涂敷患处，每日3次。

功效主治 清热燥湿，祛风止痒。适用于顽固性湿疹。

（六）防风醋洗方

组　成 防风、精盐、食醋各适量。

制法用法 将鲜防风加水煎汤，去渣，调入精盐和食醋，洗患处。

功效主治 祛风，除湿，解毒。适用于皮肤湿疹。

（七）狼毒醋磨方

组　成 狼毒、醋各适量。

制法用法 用狼毒磨醋取汁，涂于患处。

功效主治 祛风除湿，杀虫解毒。适用于干癣积年生痂，搔之黄水出，每逢阴雨即痒。

（八）外用醋蛋液

组　成 鸡蛋3～5个，浓醋适量。

制法用法 将鸡蛋放入广口瓶中，泡入浓醋，以浸没鸡蛋为度，密封瓶口，静置10～14天后，将蛋取出，去蛋壳，将蛋黄和蛋清调匀，贮于瓶内。用温开水洗净患处，将醋蛋液涂抹患处。

功效主治 清营凉血，杀虫止痒。适用于牛皮癣，慢性湿疹，皮肤淀粉样变，血热风盛型神经性皮炎。多为久病之顽症，皮损泛及全身，呈大片浸润潮红斑块，间有抓痕、血痂及苔藓样变。自觉奇痒不止，心烦内热，口渴喜冷饮，尿黄便干，舌质红，舌苔黄腻，脉濡数。

（九）五色梅醋方

组　　成　五色梅叶、两面针、紫苏叶、毛麝香、薄荷叶、侧柏叶、墨旱莲各30g，醋适量。

制法用法　将以上前7味研为细末，再用醋、水各半调成糊，涂敷患处，每日换药3次，若有黏性黄水流出，可加滑石粉，撒在患处。

功效主治　祛风止痒，解毒消肿。适用于皮肤湿疹。

（十）绿豆蜂蜜醋方

组　　成　绿豆粉30g，蜂蜜9ml，冰片3g，薄荷3g，食醋30ml。

制法用法　将绿豆粉在锅中炒成黑色，再与蜂蜜、薄荷、冰片和醋共调和成膏，摊在油纸上，当中留孔，敷于患处。

功效主治　清热解毒，燥湿止痒。适用于湿疹，疮疖，痈疽等。

注意事项

（1）保持良好卫生习惯，勤换衣服，勤晒被褥，使皮肤保持清洁。改善居住环境，避免潮湿等。

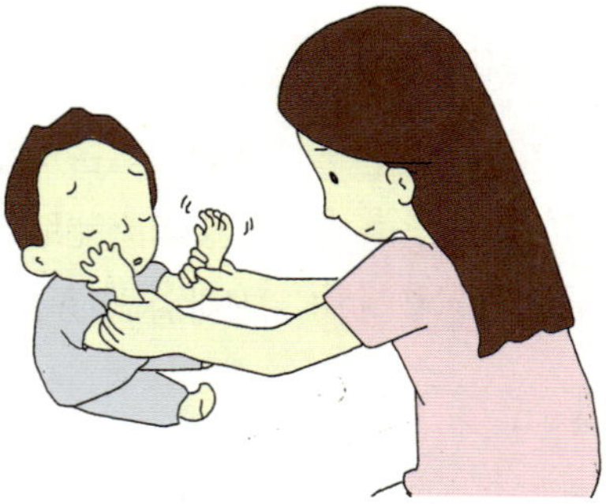

（2）忌用热水、肥皂等刺激性较强的洗涤剂洗患处，尽量避免用手指抓搔局部患处，并保持情绪安定，切勿焦虑、忧郁。

（3）饮食宜清淡而富于营养，忌食海腥发物及辛辣食物，如酒、烟、羊肉、鱼、虾等食品。

（4）平时保持大便通畅，睡眠充足。

（5）出行时，应避免强日晒、风寒等对身体的影响。

第二节 荨麻疹

荨麻疹是一种常见的皮肤血管反应性过敏性皮肤病，是由各种因素致使皮肤黏膜血管发生暂时性充血与大量液体渗出，造成的局部水肿性损害。本病多发于躯干、四肢及头颈部，也可侵犯脏腑。本病一年四季、男女老幼均可发病，以春秋季中老年患者尤多。

临床表现

（1）风寒型　表现为风团色白或淡红，稍沾冷水则可诱发，瘙痒异常，遇冷当风则加剧，遇热可减轻，口不渴，可伴有发热恶寒。舌淡苔白，脉浮缓。

（2）风热型　表现为风团色红，连接成片，暴痒难忍，可有针刺样灼热感，遇热稍减，伴自汗口渴，甚则发热烦躁。舌红苔黄，脉浮数。

（3）气虚型　表现为风团如豆瓣大，成片，疹色与肤色一致，伴倦怠乏力，动则汗出。舌淡胖，脉弱。

（4）血虚型　表现为风团形似豆瓣，边缘红晕色淡，皮肤干燥，伴面色无华，头晕失眠。舌淡苔薄，脉细。

（5）湿热型　表现为风团鲜红或中央色白、边缘鲜红，搔抓之后，皮肤迅即潮红水肿，局部或全身瘙痒及热感，伴恶心呕吐，头晕。舌淡苔白或黄腻，脉滑数。

（6）血瘀型　表现为大片风团遍布全身，色红，时起时消，历久不愈，瘙痒难忍，烦躁，便秘。苔薄黄，脉弦细。

醋疗法

（一）枳实熨方

组　成　枳实90g，米醋1L。

制法用法　枳实，粗碎，入米醋中浸一宿，火炙熨之，凉即易，趁热熨，风疹即消。

功效主治 破气消积，散瘀解毒。适用于皮肤风疹（荨麻疹）。

（二）石灰醋涂方

组　成 石灰、醋各适量。

制法用法 石灰不拘多少，和醋浆水调涂。

功效主治 杀虫解毒，散瘀止痒。适用于荨麻疹。

（三）食醋白酒方

组　成 食醋与白酒各等份。

制法用法 将食醋与白酒混合，擦患处，一般几分钟后即可见效。

功效主治 祛风散寒，杀虫止痒。适用于荨麻疹。

（四）糖醋姜汤方

组　成 红糖100g，生姜50g，食醋300ml。

制法用法 将生姜洗净切成丝，与糖、醋同放入砂锅内煮沸2次，去渣。每取50ml，加适量开水温服，每日2～3次。

功效主治 温中健脾，疏散风邪。适用于荨麻疹及食用鱼、蟹等引起的周身痒疹。

（五）木瓜生姜醋方

组　成 木瓜60g，生姜9g，食醋100ml。

制法用法 将上3味入砂锅煎煮，待醋干后取出木瓜、生姜食用。每日1剂，分早晚2次食完，连食7～10剂。

功效主治 祛湿和胃，疏风散寒。适用于脾虚湿盛，风寒外袭所致的荨麻疹。

注意事项

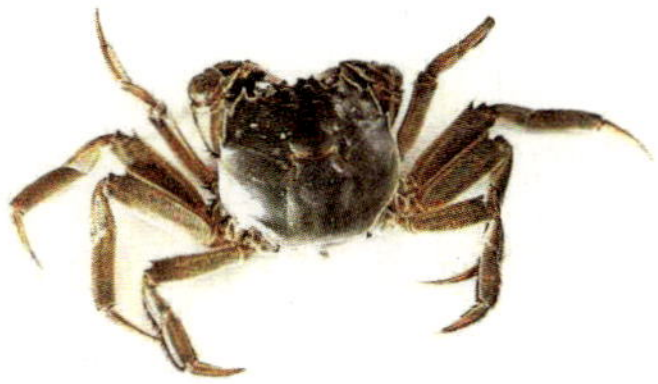

（1）首先找到致敏原，对可疑致敏原应尽量避免。床单被褥要清洁，室内保持安静。

（2）患者应卧床休息，多饮水，注意保暖。

（3）饮食宜清淡，多食蔬菜、水果，禁食鱼、蟹、虾及辛辣之品。

（4）保持大便通畅，必要时应用缓泻药物及肥皂水灌肠。

（5）患者应尽量避免搔抓，以免造成皮损增加，瘙痒加剧。

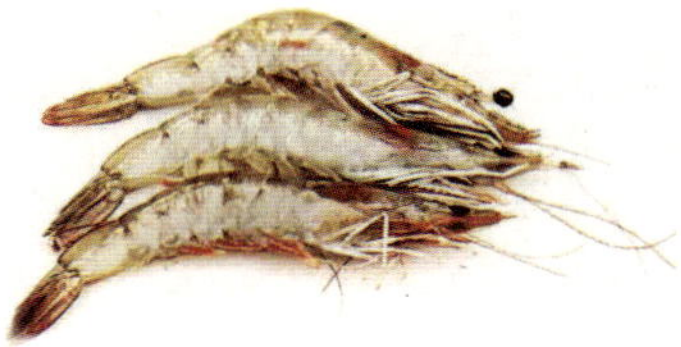

第三节　带状疱疹

带状疱疹是指由水痘－带状疱疹病毒引起的急性感染性皮肤病。中医学称之为“蛇缠虎带”。因其皮肤上有红斑水疱，累累如串珠，每多缠腰而发，故历代医家称其为缠腰火丹、火带疮、蛇丹、蛇串疮等，但亦可发生于其他部位。

临床表现

1．肝胆实热型

表现为局部皮损鲜红，水肿，疱壁紧张，灼热刺痛。自觉口苦咽干，口渴，烦躁易怒，食欲不佳，大便干或不爽，小便短赤，舌质红，苔薄黄或黄厚，脉弦滑微数。

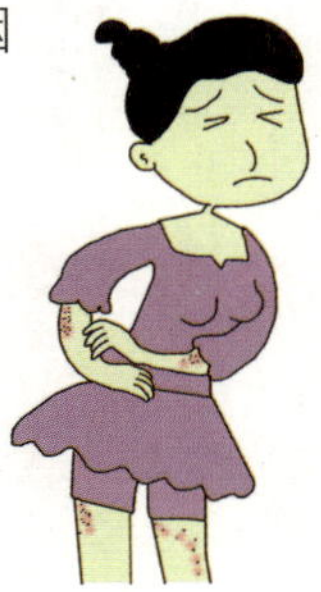

2．脾湿肺热型

表现为局部皮损颜色较淡，水疱多，疱壁松弛，疼痛略轻，口不渴或渴不欲饮，不思饮食，食后腹胀，大便黏而不爽，小便色黄，女性白带增多，舌质淡红体胖，苔白厚或白腻，脉沉缓或滑。

3．气滞血瘀型

表现为皮疹消退后局部仍疼痛不止，舌质暗，苔白，脉弦细。

醋疗法

（一）半夏鸡蛋醋汤

组　成 醋、半夏、鸡蛋清（新鲜鸡蛋去黄备白）各适量。

制法用法 将半夏研末，取等量醋、鸡蛋清与半夏调成稀糊状，敷于皮损处，外用无菌敷料覆盖，尽量保护皮损，避免摩擦，不挑破水疱。

功效主治 消肿敛疮，涤痰散结。适用于带状疱疹。

（二）黑石方

组　成 墨旱莲10g，青黛10g，炉甘石10g，食醋适量。

制法用法 将上药研成细末，用食醋调成糊敷于患处，每日换药1次。

功效主治 清热解毒，敛湿生肌，凉血止痛。适用于带状疱疹。

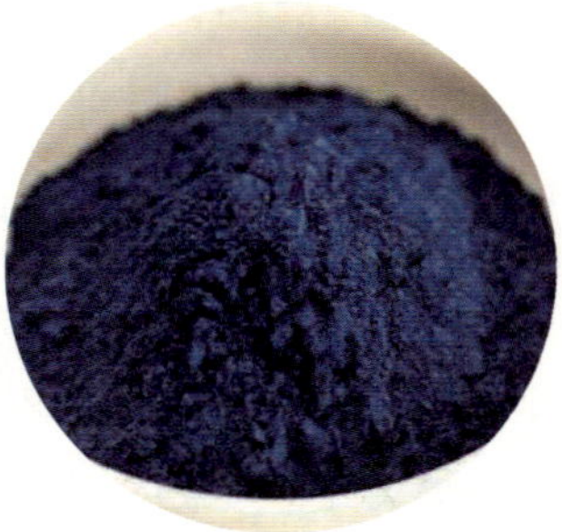

（三）地锦草醋方

组　成 鲜地锦草、食醋各适量。

制法用法 将鲜地锦草洗净，加醋捣烂后敷于患处。

功效主治 清热解毒，凉血止血。适用于带状疱疹。

（四）海螵蛸醋方

组　成 海螵蛸、食醋各适量。

制法用法 将海螵蛸研为细末，与醋调匀，敷于患处。

功效主治 解毒收敛。适用于带状疱疹。

（五）雄黄醋调方

组　成 雄黄、食醋各适量。

制法用法 将雄黄用醋调匀，涂敷于患处。

功效主治 祛风散湿，散瘀解毒。适用于蜂、蝎蜇伤，带状疱疹。

（六）冰片石灰醋方

组　成 冰片15g，生石灰15g，陈醋100ml。

制法用法 前2味共研为末，用醋调成糊状，敷于患处。

功效主治 清热解毒，散瘀止痛。适用于带状疱疹。

（七）六神丸醋调方

组　成 六神丸900粒，食醋50ml。

制法用法 将六神丸研为末，加食醋调匀，每次取适量涂搽患处，每日7～8次，3～15天为1个疗程。

功效主治 清热解毒，消肿止痛，敛湿生肌。适用于带状疱疹。

注意事项

（1）平时不要过度劳累，注意多休息，适量做些户外运动。

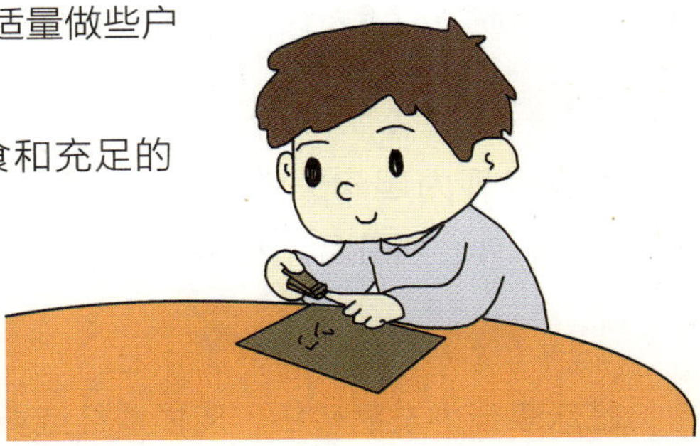

（2）饮食尽量清淡，给予易消化的饮食和充足的水分。

（3）经常修剪指甲，并保持清洁；皮疹局部避免搔抓，以防继发细菌感染。

（4）老年人应该适度地进行体育锻炼，积极治疗各种慢性疾病，有效地提高机体抵抗力，从而防止本病的发生。

（5）皮疹早期为红斑、丘疹或小水疱时，可以外用炉甘石洗剂，一日多次，涂药前应将药液充分摇匀，注意毛发较长部位不宜使用。

（6）一旦感觉腰部异常疼痛，局部出现红斑、水疱时要及时就诊。

第四节 脂溢性皮炎

脂溢性皮炎又称脂溢性湿疹，系发生于头、面、眉、耳及胸背等皮脂分泌活跃部位的一种慢性炎症性皮肤病，表现为暗红色或黄红色斑片上覆以鳞屑或痂皮。多与遗传、激素、神经和环境因素有关。本病多见于成人和新生儿。

临床表现

1．血虚风燥型

临床表现为皮肤干燥，有糠秕状鳞屑，瘙痒，头发干燥无光，常伴有脱发。舌质红，苔薄白，脉弦。

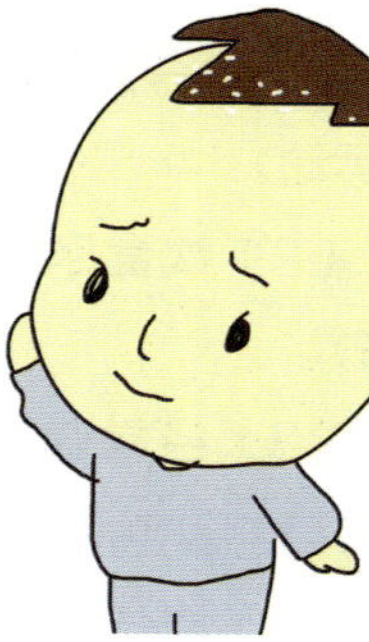

2．肺胃热盛型

临床表现为起病突然，皮损红色，并有渗出、糜烂、结痂、剧痒，伴心烦口渴，大便秘结。舌质红，苔黄，脉滑数。

3．脾虚湿困型

临床表现为发病较缓，皮损淡红或黄色，有灰白色鳞屑，伴有便溏。舌淡红，苔白腻，脉滑。

醋疗法

（一）甘油醋方

组　成　甘油1份，食醋5份。

制法用法　将2味混匀，涂搽患处。

功效主治　消炎止痒。适用于脂溢性皮炎。

（二）洗发食醋方

组　成　米醋适量。

制法用法　先将头发用洗头剂洗后，再以温水加少许米醋清洗1次。如头皮屑过多，可直接用醋涂抹头皮，每晚1次，数次即愈。

功效主治　消脂止痒，养发护发。适用于头发干枯脱落，头皮多屑。

（三）大黄冰片醋方

组　成　生大黄100g，冰片20g，食醋250ml。

制法用法　于密封瓶中浸泡7天。使用前先用75%乙醇消毒患处，再涂以上药液，每日3～4次。

功效主治　清热利湿，疏风止痒。适用于脂溢性皮炎。

注意事项

（1）避免精神过度紧张及局部搔抓，生活有规律，保持足够睡眠。

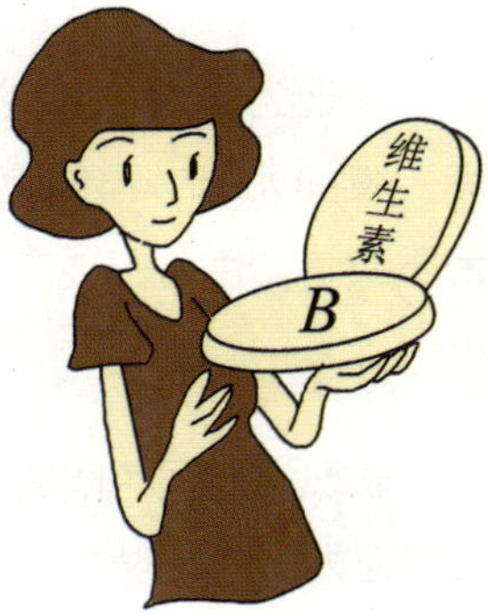

（2）注意调节饮食，多吃蔬菜，限制多脂、多糖饮食，忌食辛辣、酒等刺激性食物。

（3）口服药物治疗脂溢性皮炎时，可用维生素B_1、维生素B_2、复合维生素B或烟酰胺等。

（4）瘙痒剧烈可用止痒镇静药如抗组胺药，炎症明显或继发感染可适当应用抗生素。

（5）外用疗法以去脂、杀菌、消炎、止痒为治疗原则。

第五节 神经性皮炎

神经性皮炎是与精神情绪有密切关系的、以阵发性剧痒和皮肤苔藓样变为主要表现的慢性炎症性皮肤病。本病多见于中老年，病程缠绵，持续数月数年而不易治愈，愈后易复发。好发于四肢的伸侧及颈周、眼睑、肘窝、腘窝等处。

临床表现

1. 郁热型

表现为皮损初起，色红界清，瘙痒阵作，伴心烦易怒，或神志抑郁，失眠多梦，口苦咽干，目赤心悸，舌边尖红，舌苔薄白或白，脉弦滑。

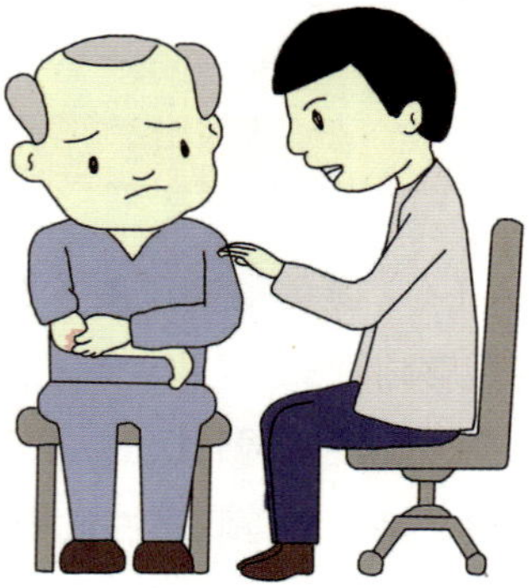

2. 湿蕴型

表现为皮损色淡或淡褐色，肥厚成片，阵发性剧痒，夜间尤慎，伴纳食无味，便秘或溏，夜眠不安，舌质淡暗，舌苔白或白腻，脉濡或滑。

3. 血燥型

表现为皮损色暗或灰白，肥厚粗糙，斑块经久不消，间见抓痕血痂，痒不能抑，伴心悸乏力，气短健忘，或月经不调，便秘纳呆，舌质淡，舌苔白，脉沉细。

醋疗法

（一）巴豆醋方

组　成　巴豆、食醋、精盐各适量。

制法用法　将醋倒入粗瓷碗中，用去壳的巴豆磨浆，以稠为度。用时患处先用1%的盐水或凉开水洗净揩干，再用巴豆醋汁涂搽患处。每周用药1次。

功效主治　止痒。适用于神经性皮炎。

（二）荸荠陈醋方

组　　成　鲜荸荠10枚，陈醋75ml。

制法用法　荸荠去皮，切片浸醋中，放锅内用小火煎10余分钟，待醋干后，将荸荠捣成糊备用。用时取药糊少许涂患处，用纱布摩擦，当局部发红时，再敷药糊，贴以无菌敷料，再包扎好，每日1次，治愈为止。

功效主治　清热，散瘀解毒。适用于神经性皮炎、体癣。

（三）羌柏醋液方

组　　成　羌活、苍术、柏子仁、地骨皮各5g，樟脑1g，老陈醋100ml。

制法用法　上药与山西老陈醋同装入瓶内，浸泡1周后，以消毒棉球蘸药醋涂搽皮损部位，早晚各1次，4周为1个疗程。

功效主治　疏风清热祛湿，和血宁神止痒。适用于神经性皮炎。

（四）食醋糊剂方

组　　成　苦参20g，花椒15g，山西老陈醋500ml。

制法用法　将山西老陈醋放入铁锅内用火煮沸浓缩至30～50ml，装入瓶内浸泡苦参、花椒1周即可用（时间越长越好）。用时先用温开水清洗患部，用消毒棉球蘸醋液涂搽病变部位，每日早晚各1次。

功效主治　温中散寒，杀虫止痒。适用于神经性皮炎。

（五）黄柏醋精浸液

组　　成　黄柏50g，食用醋精200ml。

制法用法　将黄柏放入食用醋精中，浸泡6～7天，纱布过滤，滤液分装在50g瓶中放置备用。用时将患处用温水洗净，用竹签蘸药液点搽患处。

功效主治　清热消炎，杀菌杀虫。适用于神经性皮炎。

（六）木鳖子醋洗方

组　　成　木鳖子60g，陈醋500ml。

制法用法　木鳖子去外壳，烤干后研成细末，放入陈醋内浸泡7天，每日摇动2

次。先用绿茶水清洗患处，然后用药液直接涂搽，每日2~3次，7天为1个疗程。

功效主治 疏肝清热，疏风止痒。适用于神经性皮炎。

（七）木槿皮米醋方

组　成 木槿皮、米醋各适量。

制法用法 将木槿皮火煅存性，研为细末，加入米醋调匀成糊状，涂敷患处。

功效主治 清热利湿，杀虫止痒。适用于头面神经性皮炎，体癣，白秃疮。

（八）蛇舌草酸醋方

组　成 白花蛇舌草50g，金银花30g，千里光30g，生姜30g，酸醋适量。

制法用法 将前4味共捣烂，用酸醋浸泡，取汁外搽患处。

功效主治 清热解毒，散瘀止痒。适用于神经性皮炎。

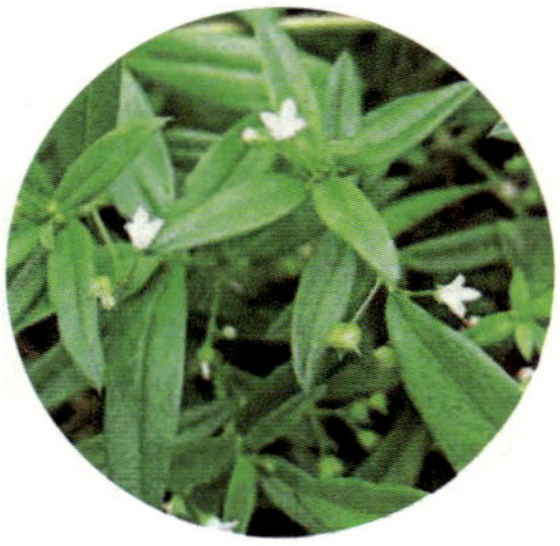

（九）半夏斑蝥醋敷方

组　成 生半夏、斑蝥、白狼毒各等份，米醋适量。

制法用法 将生半夏、斑蝥、白狼毒共研极细末，适量米醋调成糊状涂抹患处。根据病情轻重，病程长短，可连续涂抹，即待药液干燥，继续涂抹直到局部呈炎症、充血微凸出皮肤，其颜色微发白为止。

功效主治 疏肝清热，疏风止痒。适用于神经性皮炎。

（十）木槿皮蛇床子醋敷方

组　成 木槿皮30g，蛇床子30g，百部根30g，五倍子24g，密陀僧18g，轻粉6g，醋适量。

制法用法 上药共研细末，用时以皂角水洗患处，再以醋调药粉成糊状，敷于患处，每日1次。

功效主治 疏肝清热，疏风止痒。适用于神经性皮炎。

注意事项

（1）注意保持心情舒畅，学会自我调节，自我放松，避免感情冲动。

（2）起居规律，生活有节制，劳逸结合。

（3）避免局部刺激，不能用热水洗烫，避免搔抓、摩擦、蹭刮等刺激，可以局部拍打缓解阵痒。

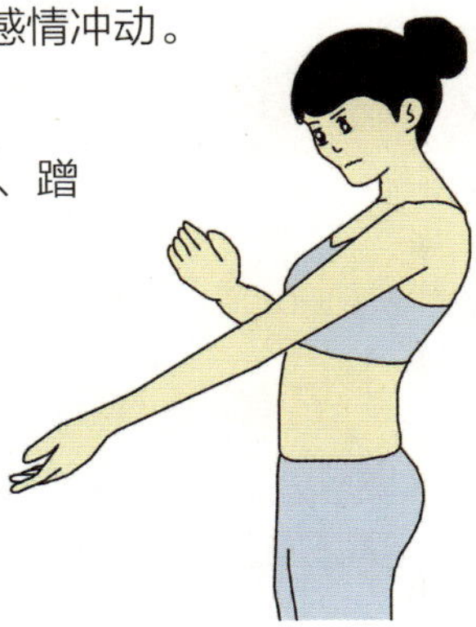

（4）不宜穿过硬、过紧的内衣，以免刺激皮肤。

（5）忌烟、酒，忌食辣椒等刺激性食物，多吃清淡食物。

（6）注意对诱发本病的其他疾病，如慢性胃肠功能障碍、内分泌失调、感染性病灶、神经衰弱等进行治疗。

（7）部分外用药不适于全身大面积、长时间应用。

第六节　皮肤瘙痒症

皮肤瘙痒症是指无原发性皮肤损害，而以瘙痒为主要症状的皮肤病。本病以自觉皮肤阵发性瘙痒，搔抓后常出现抓痕、血痂、色素沉着和苔藓样变等继发性皮损为临床特征。临床上可分为局限性和泛发性两种。本病多见于老年及青壮年，好发于冬季，少数也可夏季发病。

临床表现

（1）风热血热证　青年患者多见，病属新起，症见皮肤瘙痒剧烈，遇热更甚，皮肤抓破后有血痂；伴心烦，口干，小便黄，大便干结；舌淡红，苔薄黄，脉浮数。

（2）湿热蕴结证　表现为瘙痒不止，抓破后脂水淋漓；伴口干口苦，胸胁闷胀，小便黄赤，大便秘结；舌红，苔黄腻，脉滑数。

（3）血虚肝旺证　以老年人为多见，病程较长，表现为皮肤干燥，抓破后血痕累累；伴头晕眼花，失眠多梦；舌红，苔薄，脉细数或弦数。

醋疗法

（一）酱油醋方

组　成　酱油、醋各等份。

制法用法　以上2味混匀，搽患处。

功效主治　祛风止痒。适用于全身性皮肤瘙痒病。

（二）归芍贴脐方

组　成　当归、白芍、生地黄（滑石粉炒焦）各30g，麦冬、远志、首乌藤、苦参各20g，地肤子、白鲜皮、川椒各15g，全蝎10g，蜈蚣10g，陈醋适量。

制法用法　前12味药，焙干研细末，装瓷缸备用。使用时，每取药末10g，陈醋调膏贴脐，外用敷料胶布固定。可用热水袋熨30分钟，促进药物渗透。每日换药1次，连用7次为1个疗程，每疗程间隔3天。为防止贴后脐部起红丘疹或瘙痒，每日换药时用温开水洗净脐部，停6小时后再贴药。

功效主治　养血安神，祛风止痒。适用于老年性皮肤瘙痒症。

（三）苦参醋浸方

组　成　苦参60g，山西老陈醋300ml。

制法用法　将苦参放入陈醋中，浸泡1周，去渣取汁，收贮备用。每用时，以棉签蘸药汁，涂于无创面的皮肤瘙痒处。

功效主治　清热燥湿，散瘀止痒。适用于老年性皮肤瘙痒症。

（四）止痒消结方

组　成　皂荚、胆南星、泽漆、秦皮、漏芦、山慈菇、生甘草各4g，山西老陈醋800ml。

制法用法　前7味药研成粗末，置于玻璃容器内，加入老陈醋，密闭。冬季浸2周，夏季浸1周，过滤取液备用。每用时洗净患处，将消毒棉签蘸取药液，涂擦皮损处，每日数次，皮损甚者可用敷料包裹。

功效主治 祛风止痒，化瘀散结。适用于结节性痒症等慢性炎症性皮肤病。

（五）山豆根酸醋方

组　　成 山豆根30g，皂矾15g，牛黄末9g，醋适量。

制法用法 用醋浸泡山豆根，将皂矾捣烂，加入牛黄末，与过滤过的浸泡液调成膏，涂搽患处。

功效主治 清热解毒，祛湿止痒。适用于皮肤瘙痒症。

注意事项

（1）患者生活应有规律，保持心情舒畅，早睡早起，适当锻炼。

（2）及时增减衣服，避免冷热刺激。

（3）减少洗澡次数，洗澡时不要过度搓洗皮肤，避免搔抓、摩擦或热水烫洗，忌用碱性强的肥皂洗澡。

（4）内衣以棉织品为宜，应宽松舒适，避免摩擦。

（5）饮食宜清淡，多食蔬菜、水果，忌食辛辣、鱼腥发物，忌饮酒。

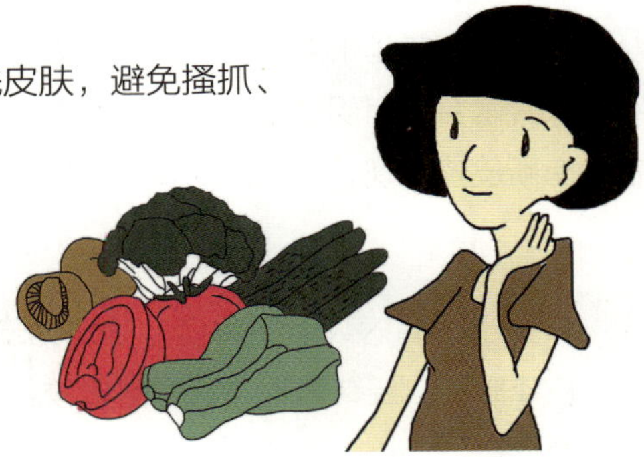

第七节　银屑病

银屑病是常见的慢性、复发性、炎症性皮肤病，多发于四肢伸侧，次为头皮及躯干，常对称发生。其特征是初起皮肤上出现边缘明显，大小不等的红色丘疹，形如疹疥，逐渐扩大成片，上覆多层银白色皮屑。刮去表面皮屑则呈不同程度瘙痒。病程长，易反复发作。

临床表现

1. 风热型

表现为初发或复发不久。皮疹发展迅速，红色或深红色丘疹、斑丘疹及小片红斑散布于躯干、四肢，亦可见于头皮、颜面，素面覆有银白色鳞屑，易脱屑，剥落后有点状出血，或偶见同形反应，伴瘙痒，发热，周身不适，口渴咽干痛。舌质红、苔薄黄、脉浮数。

2. 血热型

多见于寻常型银屑病的进行期，或红皮病型银屑病。表现为皮损不断增多、扩大，或泛发全身皮疹嫩红、潮红，鳞屑较多，瘙痒甚，有点状出血，或同形反应，伴心烦口渴、便秘溲赤。舌质红绛、苔薄白或微黄，脉滑数或弦数。

3. 血燥型

多见于寻常型银屑病的静止期或退行期。表现为病程日久，皮肤干燥，皮疹呈硬币状或大片融合，有明显浸润，表面鳞屑少，附着较紧，强行剥离后基底部出血不明显。很少有新皮疹出现，全身症状多不明显。舌淡，苔净，脉弦细。

4. 血瘀型

多见于银屑病久治不愈者。表现为皮损硬厚，多为钱币状、地图状，少数为蛎壳状。皮疹暗红，经久难退，鳞屑附着较紧，时有瘙痒，面色暗黑，口干不欲饮。舌质偏暗或有瘀斑、瘀点，苔薄白或薄黄，脉细沉或涩。

5. 血虚型

表现为皮损大多呈大小不等之点状或斑块，色暗淡，干燥，脱屑，基底淡红，瘙痒较甚，或见有稀疏新疹出现，常伴头晕，心悸，乏力，目眩昏花，面色萎黄，关节酸痛。舌质淡胖，苔薄腻，脉细。

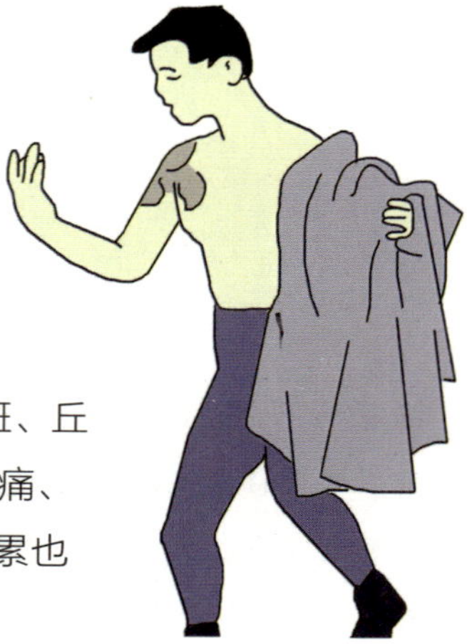

6. 风湿型

多见于关节型银屑病。表现为除有寻常型银屑病的红斑、丘疹、银白色鳞屑、点状出血等皮损外，还可见关节肿胀疼痛、屈伸不利，尤以手足等小关节多见，指（趾）末端关节受累也较为常见。舌质红，苔白腻，脉弦滑而数。

7. 湿热蕴毒型

多见于脓疱型和红皮症型银屑病。表现为皮损泛发全身或局限于两手足掌跖部。在红斑的基础上出现脓疱，成批出现，此起彼伏，结痂与鳞屑相兼附着皮损上，皮肤皱褶处湿烂，结脓痂，甲板受损，或肥厚、浑浊，伴壮热、心烦口渴，颜面红赤。便秘溲赤，舌质红，苔黄腻，脉弦滑或滑数。

醋疗法

（一）化斑汤

组　成　雄黄15g，斑蝥6g，血竭、土槿皮、番木鳖、蜈蚣、没药各10g，食醋适量。

制法用法　上药除食醋外，用水约1L，浸6～8天后使用。用药前先将鳞屑刮去，用食醋调涂，每日1次或隔日1次，不能间断。

功效主治　清热败毒，祛斑消风。适用于银屑病。

（二）蒜醋方

组　成　大蒜瓣、醋各适量。

制法用法　将大蒜捣烂，用消毒纱布包好后浸醋片刻，取出消毒纱布包擦洗患处，每日2次，每次10～20分钟，连用7天为1个疗程。

功效主治　养血祛风，散瘀解毒。适用于银屑病。

（三）半夏醋方

组　成　生半夏10g，醋20ml。

制法用法　用半夏蘸醋磨汁，搽患处。

功效主治　清热凉血，养阴润燥，活血化瘀。适用于银屑病，体癣。

（四）生地醋饮

组　成　生地黄30g，牡丹皮15g，赤芍15g，黄芩15g，生栀子15g，连翘20g，土茯苓30g，滑石20g，防风12g，蝉蜕12g，甘草10g，陈醋1L。

制法用法 除陈醋之外，上药水煎分2次服，每日1剂。药渣加陈醋1L浸泡2小时，然后擦洗皮损处。20剂为1个疗程。

功效主治 清热解毒，凉血活血，润燥止痒。适用于银屑病。

（五）鸡蛋陈醋方

组　　成 陈醋适量，鲜鸡蛋10个。

制法用法 将鸡蛋用陈醋浸泡7～10天，取出，去蛋壳，将蛋黄和蛋清调匀，贮于瓶内。用时以棉球蘸涂患处，每日涂抹数次，每次2分钟。

功效主治 散瘀，解毒，生肌。适用于银屑病。

（六）苦参陈醋方

组　　成 苦参200g，陈醋500ml。

制法用法 将苦参用水冲洗干净，放入陈醋中浸泡5天后即成。将患处用温开水洗净，然后用消毒棉花蘸药液涂患处，每日早晚各1次。

功效主治 清热利湿，祛风杀虫。适用于银屑病。

（七）马钱子醋液

组　　成 生马钱子、陈醋各适量。

制法用法 将马钱子打碎，用陈醋泡24小时后，取药液擦患处，每日3次。10次为1个疗程。

功效主治 祛风除湿，养阴润燥。适用于银屑病。

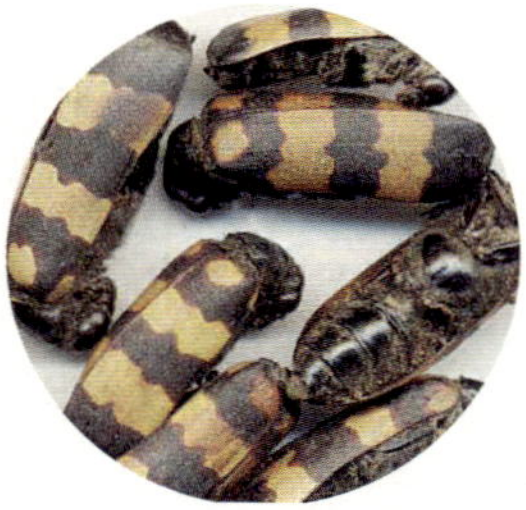

（八）治厚皮癣方

组　　成 无患子、食醋各适量。

制法用法 上药用食醋煮沸，趁热搽洗患处。

功效主治 清热散瘀，杀虫止痒。适用于银屑病。

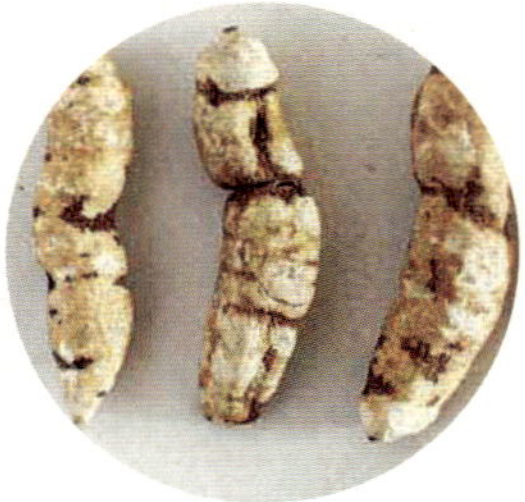

（九）斑蝥甘遂醋方

组　　成 斑蝥1个，甘遂5g，醋适量。

制法用法 将以上前2味共研细粉，再用醋调和，日擦数次。

功效主治　破血散结，攻毒。适用于银屑病。

（十）白芷五倍子醋敷方

组　　成　白芷30g，五倍子60g，老陈醋适量。

制法用法　将白芷、五倍子分别捣细末，先将五倍子粉与陈醋混合，呈稀糊状，置锅内小火煎熬，待稍稠后入白芷粉，成糊状备用。用时将药糊涂敷患处。有皮损者不用。

功效主治　清热凉血，养阴润燥，活血化瘀。适用于银屑病。

（十一）地胆透骨草醋敷方

组　　成　地胆7只，透骨草15g，艾叶15g，防风15g，醋适量。

制法用法　将前4味共研细末，再与醋成糊状，敷于患处，干后即换，每日2次。

功效主治　散风祛湿，清热解毒。适用于银屑病。

注意事项

（1）保持情绪乐观、心情舒畅，增强战胜疾病的信心。

（2）解除精神负担，居处干燥，避免潮湿，保持居室内空气新鲜和流通。

（3）避风寒，防止上呼吸道感染。

（4）避免物理、化学物质和药物的刺激。

（5）避免外伤，防止搔抓及强力刺激，以免产生新的皮损。

（6）宜用温水洗澡，禁用强碱性肥皂、洗发水洗浴。勿搓擦皮损部位，以防发生糜烂，防止继发感染。

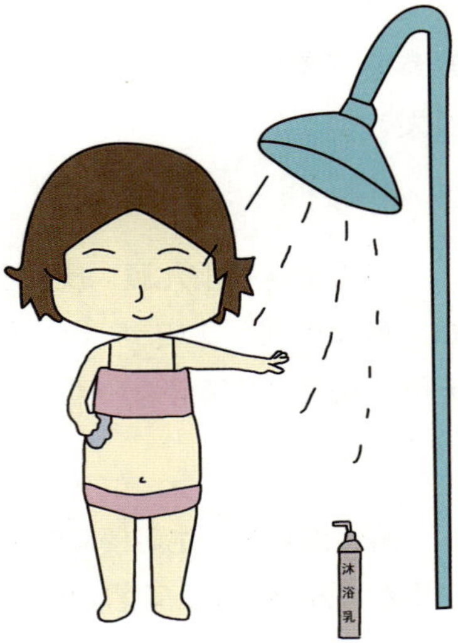

（7）需穿干净柔软的衣服，定时更换内衣及床单，防止皮肤感染。

（8）饮食一般给予普食，以清淡为主，少饮酒，勿食易引起过敏反应的食物，如羊肉、海鲜等。

第八节 头癣

头癣是头皮和头发的浅部真菌感染，主要是由直接或间接接触患者或患病的动物而传染，特别是当头皮因剃头等存在外伤时更易被感染，故理发是传染途径之一。头癣根据病原菌和临床表现的不同可分为黄癣、白癣、黑癣及脓癣。

临床表现

1．黄癣

俗称“秃疮”或“瘌痢头”。主要见于儿童，成人和青少年也可发生。典型损害具有硫黄色、边缘翘起、中心微凹而呈碟状黄癣痂，基底炎症明显，散发出类似谷物发霉的臭味。从中穿出一根或数根稀疏、干燥、无光泽、长短参差不齐的头发。久之可形成萎缩性瘢痕，造成永久性秃发。

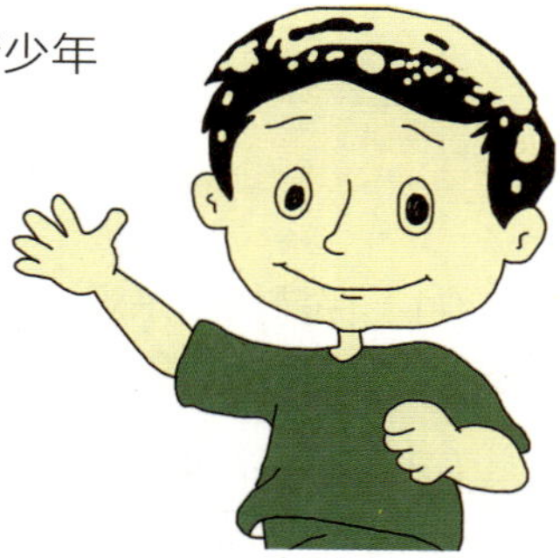

2．白癣

多见于学龄前儿童。皮损呈圆形或不规则形之灰白色鳞屑性斑片，常呈卫星状分布；病发多在距头皮3～4mm处折断，病发根部有一白色菌鞘；青春期后可自愈，若无继发感染，不留瘢痕和秃发。

3．黑癣

多侵染儿童，也可侵染成人。为多数散在点状鳞屑斑。病发出头皮即折断，呈黑色小点状；发展缓慢，可累月终年不愈，愈后可有瘢痕形成，发生脱发。

4．脓癣

白癣或黑癣患者由于机体的反应强烈，引起明显的炎症反应，可形成头皮脓肿。典型的损害呈化脓性毛囊炎，形成暗红色境界清楚的圆或椭圆形脓肿，表面柔软，有波动感，表面可形成多个蜂窝状排脓小孔。损害常为单发，患区毛发易拔除。自觉症状可有轻度疼痛和压痛，附近淋巴结常肿大。愈后常有瘢痕形成，引起永久性脱发。

醋疗法

（一）蔓荆子醋方

组　成 蔓荆子、醋各适量。

制法用法 蔓荆子，研为细末，和醋调糊状，敷之，每日3次。

功效主治 清热利湿，散瘀解毒。适用于小儿头秃疮。

（二）五倍子醋敷方

组　成 五倍子30g，米醋200ml。

制法用法 五倍子煎汁，加入米醋调匀，涂敷患处，每日数次，连涂3天可见效。

功效主治 杀菌消毒。适用于头癣。

（三）辣椒蛋黄米醋方

组　成 红辣椒粉50g，鸡蛋黄10个，米醋50ml。

制法用法 以上3味混合调成膏，每日涂抹患处2次。

功效主治 祛风活血，杀虫止痒。适用于头癣。

注意事项

（1）对患者污染的衣、帽、枕、被等应采取晒、烫、煮、熏等消毒措施。污染的理发工具应采取刷、洗、泡等措施，对带菌的毛发、鳞屑及痂皮等应进行焚毁。

（2）避免出现头癣的交叉感染。为了预防头癣复发或再感染，除自身的癣病外，还应动员家庭成员同时防治，因为癣病可以通过直接接触患者或污物互相传染。

（3）应尽可能地提倡卫生洁具、所用被褥单独使用，一人一套。如果家庭成员中有人已经患病，更应重视，提早隔离，避免家庭成员之间相互传染。

（4）应注意个人卫生。要经常清洗手足，勤换鞋袜，所穿鞋袜的透气性应好，并要养成不与别人共用面盆、毛巾、鞋袜、洗脚盆等不良卫生习惯。

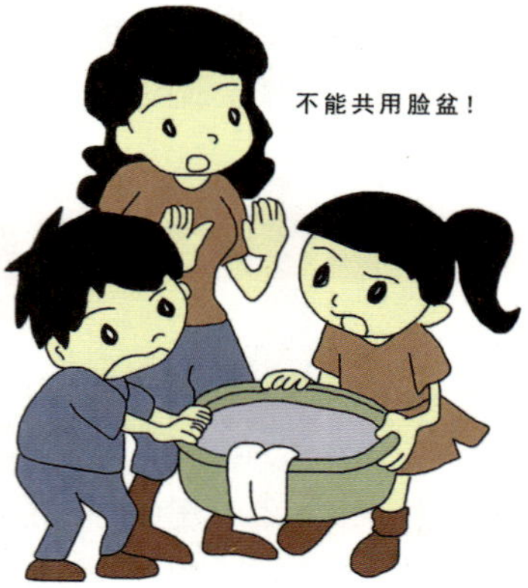

第九节 手癣

中医学称手癣为“鹅掌风”，为手掌的皮肤癣菌感染，若仅累及手背，出现环形或多环形损害，则仍称为体癣。双手长期浸水、摩擦受伤及接触洗涤剂、溶剂等是手癣感染的重要原因，患者以青、中年妇女为多。

临床表现

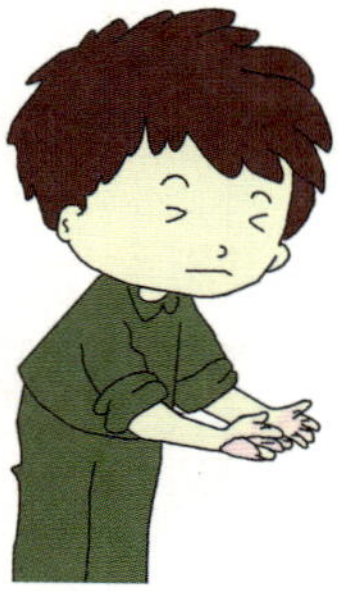

（1）风湿蕴肤型　表现为手掌或指间水疱如晶，涸干脱屑，境界明显，渐次扩大，或指间潮红，湿烂，舌红，苔白或腻，脉滑。

（2）血虚风燥型　表现为手掌皮肤肥厚粗糙，干燥，龟裂，或水疱不显，干涸落屑，舌淡红苔薄，脉细。

醋疗法

（一）醋泡方

组　成　荆芥18g，防风18g，红花18g，地骨皮18g，皂角刺30g，大风子30g，明矾18g，米醋1.5L。

制法用法　上药放入盆中，加米醋浸泡3～5天，贮藏备用。每天晚上将手或脚浸泡30分钟，每剂药连续泡1周为1个疗程，若有效，继续泡2～3个疗程。

功效主治　祛风燥湿，杀虫止痒。适用于鹅掌风。

（二）藿黄浸剂

组　成 藿香30g，黄精12g，生大黄12g，皂矾12g，醋500ml。

制法用法 将前4味药碾碎，入醋中浸泡，每日振荡数次，5～7天，滤去药渣备用。用时将患手、足浸泡于醋中，根据条件，每日浸泡数十分钟，甲癣及病情较重者，浸泡时间需延长。

功效主治 祛风止痒，散瘀润燥。适用于鹅掌风及足癣、甲癣。

（三）生姜醋方

组　成 生姜1块，食醋适量。

制法用法 将生姜切成断面，将断面蘸醋轻擦患处3～5分钟。每日早、晚各1次。

功效主治 益气养阴，散瘀润肤。适用于鹅掌风。

（四）斑蝥蜈蚣醋方

组　成 斑蝥0.9g，蜈蚣3条，砒霜6g，樟脑9g，白矾9g，土槿皮9g，大黄9g，马钱子9g，米醋1L。

制法用法 将前8味共研细末，入米醋中，浸泡24小时后即可。用时将患手浸入药液中，初始每日洗5～10分钟，2～3天后，逐渐延长至1～2小时。

功效主治 散瘀解毒，活血止痒。适用于鹅掌风。

（五）白凤仙花醋浸方

组　成 白凤仙花50g，皂角50g，花椒25g，醋250ml。

制法用法 将上3味药放入醋中，浸泡24小时即可使用。每晚用醋液浸患处20分钟，连用7天，为1个疗程。

功效主治 祛风活血，消肿止痛。适用于鹅掌风、甲癣以及脚湿气，症见刺痒，脱屑，干裂者。

（六）花椒大风子醋方

组　成 花椒10g，大风子10g，明矾10g，雄黄10g，土槿皮30g，皂荚15g，砒霜1.5g，鲜凤仙花1撮，食醋0.5～1L。

制法用法 将前8味入醋中，放在砂锅内浸泡，次日煮沸，将药汁倒入瓷盆内，待温后将患手浸入，每日浸洗6小时，第2～4日后，浸洗2～3小时。每剂使用2天，重症者，每日1剂。

功效主治 清热解毒，燥湿止痒。适用于鹅掌风、足癣。

（七）复方黄精醋浸液方

组　　成 黄精60g，苦参60g，浮萍20g，明矾20g，金银花20g，白鲜皮30g，贯众30g，川楝子（研碎）40g，食醋200ml。

制法用法 将各药同醋煮沸，盛于瓶内，浸泡1天即可应用，擦洗浸泡均可。每日2次，14天为1个疗程。

功效主治 清热解毒，燥湿止痒。适用于鹅掌风。

（八）鸦胆子百部酒醋方

组　　成 鸦胆子（打碎）20g，生百部30g，白酒500ml，醋500ml。

制法用法 将白酒、醋倒入有盖的容器中，加入鸦胆子、生百部，密闭，浸泡10天后，备用。用时将患掌、患甲插入药液中，每次浸泡30～60分钟，每日浸泡2～3次，11～12日药液泡完即愈。泡至6～7天时，患手皮肤将变得红嫩而薄，此是将愈之兆，无须顾虑，当继续浸泡至愈。

功效主治 清热燥湿，杀虫解毒。适用于鹅掌风，灰指（趾）甲，足癣。

（九）皂角苦楝皮醋浸方

组　　成 皂角250g，苦楝皮50g，红花30g，醋1L。

制法用法 将前3味药打碎，浸泡于醋中，历时7天，滤出药液。先用温开水洗净患处，再用此液浸泡擦洗患处，每次5～15分钟。

功效主治 活血祛风，杀虫止痒。适用于手足癣及甲癣所致手足瘙痒、脱皮、指（趾）甲变形、增厚、色灰等症。

注意事项

（1）手癣往往继发于足癣，且多先从一只手开始。平时要讲究个人卫生，不要用手挖脚，保持足部清洁干燥。

（2）注意个人、家庭及集体卫生，加强公共场所的管理。

（3）对患者早发现，早治疗。

（4）平时要减少化学性、物理性、生物性物质对手部皮肤的不良刺激。

（5）患者应多喝水，多吃新鲜水果、蔬菜，宜食凉血解毒食物，如绿豆、粳米、黄瓜、苦瓜、马齿苋、绿茶等。忌食辛辣刺激性食物，少饮浓茶、咖啡、酒等刺激性饮料。

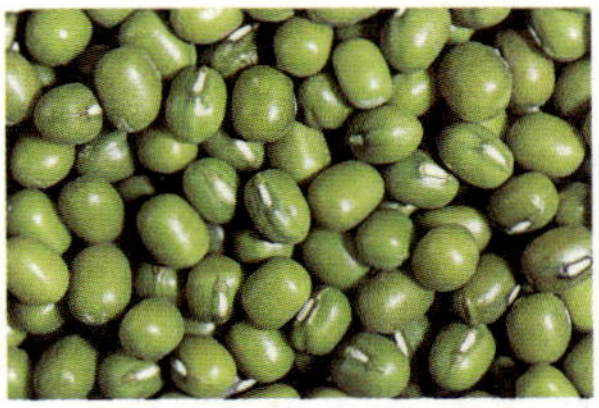

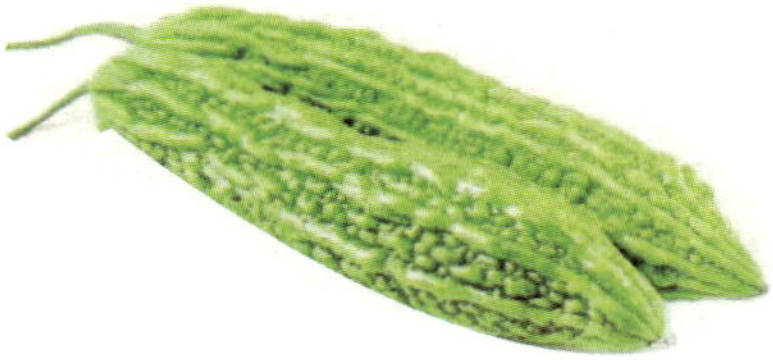

第十节 足癣

足癣是皮肤真菌侵犯跖趾间表皮所引起的浅部真菌感染性疾病，主要是由于角质层厚、皮脂缺乏、汗腺丰富、出汗较多、足部潮湿，利于真菌生长繁殖而引起的。该病以皮肤起丘疹、丘疱疹、水疱，脱皮、皲裂，自觉瘙痒，反复发作为特征。

临床表现

1．水疱型

多发生在夏季，表现为趾间、足缘、足底出现米粒大小，深在性水疱，疏散或成群分布，疱壁较厚，内容清澈，不易破裂，相互融合形成多房性水疱，撕去疱壁，可见蜂窝状基底及鲜红色糜烂面，剧烈瘙痒。

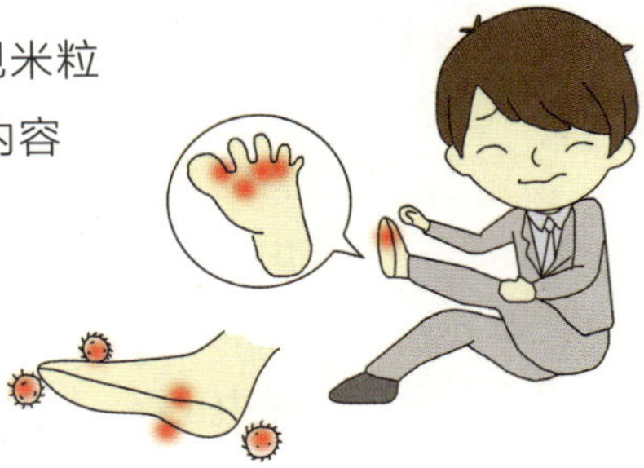

2．糜烂型

表现为局部表皮角质层浸软发白。由于走动时不断摩擦表皮脱落，露出鲜红色糜烂面；严重者趾缝间、趾腹与足底交界处皮肤均可累及，瘙痒剧烈，多发于第3、4、5趾缝间。常见于多汗者。

3．鳞屑角化型

症状是足跖、足缘、足跟部皮肤角质增厚、粗糙、脱屑，鳞屑成片状或小点状，反复脱落。

醋疗法

（一）醋泡方

组　成　醋200ml。

制法用法　将醋加1L水，混匀，浸泡患处。每晚1次，每次20～30分钟。

功效主治　解毒杀虫。适用于足癣。

（二）蒜醋方

组　成　大蒜20～25瓣，醋150～200ml。

制法用法　蒜捣烂浸醋2～3天，将患脚用温水浸泡3～5分钟后，再在蒜醋液中浸15～20分钟，每日3次。

功效主治　杀菌。适用于足癣搔破皮后感染化脓患者。

（三）醋药洗方

组　成　土槿皮12g，生川乌10g，生草乌10g，百部12g，皂角10g，白鲜皮12g，全当归12g，白及10g，威灵仙10g，全蝎3g，陈醋500ml。

制法用法　将前10味药放入砂锅内加水600ml，浸泡1小时后用小火煎煮，待锅内水煎至300ml左右，加入陈醋500ml，再煎煮15分钟，取下即可熏洗。每日1～2次，每剂可用3～4天，2剂为1个疗程。

功效主治　杀虫止痒，消肿止痛。适用于手足癣。

（四）肉桂醋方

组　　成　肉桂30g，醋适量。

制法用法　将肉桂研为细末，与醋调成糊状，涂于患处，每日2次。

功效主治　杀虫解毒。适用于足癣。

（五）侧柏叶醋方

组　　成　侧柏叶250g，食醋500ml。

制法用法　将鲜侧柏叶用醋煮沸，冷却即成。取其涂搽患处，每日1次，每次20分钟，1周为1个疗程。

功效主治　凉血解毒。适用于手足癣。

（六）大黄米醋方

组　　成　大黄100g，米醋1L。

制法用法　大黄加入米醋中浸泡10天，然后用醋泡患处20分钟，每日2次，1周为1个疗程。儿童泡10～15分钟为宜。

功效主治　杀菌。适用于足癣。

（七）丁香花椒方

组　　成　丁香12g，花椒12g，苦参30g，地肤子30g，黄柏30g，大黄30g，枯矾25g，五倍子25g，海螵蛸25g，醋100ml。

制法用法　上药水煎，加100ml醋外洗。每日1剂，每剂煎2次约1.2L，洗4～5次，每次约20分钟。一般4～5天即可痊愈。

功效主治　杀菌。适用于足癣。

（八）藿香黄精醋方

组　　成　藿香、黄精、苦参、百部、白矾、大黄各30g，川椒15g，食醋1.5L。

制法用法　除食醋外，共研为粗末，入醋浸泡3天，过滤，去滓取汁，贮存备用。用时将患足浸于药液中浸泡。每日2次，每次30分钟。1剂可连用7天。伴手癣者，应同时泡手。

功效主治 清热燥湿，杀虫止痒。适用于足癣。

（九）黄精醋酸方

组　成 黄精500g，冰醋酸500ml，蒸馏水1.5L。

制法用法 将黄精切碎加入冰醋酸浸泡7天，然后用蒸馏水稀释备用。外搽患处，每日2～3次。

功效主治 杀虫止痒。适用于足癣。

（十）浮萍羌活醋方

组　成 浮萍12g，羌活、独活、荆芥、防风、川乌、草乌、僵蚕各9g，猪牙皂15g，白鲜皮15g，鲜白凤仙花1株，醋1L。

制法用法 将以上前11味药浸醋24小时，然后小火煮开，去渣取汁，每日泡足3次，每次30分钟，泡足后用水冲洗，擦干即可。

功效主治 破血祛风，清热解毒。适用于足癣。

（十一）复方龙蜂液方

组　成 龙胆、大风子、生天南星、黄精各30g，土槿皮50g，露蜂房10g，冰片5g，陈醋500ml。

制法用法 上药共研细末，用陈醋密封浸泡7天后过滤即可使用。每日外擦3次，4周后观察疗效。

功效主治 清热燥湿，杀虫止痒。适用于足癣。

（十二）马齿苋醋洗方

组　成 鲜马齿苋、米醋各等份。

制法用法 将鲜马齿苋捣烂取汁，再加入米醋混匀，搽洗患处。

功效主治 清热解毒。适用于足癣。

（十三）皂刺花椒醋方

组　成 皂角刺30g，花椒25g，食醋250ml。

制法用法 将前2味放入食醋内，浸泡24小时即成。外用泡手脚，每晚临睡前泡10～20分钟。

功效主治 清热解毒，止痒。适用于手足癣。

（十四）大风子明矾醋方

组　成 大风子仁、明矾、红花、荆芥、皂角、防风各15g，食醋1L。

制法用法 前6味加入醋中，浸泡3天，滤去药渣取液备用。先用水洗净患处，揩干，再浸入上述药液中，泡洗30分钟，每日1次。

功效主治 祛风燥湿，活血止痒。适用于手足癣。

（十五）二子双皮食醋方

组　成 蛇床子、地肤子、土槿皮、白鲜皮、百部各30g，黄精50g，食醋100ml。

制法用法 将前6味药共研细末，装入双层纱布袋内，袋口密封。加食醋100ml，冷水1.5L，煮沸20分钟后，先熏后泡1～2小时，连续7天为1个疗程。

功效主治 清热燥湿，杀虫解毒。适用于足癣。

（十六）四子苦参黄柏醋方

组　成 五倍子、地肤子、蛇床子、苦参、明矾各30g，大风子、黄柏、川椒各25g，米醋1L。

制法用法 以上前8味共研粗末，浸入米醋中5天，将患处浸入药液中浸泡15分钟，每日2次。

功效主治 清热润燥，祛风止痒。适用于足癣。

（十七）鱼腥草凤仙花醋方

组　成 鱼腥草60g，白凤仙花叶60g，葱白30g，醋20ml。

制法用法 以上4味一同加水煎汤，去渣取汁，熏洗患处，每日1～2次。

功效主治 杀虫止痒。适用于足癣。

注意事项

（1）保持皮肤干燥，保持足部清洁，每天清洗数次，勤换袜子。

（2）注意个人卫生，不要与别人共用鞋及其他洗漱用品。洗脚盆及擦脚毛巾应分别使用，以免传染他人。

（3）平时不宜穿运动鞋、旅游鞋等不透气的鞋子，以免造成脚汗过多，脚臭加剧。趾缝紧密的人可用干净纱布或棉球夹在中间或选择分趾袜，以利于吸水通气。

（4）勿吃容易引发出汗的食品，如辣椒、生葱、生蒜等。

（5）情绪宜恬静，兴奋和激动容易诱发多汗，加重足癣。

（6）足癣是一种传染性皮肤病，应避免搔抓，防止自身传染及继发感染。

（7）足浴后可涂杀真菌的药膏，但不可涂激素类药膏。

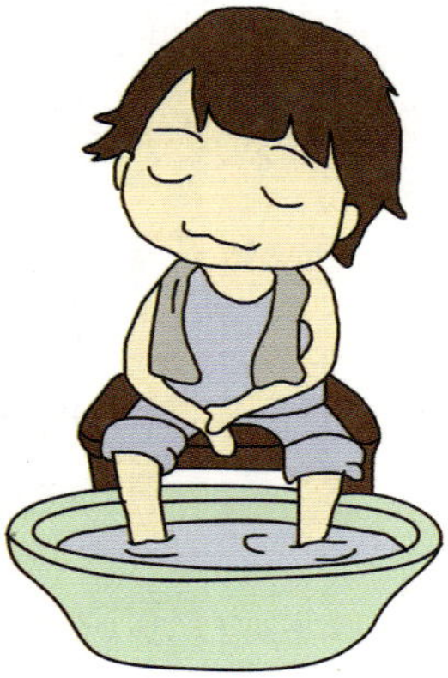

第十一节　腋臭

腋臭又名狐臭，为局部汗液带有异臭味的一种病症。多因湿热郁结于腠理汗孔或遗传所致。症见腋下汗液有特殊臭气。大部分患者伴有油耳朵症状。多见于青年男女，以妇女更为多见。

临床表现

1. 秽浊内蕴型

常有家族史，多在青春期开始发病，腋下、乳晕、脐周、阴部均可臭如野狐。若夏季或多汗时，臭气加剧，不可近人，尤其腋下有棕纹缕孔时，则汗出色黄如柏汁沾衣，耳道多有柔软耵聍，舌脉可如常人。

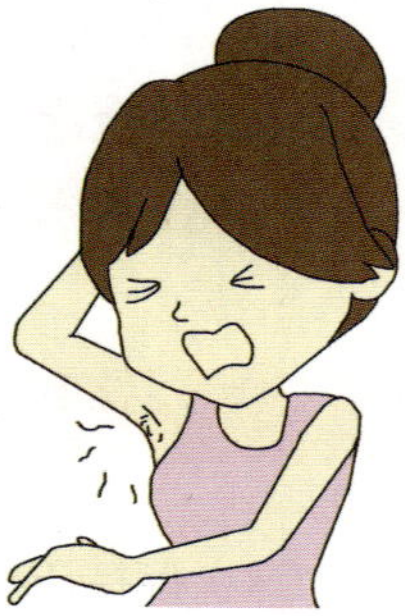

2. 湿热熏蒸型

常无家族史，好发于夏季，腋下多汗染着衬衣呈黄色，有轻微狐臭气，经洗浴后可暂时减轻或消除，舌红苔腻，脉滑数。

醋疗法

（一）醋泡铜末方

组　　成　细铜末12g，食醋适量。

制法用法　用醋泡铜末一夜，取汁搽腋窝，每日2～3次。

功效主治　杀菌除臭。适用于腋臭。

（二）茴香粉醋方

组　　成　茴香粉5g，食醋50ml。

制法用法　将两者调匀，备用。用时洗净腋窝，拭干后涂之，每日2次。

功效主治　杀菌除臭。适用于腋臭。

（三）石灰陈醋方

组　　成　石灰、陈醋各适量。

制法用法　用陈醋调石灰呈乳状备用。用时洗净腋窝，拭干后涂之，每日2次。

功效主治　散瘀、化湿，杀虫解毒。适用于腋臭。

（四）青木香醋敷方

组　　成　青木香、好醋各适量。

制法用法　用好醋浸泡青木香，置腋下，夹之。

功效主治　清热解毒，行气除秽。适用于腋臭。

（五）石绿轻粉醋调方

组　　成　石绿9g，轻粉3g，食醋适量。

制法用法　将前2味共研极细末，浓醋调涂，每日5次。

功效主治　清凉除秽，散瘀解毒。适用于腋臭。

注意事项

（1）注意个人卫生，勤洗澡、勤换衣，养成早晚沐浴的习惯，可用中性皂清洗汗腺较集中的地方。

（2）多汗人士应多穿宽松、轻薄的衣服。

（3）止汗剂应于洗澡后或皮肤干爽时使用，而非到出汗后才使用。

（4）夏季多吃富含水分的蔬果瓜类，多喝水，一天饮水量要保持在2L左右。

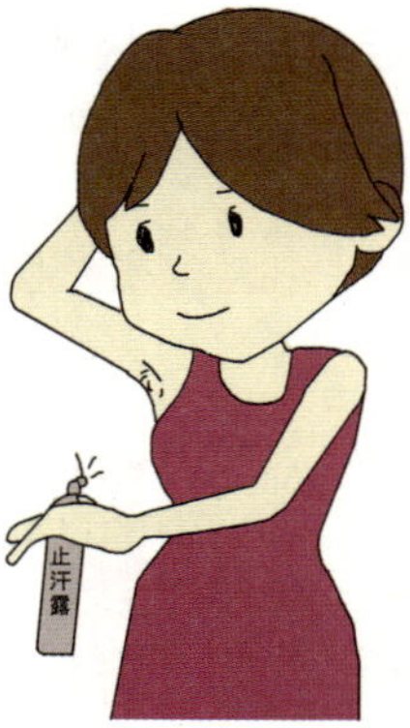

第十二节 痤疮

痤疮俗称为青春痘，是一种毛囊、皮脂腺的慢性炎症，因皮脂腺管与毛孔的堵塞，引起皮脂外流不畅所致。本病以青壮年较为多见，好发于面部、上胸、肩胛间，初为毛囊性小丘疹，顶端有黑色栓塞物，故称黑头粉刺，用手挤压后可排出牙膏样乳酪物，严重者可有脓疱、结节、脓肿、瘢痕及色素沉着。

临床表现

1. 肺经热毒型

颜面痤疮以鼻周多见，其疹焮热红痛，或中有脂栓，用手指挤压，有小米或米粒样的液体排出，甚者可见脓疱，伴颜面潮红，口干咽燥。舌质红，苔微黄，脉来浮数。

2. 肠胃湿热型

表现为颜面丘疹色红，微肿，疼痛，皮损部以额部、口周为多，皮脂分泌较多，炎症严重时伴见脓疮。同时可见口苦口干，纳呆腹胀，小便溲赤，大便秘结。舌质红，苔黄厚腻，脉象濡数。

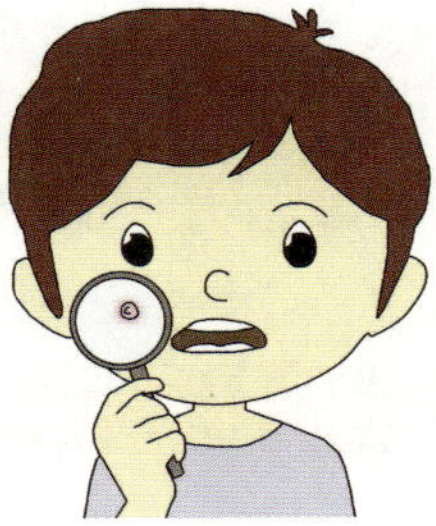

3. 血热瘀滞型

表现为颜面皮疹呈黄豆或指头大小，色红或紫红，同时伴有囊肿、结节、瘢痕等不同程度的皮肤损害，瘙痒和疼痛交替出现，严重者呈橘皮脸。舌质暗红或边有瘀点，苔薄白，脉来细涩。

醋疗法

（一）皂角刺醋方

药物组成 嫩皂角刺30g，米醋100ml。

制法用法 先将嫩皂角刺与米醋同煎，去渣取浓汁，白天涂擦患部。

功效主治 清热解毒，祛风消肿。适用于消除脓疱型粉刺、疱疹。

（二）白芷芦荟醋方

药物组成 白芷10g，芦荟10g，白凡士林100g，食醋10ml。

制法用法 先将白芷水煎2次，浓缩取汁10ml，加醋和白凡士林，再将芦荟研成细粉，加入拌匀即可。用时先用温水洗净患处，再涂药，一般1～2周即愈。

功效主治 清热解毒，疏风散结。适用于消除粉刺。

（三）治面生疱疮方

药物组成 鸡蛋1枚，醋适量。

制法用法 鸡蛋，用醋浸三宿，待软，取白涂之。

功效主治 润肤，清热解毒。适用于面生疱疮。

（四）苦参首乌合剂方

药物组成 苦参50g，生何首乌50g，当归50g，白芷50g，白醋500ml。

制法用法 将上药与白醋同装入广口玻璃瓶中，将瓶盖封严，放入盛有适量冷水的锅内，加温蒸煮1小时后取出，次日将瓶盖打开，用棉球蘸药液涂擦患处，早晚各1次。20天为1个疗程。

功效主治 泻火解毒，燥湿活血，养血润颜。适用于痤疮。

注意事项

（1）保持健康的心理状态，注意面部的清洁卫生，经常清除过多的油脂，保持皮脂腺的畅通。忌用手挤压痤疮，以防止感染。

（2）饮食宜清淡，富于营养，多吃糙米、萝卜、白菜、豆制品等含大量维生素A、C的食物。忌食辛辣肥甘之品。

（3）女性有月经不调应先治疗。

（4）慎用化妆品，注意化学药品对皮肤的不良刺激。

第十三节 甲癣

甲癣，俗称“灰指甲”，是指皮癣菌侵犯甲板或甲下所引起的疾病。甲真菌病是由皮癣菌、酵母菌及非皮癣菌等真菌引起的甲感染。多由手足癣日久蔓延，以致血不荣爪而成。初起甲旁发痒，日久指（趾）甲高低不平，逐渐增厚，或甲缘蛀空而残缺不全，指（趾）甲变形，失去光泽而呈灰白色，一般无自觉症状，但指（趾）甲过厚者可有疼痛感觉。

临床表现

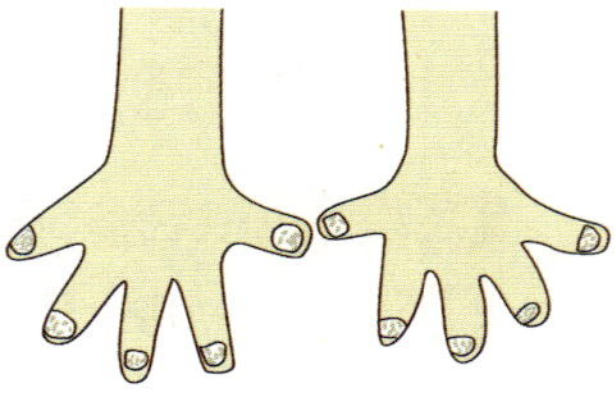

（1）湿热蕴结型　症见指甲远端或两侧有黄白斑点，逐渐扩展至全甲及甲下，甲板增厚，变脆，凹凸不平，色泽不良，或甲板变薄，翘起，其下蛀空，或甲板色红，甲沟红肿，或有脓包瘙痒刺痛，舌红，苔薄腻，脉滑数。

（2）血燥生风型　症见甲板色泽不荣，增厚或翘起，或蛀蚀呈蜂窝状，舌淡，苔少，脉细。

醋疗法

（一）蒜醋方

药物组成 大蒜瓣10个，食醋100ml。

制法用法 将大蒜捣烂，放在醋中加盖浸泡2小时，将患指（趾）插入醋蒜液中，每次泡10分钟左右，每日泡3～5次（醋液用后盖好，放在阴凉处，以备下次再用）。

功效主治 解毒杀菌。适用于甲癣、手足癣。

（二）白芷醋浸方

药物组成 白芷90g，食醋500ml。

制法用法 将上药同煎取浓汁，将灰指（趾）甲放在白芷醋汁中，浸泡30分钟，每日早晚各1次，连用10日。

功效主治 解毒杀菌。适用于灰指（趾）甲。

（三）四效浸液方

药物组成 鸦胆子（打碎）20g，生百部30g，白酒250ml，食醋250ml。

制法用法 将上药与白酒、食醋一起放入广口瓶内，密封，浸泡10日后备用。治疗时将患指插入瓶中浸泡，每次浸泡30～60分钟，每日浸泡2～3次。

功效主治 清热燥湿，杀虫解毒。适用于灰指甲、鹅掌风。

（四）烟丝醋浸方

药物组成 香烟2支，食醋60ml。

制法用法 将香烟撕破取出烟丝，放入醋中，浸泡2天。用时将指（趾）插入醋液中浸泡，每次10分钟，每日泡2次。

功效主治 杀菌解毒。适用于灰指（趾）甲。

（五）灰指甲套药方

药物组成 毛姜、黄柏、土茯苓、明矾、米醋各适量。

制法用法 上药研为细末，用米醋浸渍。治疗时剪除患指指甲部分，用棉球浸药放置甲床上，按患指大小剪下医用乳胶手套套住患指。每2日换药1次。连用4～7天，即可杀灭真菌，然后让其自然痊愈。

功效主治 杀虫止痒，燥湿解毒。适用于灰指甲。

（六）苦参花椒陈醋方

药物组成 苦参50g，花椒30g，陈醋500ml。

制法用法 先将陈醋煮至200ml，再将苦参、花椒用水冲洗干净后，放入浓缩醋中，浸泡1周即可使用。用时先将灰指甲用热水泡软，再用刀片刮削，以不出血、无疼痛感为度，然后用消毒棉球蘸药液浸润病甲5～10分钟，每晚睡前搽药1次。

功效主治 清热燥湿，杀虫解毒。适用于灰指（趾）甲。

注意事项

（1）养成良好的卫生习惯，平时勤洗脚、勤换袜，鞋袜经常暴晒，保持干燥。不互借、共用生活日用品，如鞋袜、拖鞋、脚盆、擦脚巾等不要与他人合用。

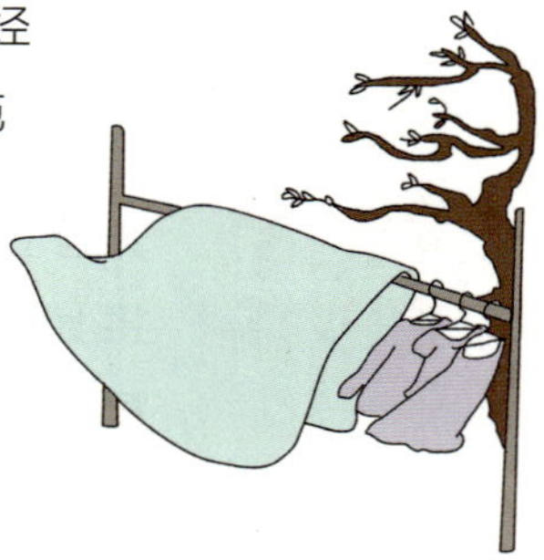

（2）增强机体抵抗致病真菌的能力，加强体育锻炼，注重营养。

（3）感染灰指甲的患者应及早积极认真治疗，避免病情发展，传染他人。

（4）手足多汗的人，可适当用些抑制局部排汗的治疗方法，夏季是灰指甲多发期，尤其要注意。

（5）注重环境卫生，注意室内通风换气，被褥常晒，床单、衬衣裤常洗。家庭中灰指甲患者的日用品，应定期用沸水消毒，不能烫洗的物品用日光暴晒2～3小时消毒。

第十四节　脂溢性脱发

西医学所称的“脂溢性脱发”，是一种以头发稀疏脱落为特点的皮肤病。因头皮瘙痒，头发脱落，如虫所蛀，故有“发蛀脱发”“蛀发癣”等名。本病多见于男性青壮年，少数女性亦可罹患。脱发一般先从两侧额角开始，逐渐向头顶部发展，日久头发变稀疏，变细变软，严重者额顶部可全部脱光，直接影响容貌。脂溢性脱发通常分为急性脂溢性脱发和慢性脂溢性脱发两类。

临床表现

（1）湿热内蕴型　以皮肤潮红、渗出较多、糜烂结痂、头发油亮为特点。

（2）血虚风燥型　以皮肤干燥、鳞屑较多、瘙痒明显、头发枯燥无光为特点。

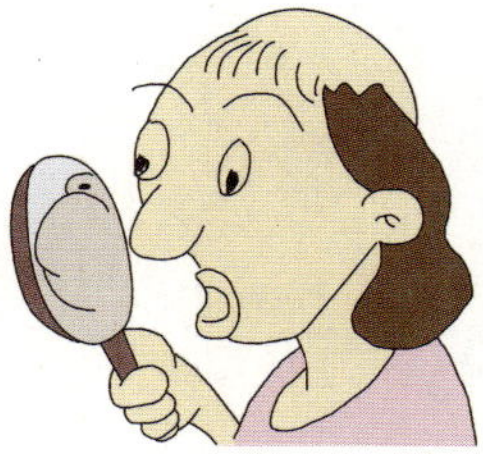

醋疗法

（一）治秃顶方

药物组成　芜菁子、醋各适量。

制法用法　芜菁子研末，醋和敷之，每日3次。

功效主治　利湿解毒，散瘀生发。适用于秃顶。

（二）陈醋洗头方

药物组成　陈醋200ml。

制法用法　陈醋加水500ml，加热后洗头，每天早上1次，宜常洗。

功效主治　散瘀活血，生发。适用于头发脱落、头皮痒、头屑多。

注意事项

（1）保持心情舒畅，精神愉悦，不要熬夜，生活有规律。

（2）合理膳食，不要过多食用肉类，调整胃肠功能。多吃一点含有丰富铁、钙、维生素A以及对头发有滋补作用的食物。

（3）戒烟，吸烟会使头皮毛细管收缩，从而影响头发的生长。

（4）节制饮酒，特别是烫热的白酒会使头皮产生热气和湿气，引起脱发。

（5）控制洗头次数。一般1周2次即可。洗发的同时需边搓边按摩，既能保持头皮清洁，又能使头皮活血，这也是预防脱发的方法。

（6）洗发时，应选用对头皮和头发无刺激性的无酸性天然洗发剂，或根据自己的发质选用。

第十五节 斑秃

斑秃，又名圆秃，俗称“鬼剃头”，为一种以头部突然发生局限性斑状秃发为特征的常见皮肤病证。本病起病突然，毛发干燥，成片脱落，皮肤光红，自觉痒如虫行或不痒。严重时可形成全秃，或伴有其他部位的毛脱落。可能与自身免疫、遗传等因素有关，而精神因素则是诱发及促使加重的原因。本病依据中医学临床主证，多归属“油风”范畴。

临床表现

1．肝肾阴亏型

患者多为40岁以上，头发焦黄或花白，发病时头发成片脱落，严重时可全部脱落，同时伴头晕耳鸣，五心潮热，失眠多梦，腰膝酸软，盗汗遗泄，妇女白带增多。舌红少苔，脉细数。

2. 气血不足型

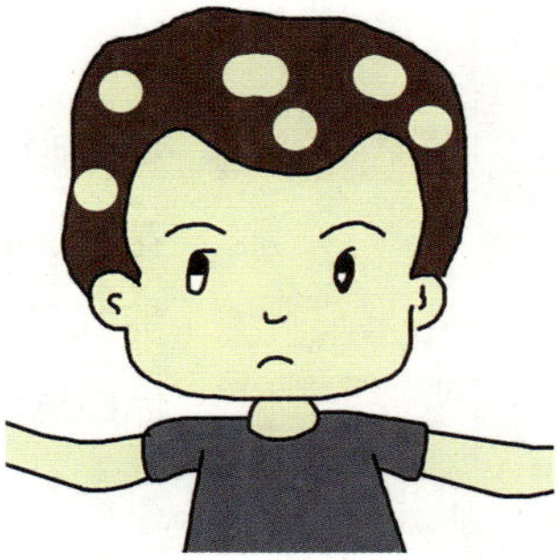

多发生在大病、久病或产后。脱发范围往往由小而大，呈进行性加重，在脱发区尚存残留参差不齐的头发，轻触亦易脱落，头皮松软光亮，兼见面色㿠白，神疲乏力，心悸气短，眩晕自汗，少气懒言等症。舌质淡，苔薄白，脉象细弱。

3. 瘀阻发窍型

表现为头发骤然脱落，或呈半截面折断，常伴头痛、偏头痛或头皮刺痛等症，兼见胸闷胁痛，夜寐噩梦纷扰，或烦热难以入睡，妇女月经不调。舌质紫暗或有瘀斑，脉弦涩或细涩。

醋疗法

（一）醋墨方

药物组成 食醋50ml，墨1锭。

制法用法 用醋磨墨呈稀糊。取其搽患处，每日3次。

功效主治 散瘀活血，生发。适用于斑秃。

（二）毛姜醋方

药物组成 毛姜、食醋各适量。

制法用法 用毛姜蘸醋磨汁，频搽患处。

功效主治 杀虫止痒，生发。适用于斑秃。

（三）生发水方

药物组成 生川乌30g，生天南星30g，白醋250ml。

制法用法 将药捣碎放入白醋中浸泡1周即可使用，每日用药液搽患处3～4次。

功效主治 祛寒湿，散风邪，生毛发。适用于斑秃。

（四）生发擦剂方

药物组成 补骨脂、土槿皮、毛姜、生大黄、川楝子各10g，白鲜皮、百部、川花椒、老姜、紫荆皮各6g，食醋500ml。

制法用法 前10味药用食醋浸泡1周后，取浸出液外擦患处，每日3次。

功效主治 活血通络，杀虫止痒，生发。适用于斑秃。

（五）醋浸车前草炭方

药物组成 车前草50g，米醋适量。

制法用法 将车前草焙成炭，放入米醋中浸泡1周。用该药醋外涂患处，每日2~3次。

功效主治 散瘀生发。适用于斑秃。

注意事项

（1）平时应保持心情稳定开朗，克服易激动、急躁或忧郁等不良情绪。

（2）讲究头发卫生，洗头最好用中性肥皂，不要用力搔抓头皮。

（3）饮食宜清淡为主。宜多吃补肾生发的食物，如黑豆、黑芝麻。

（4）治疗中要有信心和耐心，积极配合医生，争取早日康复。

第七章

五官科病症醋疗方

- 内障
- 中耳炎
- 昆虫入耳
- 口腔溃疡
- 口臭
- 牙痛
- 牙龈出血
- 鼻窦炎
- 咽喉肿痛

第一节 内障

内障，系指发生于瞳神及眼内各组织的疾病。患者可感觉眼前蚊蝇飞舞，黑花飘荡，观灯火如彩虹环绕，视物昏蒙，夜盲，甚至暴盲等。眼外观可无特殊病征，抑或可见瞳神之大小、形状、颜色等改变。如青盲、绿风、圆翳内障之类。本病包括西医的瞳孔、玻璃体、眼底等部位和眼内组织的多种疾病。

临床表现

内障眼病自觉症状多有视觉变化，如视力下降、视物昏蒙、眼前黑花飞舞、萤星满目，或视物变形、变色，视灯光周围有虹晕等。有的还可引起眼珠痛，甚至头眼俱痛。检查患眼，或外观端好，或伴见胞轮红赤，或见瞳神散大、缩小与变形、变色等；内眼可见晶珠、神膏浑浊，或视衣出血、渗出、水肿，抑或视衣、目系的其他病理改变等。

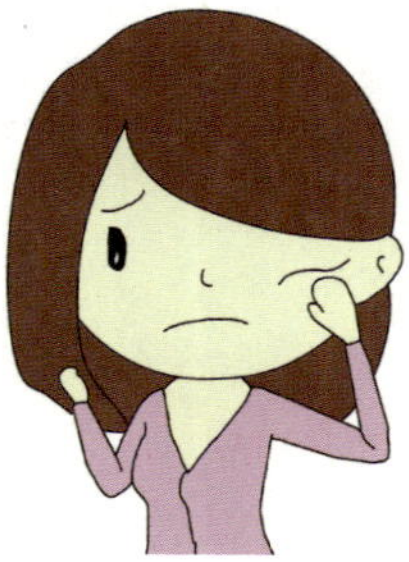

醋疗法

（一）苍术椒目丸

组　成 椒目（炒）30g，苍术（炒）30g，米醋适量。

制法用法 将前2味共研细末，加醋调糊为丸如梧桐子大。每次服20丸，醋汤送下。

功效主治 健脾解郁，明目除翳。适用于眼生黑花、视物不清、年久不治。

（二）苍术醋丸方

组　成 苍术（泔浸）120g，熟地黄（焙）60g，酒、醋各适量。

制法用法 将前2味共研细末，醋糊丸如梧子大，每温酒下30～50丸，每日3服。

功效主治 补虚明目，燥湿健脾。适用于视物昏花。

（三）羊肝明目方

组　　成 羊肝1具，食醋适量。

制法用法 将羊肝煮嫩，切片，蘸醋食之。

功效主治 养肝明目，改善视力。适用于夜盲症。

（四）治目赤热痛方

组　　成 鸡蛋白、醋各适量。

制法用法 鸡蛋白，醋渍之一宿，搅调食之。

功效主治 清热解毒，除烦明目。适用于目热赤痛。

（五）玄明粉食醋散方

组　　成 玄明粉50g，食醋500ml。

制法用法 将玄明粉、食醋放入瓦罐闷浸，搅拌，小火熬干，乳钵研末，过200目筛，装瓶备用。用时撒少许于结膜囊下，每日2～3次，20天为1个疗程。结膜充血、角膜炎症期忌用。

功效主治 润燥软坚，泻肝，行气活血。适用于角膜生翳，视物昏花。

（六）珍珠地榆点眼方

组　　成 珍珠30g，地榆60g，食醋适量。

制法用法 将珍珠、地榆放入醋中浸5天，取出以热水淘去醋气，研为细末。每次少许点眼，至愈为止。

功效主治 明目除翳。适用于目生顽翳、视物不清。

注意事项

（1）防止紫外线的照射，太阳光强烈时出门可戴防紫外线的墨镜。

（2）对患有糖尿病或其他内分泌、代谢性疾病的患者应及时治疗，及早控制。

（3）平时注意保养眼睛，看书写字、看电视时间应适当控制。不宜在暗处看书。

（4）如有远视、近视或散光等屈光不正现象，应到医院检查验光或到正规专业眼镜店，配制合适的眼镜，以避免发生眼疲劳症。

（5）生活起居要有规律。控制自己的情绪和脾气，休息与运动应合理安排。

（6）合理安排饮食，每日三餐保证足够的营养外，应多吃富含维生素C、维生素E的食物，少吃油腻、过咸的食物，忌烟酒，避免暴饮暴食。

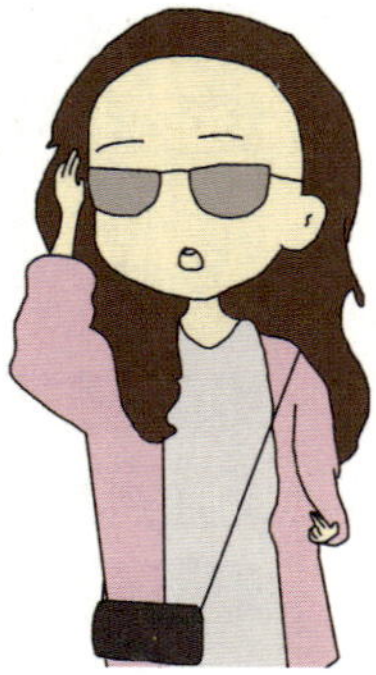

第二节 中耳炎

中耳炎指累及中耳（包括咽鼓管、鼓室、鼓窦及乳突气房）全部或部分结构的炎性病变，好发于儿童。可分为非化脓性中耳炎及化脓性中耳炎两大类。非化脓性中耳炎包括分泌性中耳炎、气压损伤性中耳炎等；化脓性中耳炎包括急性化脓性中耳炎和慢性化脓性中耳炎。

临床表现

1. 非化脓性中耳炎

分泌性中耳炎临床表现为听力下降、耳痛、耳内闷胀感或闭塞感、间歇性耳鸣。

2. 化脓性中耳炎

（1）急性化脓性中耳炎　主要表现为耳痛、流脓、耳鸣、听力减退，多伴有全身症状。小儿的全身症状比成人明显，可有发热、呕吐等。

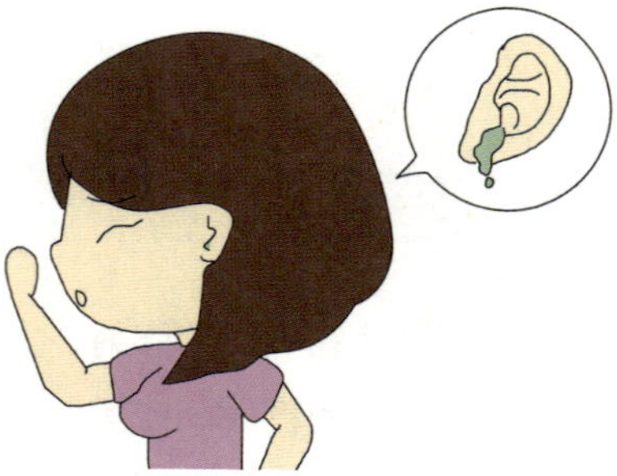

严重的并发症有颅内并发症，如脑膜炎、脑脓肿等。其他并发症有迷路炎、面神经麻痹等。

（2）慢性化脓性中耳炎　常以耳内间断或持续性流脓、鼓膜穿孔、听力下降为主要临床表现，严重时可引起颅内、颅外的并发症。

醋疗法

（一）漆醋方

组　成　漆醋、荔枝壳各适量。

制法用法　将漆醋置于荔枝壳内，壳下用小火加热，使醋煮沸，待冷后滴耳，每日3次。脓多者先洗耳再滴耳。

功效主治　化毒消脓，行气收敛。适用于中耳炎。

（二）酽醋方

组　成　酽醋（三年者最良）适量。

制法用法　酽醋灌耳，棉塞之半日许，必有物出。

功效主治　散瘀通窍。适用于耳聋，干耵耳不可出。

（三）鱼醋膏方

组　成　鲤鱼肠1具，食醋适量。

制法用法　将鲤鱼肠和醋共捣如膏，每取少许用棉球包裹塞耳，经1～2小时当感到闷痛，治愈即止。

功效主治　散瘀通窍，杀虫消肿。适用于耳聋出脓，或有虫者。

注意事项

（1）起居劳作有度，注意休息。

（2）积极锻炼身体，增强身体的抗病能力。

（3）预防感冒，感冒往往引起中耳炎复发，为此若患外感应及时及早治疗。

（4）洗澡、洗头时注意不让水进入耳内。

（5）饮食多样化，注意营养。多食含维生素较多的蔬菜、水果，如苹果、新鲜青菜、菠菜、胡萝卜等。少食辛、辣、炸、炒等属热性之品，如辣椒、生姜、炸油条、烧饼、饼干、快餐面等。同时海鲜及冰冻鱼、鱿鱼、虾米等咸海产品最好不食。

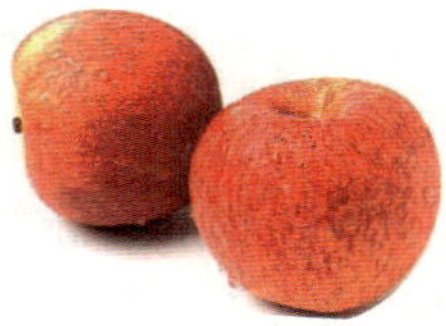

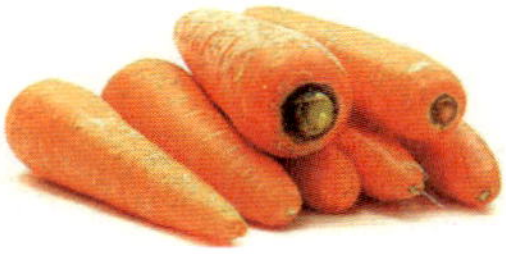

第三节 昆虫入耳

昆虫入耳是指昆虫误入耳道。中医对昆虫入耳，历来无一定名称，大多以某种东西所造成的后果而命名，例如飞虫入耳、蚤虱入耳等。对于百虫入耳，早在3～4世纪时已有记载，但异物的内容，仅局限于虫类。

临床表现

由于耳道里的皮肤比较娇嫩，神经分布极为丰富，当小虫子在人的耳道内爬行、蠕动、挣扎等，人们常常感觉到耳道又痒又痛，非常难受。这些虫子在人的耳道内爬行时，往往还会给人们带来难以忍受的耳鸣。如果飞虫碰到耳道深处的鼓膜处，还会引起恶心、头晕、呕吐等症状。

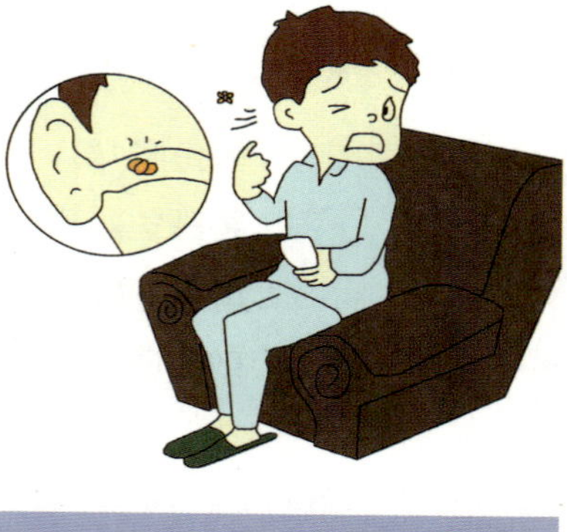

醋疗法

（一）胆矾驱虫方

组　成　胆矾1g，食醋30～40ml。

制法用法 将胆矾研细末，用食醋溶解，每取少许滴耳。

功效主治 祛腐，解毒，驱虫。适用于昆虫入耳。

（二）胡椒粉米醋方

组　　成 胡椒粉10g，米醋100ml。

制法用法 将2味调匀，取药液滴入耳内，虫即出。

功效主治 驱虫。适用于昆虫入耳。

（三）蜀椒醋灌耳方

组　　成 蜀椒15g，米醋半盅。

制法用法 上2味，蜀椒研细末，投醋中，搅匀，少少滴入耳内，行10～20步，虫即出。

功效主治 驱虫解毒，散瘀止痛。适用于百虫入耳。

（四）治百虫入耳方

组　　成 米醋不拘多少。

制法用法 以米醋注入耳内。

功效主治 杀虫解毒，酸涩驱虫。适用于百节、蚰蜒、蚁入耳，起行即出。

注意事项

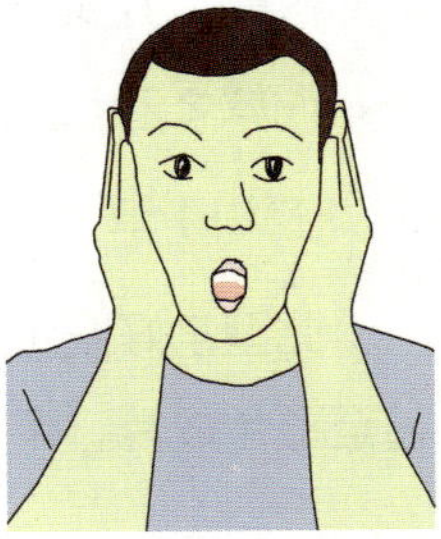

（1）当小虫飞入耳道的时候，正常都会引起嗡嗡作响声，这时应该用双手捂住耳朵，张口，以防止鼓膜震伤。

（2）通常来说耳垢能保持耳道温度适宜，还可以防止灰尘、小虫等接触鼓膜，因此，平常最好不要随便抠耳垢。

（3）如果是小虫飞入耳道，那么应该马上到暗处，用手电筒或火柴等来照有虫子的耳道，虫子见光后就会飞出来。

（4）如果是小虫飞入耳道，也可以使用烟熏方法驱赶小虫，向耳朵眼内吹一口香烟的烟气，将小虫呛出来。

（5）如果是小虫飞入耳道，可以用食油或甘油等滴几滴到耳内，过2～3分钟后，把头歪向患侧，那么小虫就会随着油淌出来。或者取生姜适量，捣烂取汁滴进耳内，或取食醋适量滴入耳内，随后虫子就会出来。

（6）如果上述方法效果不是很明显，那么应该及时去医院由专业医生将其取出。

第四节 口腔溃疡

口腔溃疡俗称“口疮”，是一种常见的发生于口腔黏膜的溃疡性损伤病症，多见于唇内侧、舌头、舌腹、颊黏膜、前庭沟、软腭等部位，这些部位的黏膜缺乏角质化层或角化较差。

临床表现

1. 血虚型

此病多发生在口唇、舌根、两颊部，溃疡面常呈灰白色，周围轻微红肿，此愈彼起，绵延不断，愈后无痕迹，伴溃疡处疼痛难忍及头部疼痛，并头痛牵拉眉棱骨疼痛、月经量增多、神疲乏力、心悸、夜寝不安等症状。

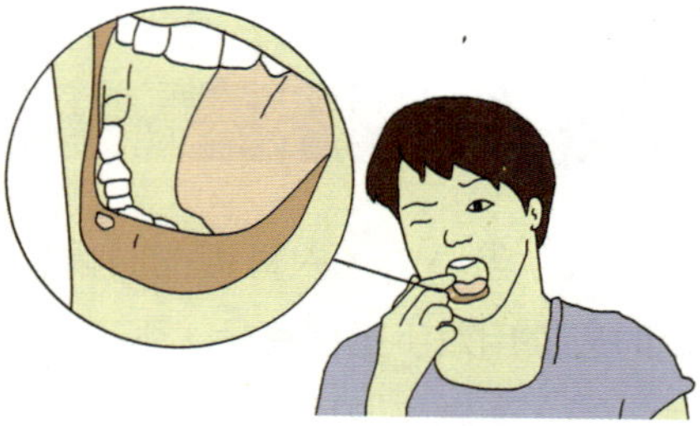

2. 肝火旺型

此型常好发生于口唇、牙龈、舌尖及两颊部，溃疡呈黄白色，周围红肿，数量多时甚至融合成片，疼痛剧烈，同时可出现头顶部痛、头晕、目眩、易怒、口苦等症。

3. 血瘀型

溃疡面色泽呈淡灰白色，有发展快、愈合慢之特点。女性往往在月经前及月经期间，口腔黏膜中突然发生数枚溃疡，局部剧烈疼痛，头痛位置固定不变，月经色呈紫黯，有瘀斑，如长期不治，易导致病情加重。

醋疗法

（一）术醋液方

组　成　白术50g，食醋100ml。

制法用法　将白术在醋中浸泡1周后取液备用。用时以药醋液外涂患处，每日3次。

功效主治　补气健脾，行气活血，敛疮。适用于复发性口腔溃疡。

（二）金果榄醋敷方

组　成　金果榄10g，米醋适量。

制法用法　金果榄用醋磨汁，取汁涂敷于患部。

功效主治　清热解毒，利咽。适用于口腔溃疡，肿毒初起，咽喉炎症等。

（三）吴茱萸醋敷方

组　成　吴茱萸30g，米醋适量。

制法用法　将吴茱萸研为细末，用醋调成糊。每晚取药糊敷于两足涌泉穴，保持12小时，次日早晨洗去，每日换药1次，连用4～5天。

功效主治　温中散寒，燥湿疏肝，解毒散瘀，止呕平喘。适用于复发性口腔炎、高血压、小儿喘息性支气管炎、小儿呕吐。

（四）吴茱萸连栀醋方

组　成　吴茱萸6g，黄连10g，栀子10g，食醋适量。

制法用法　将前3味研为末，分2次用醋调成糊，做成饼，贴于两足心，每剂用2次，每次贴药6小时。

功效主治　解毒散瘀。适用于口疮。

（五）吴萸肉桂醋敷方

组　成　吴茱萸6g，肉桂6g，川黄连10g，醋适量。

制法用法　将前3味研极细末，入醋调成糊状，敷于双侧涌泉穴，胶布固定，每日更换1次。

功效主治　清热燥湿，引火归元。适用于口腔溃疡（口疮）。

（六）细辛敷脐方

组　成　细辛不拘多少，醋适量。

制法用法　将细辛研为细末，用醋调成糊状，贮瓶备用。使用时，先将细辛糊涂脐上，外贴油膏药（即普通膏药，系用油纸所摊，不渗水，优于膏布）。每日1换，连用4～5天。

功效主治　祛风除湿，散瘀止痛。适用于小儿口腔溃疡（口疮）。

注意事项

（1）早睡早起，生活规律，保证充足睡眠。

（2）放松心情，多从事户外活动。

（3）均衡饮食，不吃辛辣刺激性食物。多吃新鲜蔬菜和水果。多饮开水。多吃具退肝火功效的食物，如绿豆、冬瓜、小黄瓜。多饮用决明子茶、菊花茶。忌酒。

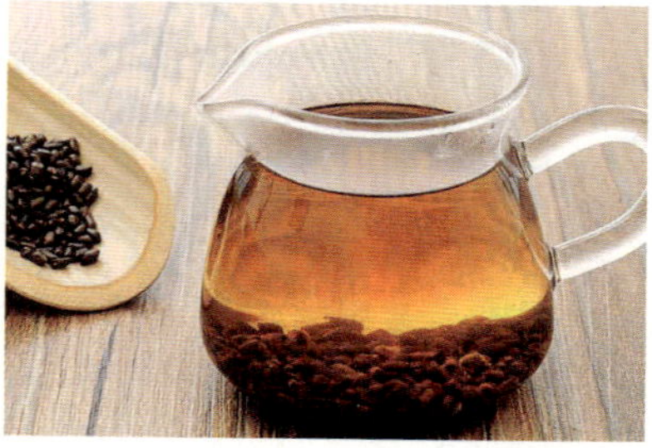

第五节　口臭

口臭，指口内呼出秽浊的臭气，又名口气。口臭是一个临床症状，多由肺胃蕴热、阴虚火旺、宿食停滞、口齿疾病以及口腔不洁等引起。

临床表现

（1）胃热上冲型　症见口渴饮冷，嗳气臭腐，口中气味难闻，口舌生疮糜烂，或牙龈赤烂肿痛，大便干结，或大便溏黄不爽，小便短黄，舌红苔黄，脉洪数等。

（2）肠胃食积型　症见口中酸臭，伴消化不良，胃中积食，有明显的暴饮暴食史，或为醇酒厚味所伤，脘腹胀痛，纳谷不思，口中臭味难闻，嗳腐吞酸，苔黄腻，脉弦滑或紧弦。

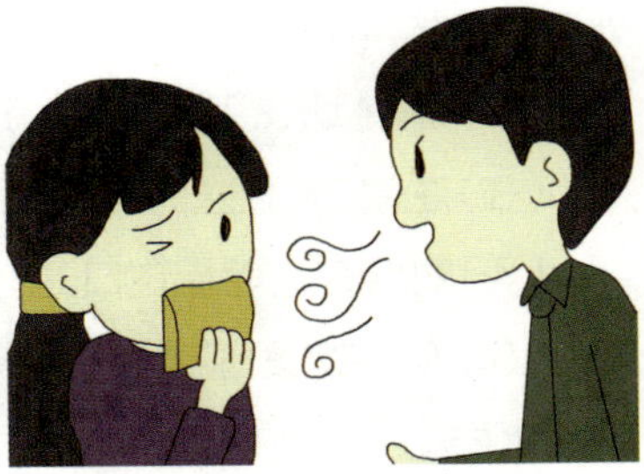

（3）痰热壅肺型　症见口气腥臭，伴胸痛胸闷，咳嗽痰黄黏稠，或咳吐脓血，咽干口燥，舌苔黄腻，脉象滑数等。

（4）口疮牙痛型　有明显的口内溃疡疮痛、溃烂、糜破及牙齿肿痛史，胃脘无明显不适，二便正常，舌质正常，苔黄，脉弦紧。

醋疗法

（一）漱口方

组　成　密陀僧末3g，食醋适量。

制法用法　将密陀僧末调入醋中，每日漱口。

功效主治　杀虫解毒，除臭辟秽。适用于香口去臭。

（二）除口臭醋方

组　成　食醋适量。

制法用法　将醋倒入茶杯，徐徐含咽。

功效主治　除口臭。适用于口臭，尤其是大蒜引起的口臭，牙周炎亦可用。

（三）治口气臭秽方

组　成　丁香15g，甘草90g，川芎30g，细辛45g，桂心45g，醋适量。

制法用法　前5味，共研为末，醋和为丸，如弹子大，临睡时服2丸。

功效主治　温阳健脾，除臭辟秽。适用于口气臭秽。

注意事项

（1）平时多饮淡盐水、开水。也可日常生活中以茶为饮品，除预防和改善治疗口臭外还能调节人体机制平衡，消炎抗菌，清热解毒，清洁口腔。

（2）避免烟、酒、辛辣、过冷、过烫刺激食物。

（3）注意口腔卫生，养成饭后漱口的习惯，使病菌不易生长。

（4）对系统疾病引起的口臭，治疗和控制原发疾病非常重要。

（5）保持饮食规律营养平衡，多食用含酸和维生素的蔬菜和水果。

（6）定期接受口腔检查，避免进食味道浓烈的食品。每天多喝水，以保持口腔湿润。

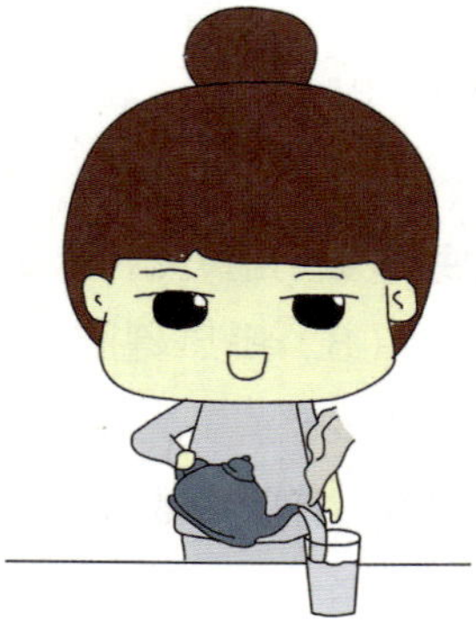

第六节 牙痛

牙痛是牙科常见的症状，指牙齿及牙龈红肿疼痛，是因牙体、牙周组织或颌骨的某些疾病所引起的一种症状，多见于西医学的牙髓炎、牙龈炎、根尖周围炎、牙周炎等疾病。

临床表现

（1）风热型牙痛　表现为牙齿痛剧，齿龈肿胀，发作突然，遇热痛剧，得冷痛减。伴发热恶寒，口渴，舌红，苔薄黄，脉浮数。

（2）胃火型牙痛　表现为牙痛剧烈，牙龈红肿，甚则肿连腮颊，或出脓渗血，头痛，口渴喜冷，口臭便秘，尿赤，舌红，苔黄，脉洪数。

（3）虚火型牙痛　表现为齿痛隐隐或微痛，时作时止，午后较重，牙龈微红，久则萎缩，甚则牙齿浮动、咬物无力，伴腰膝酸软，口干不欲饮，舌嫩红少苔，脉细数。

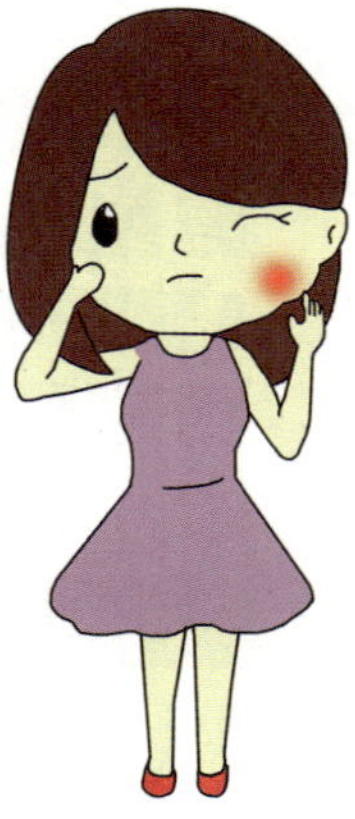

醋疗法

（一）白杨醋

组　　成　白杨树皮（细锉）1握，米醋200ml。

制法用法　白杨树皮放入米醋中，煎十余沸，去滓，热漱即吐。

功效主治　清热解毒，消肿止痛。适用于牙痛。

（二）牙痛方

组　　成　黄药子叶、食醋各适量。

制法用法　将黄药子叶与醋捣烂，敷患处。

功效主治　消炎解毒，止痛。适用于风火牙痛。

（三）茶叶醋方

组　　成　茶叶3g，醋10ml。

制法用法　将茶叶用开水冲泡5分钟，取茶汁加入食醋，混匀即成。每日含漱2～3次。

功效主治　散瘀止痛。适用于牙痛。

（四）花椒醋漱方

组　　成　花椒15g，食醋60ml。

制法用法　将2味共煎10分钟，去渣取汁，待温含漱。

功效主治　活血止痛。适用于牙痛。

（五）木鳖醋磨方

组　　成　木鳖子1个，食醋适量。

制法用法　将木鳖子去壳取仁磨醋，取汁涂擦患处。

功效主治　消肿止痛。适用于风火牙痛。

（六）荷叶蒂醋膏方

组　　成　荷叶蒂7个，浓醋适量。

制法用法 用浓醋400ml煎煮荷叶蒂，煎至200ml，去渣。再熬成膏，用膏时时搽牙。

功效主治 消肿止痛。适用于牙痛。

注意事项

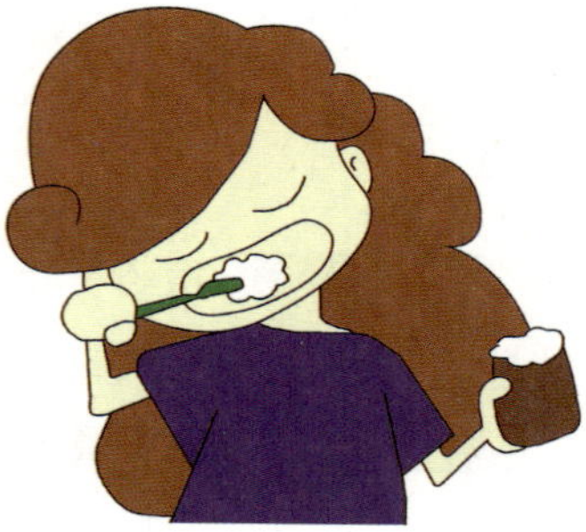

（1）注意口腔卫生，养成“早晚刷牙，饭后漱口”的良好习惯。

（2）睡前不宜吃糖、饼干等淀粉类的食物。

（3）勿吃过硬的食物，少吃过酸、过甜、过冷、过热的食物。

（4）出现牙痛时，应及时到医院进行检查，查明病因，对症治疗。

第七节 牙龈出血

牙龈出血，又称牙菌症，病在牙龈，初起基本上是一种炎症增生，牙根龈肉肿起，色紫，因其形似菌者故名。多由恚怒伤肝，思虑伤脾，肝火上犯牙龈，气滞血凝所致。症见牙根龈肉肿起如菌状，色紫或如木耳。本病多见于50岁左右的老年人。

临床表现

（1）胃火内炽型　症见齿龈红肿，血色鲜红，口臭，口渴欲饮，大便秘结，头昏而痛。

（2）阴虚火旺型　症见齿衄，多无齿龈红肿，但觉齿摇而浮，伴有头晕目眩，耳鸣，腰背酸楚等。

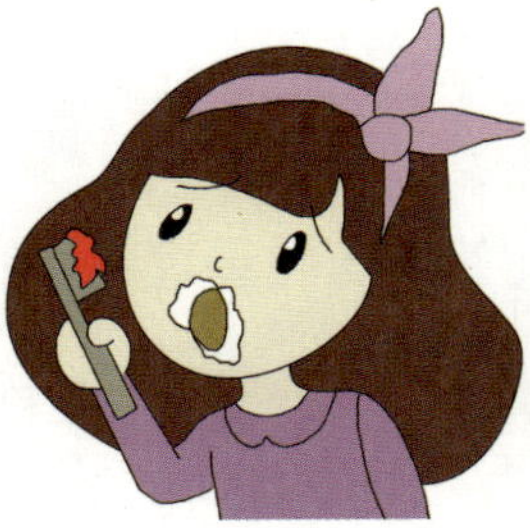

（3）热毒内蕴型　症见恶寒发热，经汗出热仍不退，齿衄，或有其他部位出血，血色初起鲜红，日久则血色淡红，伴有烦躁气急，口干欲饮，骨节烦痛，纳呆，便秘，口臭。

（4）气血亏虚型　症见齿衄，血量不多，色淡红，同时可见有鼻衄，肌肤及其他部位的出血。妇女月经量多，色淡，淋沥不止，头晕目眩，耳鸣心悸，神疲乏力，腰腿酸软，纳呆，口淡乏味。

醋疗法

（一）灵脂醋

组　　成　五灵脂末、米醋各适量。

制法用法　以米醋煎汁，含咽。

功效主治　行血止血，散瘀止痛。适用于恶血齿痛。

（二）磨盘草醋方

组　　成　磨盘草根、食醋各适量。

制法用法　将鲜磨盘草根洗净，切细，浸入醋内1小时，布包含在嘴里。

功效主治　解毒祛风，散瘀止血。适用于牙龈溃疡出血。

（三）青松果醋方

组　　成　青松果7个，食醋200ml。

制法用法　用醋煎青松果数滚。待煎液凉后漱口，每次漱约10分钟，连漱3～5次。

功效主治　清热凉血，止血。适用于牙龈出血。

（四）天胡荽醋方

组　　成　鲜天胡荽60g，食醋适量。

制法用法　将鲜天胡荽用冷开水洗净，捣烂醋浸。将醋液含在口中，5分钟后吐出，每日含3～4次。

功效主治 清热利尿，消肿解毒。适用于牙龈出血。

（五）玉竹旱莲草醋方

组　　成 玉竹15g，墨旱莲9g，食醋适量。

制法用法 将玉竹、墨旱莲加水煎汤，去渣取汁，加入食醋调匀。每日1剂，连服数天。

功效主治 滋阴清胃。适用于虚火型牙龈出血。

（六）竹茹醋

组　　成 生竹茹（无生用干须加倍）60g，醋适量。

制法用法 生竹茹，醋浸一宿，不时含之。

功效主治 清热化瘀，凉血止血。适用于牙龈出血。

注意事项

（1）用温水刷牙、温茶水漱口。

（2）进食宜温热，勿吃过酸过甜的食品。

（3）常用脱敏或防酸牙膏刷牙。

第八节 鼻窦炎

一个或多个鼻窦发生炎症称为鼻窦炎，累及的鼻窦有：上颌窦、筛窦、额窦和蝶窦，这是一种在人群中发病率比较高的疾病，影响患者生活质量。

临床表现

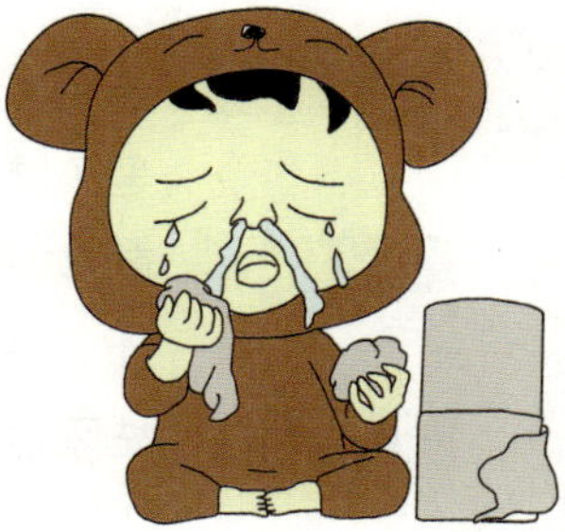

（1）风热袭肺型　临床表现为鼻涕黄浊味臭，鼻塞时作，嗅觉减退，头额胀痛，发热恶寒，咳嗽痰黄，咽干，苔薄黄。

（2）脾经湿热型　临床表现为涕黄浊、量多、味臭，鼻塞重，嗅觉差，鼻窍黏膜红肿，头胀痛，肢体困倦，食少纳呆，脘腹胀满，溲黄赤。舌红，苔黄腻。

（3）胆腑郁热型　临床表现为鼻流浊涕，色黄而臭，鼻塞不通，不闻香臭，头昏头涨，咽干口苦，耳鸣目眩，两胁胀痛。舌红，苔黄。

（4）脾气虚弱型　临床表现为涕或白或黄，黏且量多，无臭味，鼻塞重，嗅觉差，鼻窍黏膜淡红肿胀，肢倦乏力，面色萎黄，食少纳呆，腹胀便溏。舌质淡，苔薄白。

（5）肺气虚寒型　临床表现为鼻涕量多、黏白无臭味，鼻塞或轻或重，日久不愈，遇风冷加重，自汗恶风，气短乏力。舌淡，苔薄白。

醋疗法

（一）杏仁膏

组　成　杏仁15g，蜀椒6g，细辛6g，附子3g，食醋、猪脂各适量。

制法用法　将前4味药用食醋浸一宿，再用猪脂煎熬令附子色黄，再行熬膏去渣，贮存备用。每取本膏少许，用药棉裹药塞入鼻中，双鼻则交替塞之，每日各3次。

功效主治　疏风祛寒，宣肺通窍。适用于小儿鼻塞。

（二）斑蝥贴方

组　成　斑蝥、食醋各适量。

制法用法　斑蝥生用，去翅，研为细末装瓶备用。用时取斑蝥末适量，用醋调成较稠糊，取胶布一小块，中间取一0.5cm^{2}的孔，贴于擦干净的印堂穴上，将药糊敷在小孔内，外用胶布固定，24小时去掉。1次不愈，隔1周再重复使用。敷药后可出现小水疱，可用消毒针穿破放水，外涂甲紫即可。

功效主治 消肿散瘀。适用于变应性鼻炎、单纯急性或慢性鼻炎、慢性副鼻窦炎。

（三）辛夷细辛醋浸方

组　成 辛夷（去毛）24g，川椒24g，干姜24g，川芎24g，吴茱萸24g，皂角屑15g，桂心30g，猪脂500g，酽醋500g。

制法用法 前7味药，先用酽醋浸泡12小时，再以猪油熬至色黄为度，去渣取汁。每用少许，纱布包裹塞鼻。

功效主治 祛风温肺，散寒通窍。适用于急、慢性鼻炎和变应性鼻炎。

注意事项

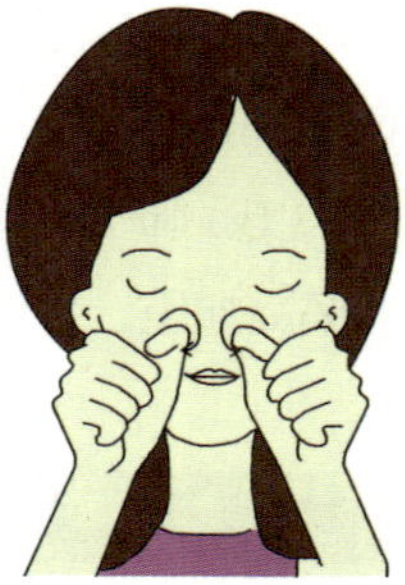

（1）加强体育锻炼，增强体质，预防感冒。

（2）积极治疗急性鼻炎（感冒）和牙病。

（3）鼻腔有分泌物时不要用力擤鼻，应堵塞一侧鼻孔擤净鼻腔分泌物，再堵塞另一侧鼻孔擤净鼻腔分泌物。

（4）及时、彻底治疗鼻腔的急性炎症，矫正鼻腔解剖畸形，治疗慢性鼻炎和鼻中隔偏曲。

（5）游泳时避免跳水和呛水。

（6）患急性鼻炎时，不宜乘坐飞机。

（7）妥善治疗变态反应性疾病，改善鼻腔鼻窦通风引流。

第九节　咽喉肿痛

咽喉肿痛是一种最常见的病症，它多发于一年中的寒冷季节，感冒、扁桃体炎、鼻窦炎、百日咳、咽喉炎以及病毒感染甚至心肌梗死均可引起咽喉痛。本病以咽喉部红肿疼痛、吞咽不适为特征。

临床表现

1．外邪侵袭，热毒搏结型

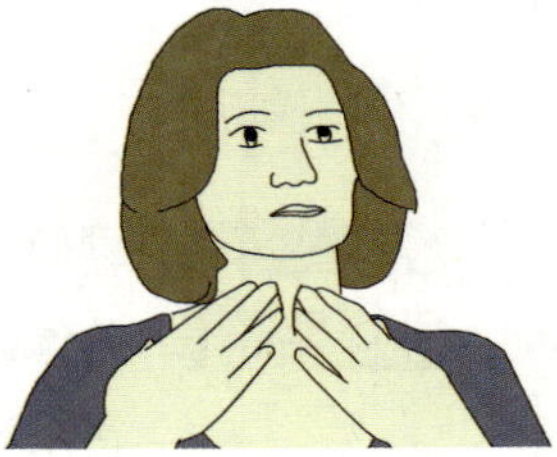

表现为喉痛初起，咽痛逐渐加重，吞咽不利，吞咽时疼痛尤甚，发热恶寒，头痛，周身不适，口干，咳嗽痰多，小便黄，舌质红，苔薄黄，脉浮数。检查可见患处黏膜色红漫肿或颌下肿胀，触之稍硬。

2．热毒团结，化腐成脓型

表现为咽痛剧烈，胀痛或跳痛，痛引耳窍，吞咽困难，口涎外溢，或张口困难，言语不清，如口中含物，或咽喉阻塞，吸气难入。伴高热，头痛，口臭口干，便结溲黄，舌质红，苔黄厚，脉洪数有力。检查可见患处红肿高突，或隆起顶部红里泛白，触之有波动感，穿刺可抽出脓液。

3．气阴耗损，余邪未清型

表现为咽痛逐渐减轻，身热已平，红肿始退，咽干口渴，倦怠乏力，懒动少言，舌红或淡红，苔薄黄而干，脉细数。检查见患处红肿突起已平复，黏膜色红欠润，或溃口未愈合。

醋疗法

（一）咽痛灵方

组　成　倒钩刺根、米醋各适量。

制法用法　将倒钩刺根洗净，加入好米醋同研，取汁滴喉中。

功效主治　利咽解毒。适用于咽喉炎、腭扁桃体炎。

（二）急喉一匙金

组　成　山豆根皮不拘多少，醋适量。

制法用法　将山豆根皮用醋浸。每服10ml。

功效主治　泻火解毒，消肿止痛。适用于咽喉肿痛。

（三）薤白醋敷方

组　成　薤白50～100g，米醋60ml。

制法用法 将薤白洗净切碎，放入钵中捣烂，加入经加温过的米醋，调匀成糊，敷于患处，冷即更换。

功效主治 理气宽胸，清热解毒。适用于咽喉肿痛。

（四）绿矾醋散方

组　　成 绿矾500g，高良姜末少许，食醋1.5L。

制法用法 将绿矾放入醋中，取出晒干，研为细末。用时取少许药末吹入喉部，待痰涎流出后，以良姜末少许，放入茶水内漱口，然后咽下。

功效主治 解毒消肿。适用于腭扁桃体炎、咽喉肿痛。

（五）酢浆草醋敷方

组　　成 酢浆草、米醋各适量。

制法用法 将酢浆草研末，用醋调糊，敷于喉外。

功效主治 清热解毒，消肿止痛。适用于咽喉肿痛。

（六）万年青叶醋方

组　　成 万年青叶3～5片，食醋50ml。

制法用法 将鲜万年青叶捣汁，加醋混匀，入口频频含咽。

功效主治 清热解毒，化瘀止血。适用于咽喉肿痛。

注意事项

（1）加强体育锻炼，提高身体免疫力，增强体质，避免受风寒引起上呼吸道感染。

（2）不要过分疲劳，注意随着气候变化及时增减衣物。

（3）不宜吸烟、饮酒以及进食辛辣等刺激性的食物。

（4）多注意休息，保持心情舒畅，避免着急上火。

（5）积极治疗咽喉部急慢性疾病，保持口腔卫生。

（6）适当多饮水，注意休息，吞咽困难者，宜进半流质或全流质饮食，以养护胃气。

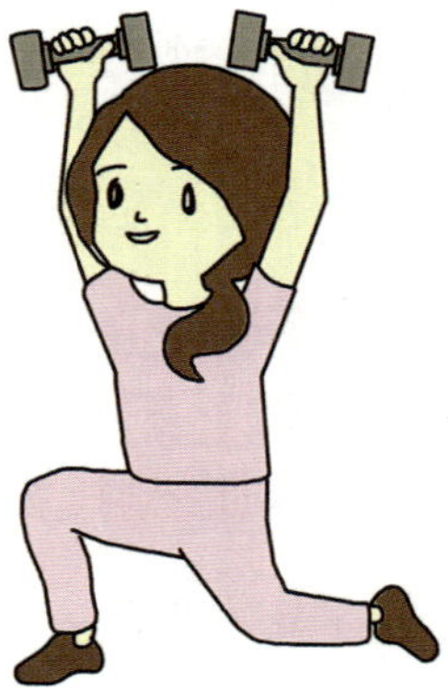

第八章

男科病症醋疗方

- 遗精
- 早泄
- 阳痿
- 不育症
- 阴囊湿疹

第一节 遗精

遗精是指不因性交而精液自行外泄的一种男性性功能障碍性疾病。如果有梦而遗精者称为“梦遗”；无梦而遗精者，甚至清醒的时候精液自行流出称为“滑精”。但如果是发育成熟的男子，每月偶有1～2次遗精，且次日无任何不适者，属生理现象，不是病态。若遗精次数过频，每周2次以上或一夜数次，且有头昏眼花、腰腿酸软、两耳鸣响等症状者，则应及时治疗。

临床表现

1. 阴虚火旺型

多为有梦遗精，阳事易举，或易早泄。伴两颧潮红，头昏心慌，心烦少寐，神疲乏力。舌质偏红，苔少，脉细。

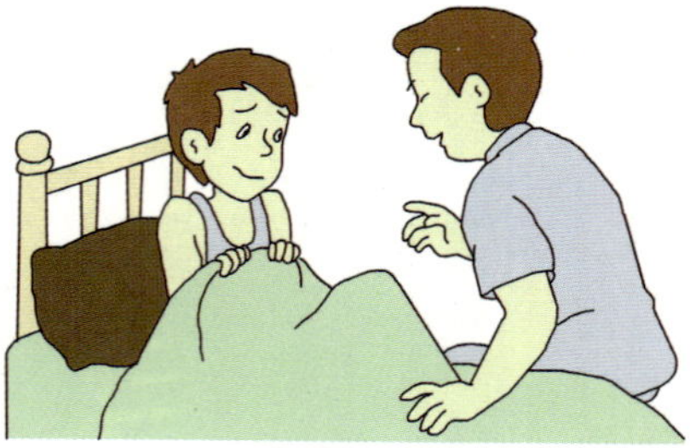

2. 肾精不固型

多见滑精不禁，精液清冷，精神萎靡，腰腿酸冷，面色苍白，头晕耳鸣或见囊缩湿冷，舌淡，苔白滑，脉沉溺无力。

3. 湿热下注型

遗精频作，茎中涩痛，小便热赤，口苦或渴，舌苔黄腻，脉滑数。

醋疗法

（一）五白散

组　成　五倍子10g，白芷5g，食醋适量。

制法用法 前两味共研细末，用食醋和水调成药团状，贮存备用。临睡前，取药团适量，搓成药饼，敷于脐中。外以纱布覆盖，胶布固定，每日换药1次。

功效主治 敛阴涩精，固涩止遗。适用于有梦或无梦的遗精。

（二）龙骨丸

组　　成 糯米饭（晒干）120g，赤石脂（炒令焦黄）60g，龙骨（煅、别研）60g，白茯苓（去皮）60g，醋适量。

制法用法 前4味共研细末，醋煮面糊为丸，焙如干，梧桐子大。每服50丸，空腹盐汤送下，食前服。

功效主治 健脾益肾，涩精止遗。适用于白浊，梦遗滑精。

（三）牡蛎丸

组　　成 煅牡蛎90g，赤石脂90g，盐末30g，醋30ml。

制法用法 赤石脂捣碎，醋拌匀湿，慢火炒令干，与牡蛎同研如粉，醋煮面糊为丸，如梧桐子大。每服15丸，空腹服时用盐汤送下。

功效主治 滋阴潜阳，涩精止遗。适用于梦遗，早泄，白浊，小便不禁。

（四）神龙丹

组　　成 文蛤（炒）6g，白龙骨（煅）9g，白茯苓（去皮、木）15g，醋适量。

制法用法 前3味药共研细末，醋糊为丸，如梧桐子大。每服30丸，空腹时用温水送下。

功效主治 滋阴潜阳，宁心安神，涩精止遗。适用于遗精。

（五）固精膏方

组　　成 五倍子30g，煅龙骨、煅牡蛎、远志、桂枝、木通各9g，食醋适量。

制法用法 将上药共研为细末，用食醋调和如泥，临睡前敷于脐中，按紧，外用纱布覆盖，胶布固定。每日换药1次，5天为1个疗程。

功效主治 交通心肾，固涩止遗。适用于梦遗、滑精。

（六）克反散方

组　　成 甘遂、甘草各等份，生姜、食醋各适量。

制法用法 将前2味研成细末，用醋调成糊。先用鲜姜擦身柱穴至皮肤发红，然后再将药糊敷在穴位上，用纱布固定，每日1次。

功效主治 益精养气。适用于遗精。

（七）牡蛎醋糊丸

组　成 牡蛎粉，不拘多少，醋适量。

制法用法 用牡蛎粉，醋调糊状，做成丸子，如梧子大。每服30丸，米汤送下，每日服2次。

功效主治 滋阴潜阳，涩精止遗。适用于梦遗、便溏。

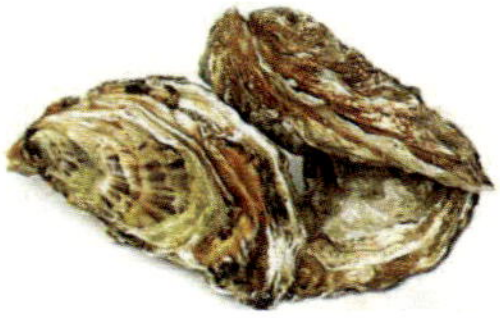

（八）三子醋煎方

组　成 五味子、金樱子、覆盆子、芡实、沙苑子、益智仁、莲须、龟甲各25g，食醋适量。

制法用法 上药用食醋浸泡1小时，再加水煎服，每日1剂，早晚各服200ml。

功效主治 敛阴益阴，滋阴潜阳。适用于重症滑精。

（九）女贞五倍子醋敷方

组　成 女贞子30g，五倍子30g，食醋适量。

制法用法 以上前2味共研细末，用醋调成饼，敷于脐部，外用消毒纱布覆盖，再用胶布固定，每日换药1次，连用3～5次。

功效主治 补肾固精。适用于遗精。

注意事项

（1）养成良好的生活习惯，婚后保持正常的性生活。

（2）调整睡眠习惯，夜间睡眠时下身及足部不宜过暖，睡眠姿势以仰卧、侧卧为宜。

（3）调适情志，注意饮食营养，少进烟、酒、茶、咖啡、葱蒜辛辣等刺激性物品。

（4）遗精的时候不要中途忍精，不要用手捏

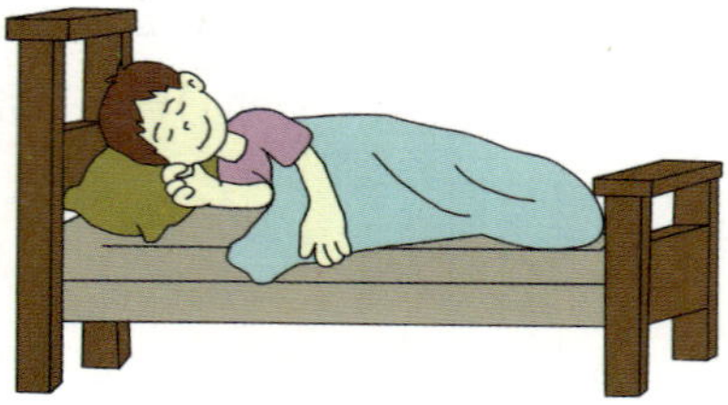

住阴茎不使精液流出，以免败精潴留精宫，变生他病。

（5）睡眠时不要俯卧，以免压迫和摩擦阴茎，引起阴茎充血，诱发遗精。内裤要常换，面料应尽量柔软，衣裤发硬也会诱发遗精。

第二节　早泄

早泄是指性交时间极短，或阴茎插入阴道就射精，随后阴茎即软，不能正常进行性交的一种病症，是一种常见的男性性功能障碍。常伴阴茎易举，或举而不坚，心烦口干等症。

临床表现

（1）湿热下注型　表现为性欲如常或亢进，精液稠厚，口苦口黏，小便黄赤、灼热，舌红，苔黄腻，脉弦数或滑数。

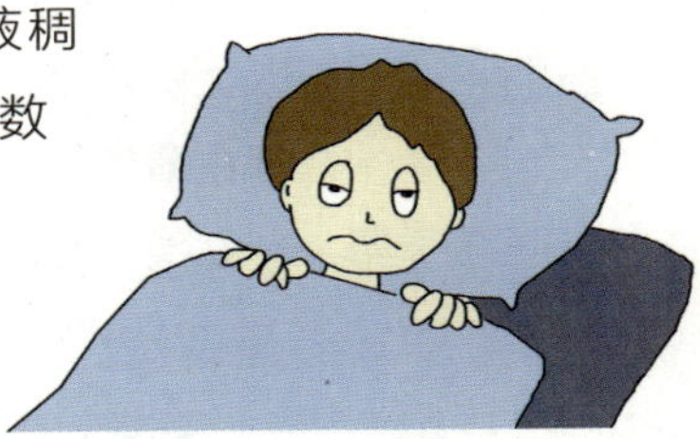

（2）肝气郁结型　表现为性欲低下或如常，情志不畅、忧郁烦闷，少腹胀满或会阴睾丸胀痛，脉弦、舌质紫暗。

（3）肾阴虚亏型　表现为性欲亢进，精液量少、稠厚，前列腺液常不易取出，兼有耳鸣、耳聋、腰酸膝软、五心烦热、尿黄、便干，舌红，少苔、少津，脉细数。

（4）肾气不固型　表现为性欲偏低，精液较清稀，腰酸膝软，夜尿频多，或遗精，舌淡，脉细弱或沉弱。

（5）心脾两虚型　表现为性欲一般，精液检查多无特殊改变，可有心悸气短，健忘多梦，乏力倦怠，食少纳呆，便溏泄泻，舌质淡，脉细弱。

醋疗法

（一）二妙散方

组　成　罂粟壳2g，五倍子3g，食醋适量。

制法用法　将上2药蜜炙为末，醋调成软膏，敷于脐中，用胶布固定，勿使脱落，7天更换1次。

功效主治　涩精止遗。适用于早泄。

（二）桑螵蛸丸

组　成　附子（炮，去皮、脐）15g，五味子15g，龙骨15g，桑螵蛸（切细，炒）7枚，醋适量。

制法用法　前4味共研细末，醋糊为丸，如梧桐子大。每服30丸，空腹时用温酒送下。

功效主治　温肾固阳，涩精止遗。适用于下焦虚冷，精滑不固，遗沥不断，阳痿早泄等症。

（三）露蜂房醋敷方

组　成　露蜂房10g，白芷10g，食醋适量。

制法用法　以上前2味烘干发脆，共研细末，用醋调成糊，敷于脐部，外用消毒纱布覆盖，再用胶布固定，每日换药1次，连用3～5次。

功效主治　祛寒湿，强阳道。适用于早泄。

注意事项

（1）禁止自慰，节制房事，避免剧烈的性欲冲动，避免用重复性交的方式来延长第二次的性交时间。

（2）进行适当的文体活动，如听音乐，锻炼身体，调节情操，增强体质，有助于防治早泄。

（3）戒酒，避免辛辣刺激。多食一些具有补肾固精作用的食物，如牡蛎、胡桃肉、芡实、栗子、甲鱼、文蛤、鸽蛋、猪腰等食品，增强体质。

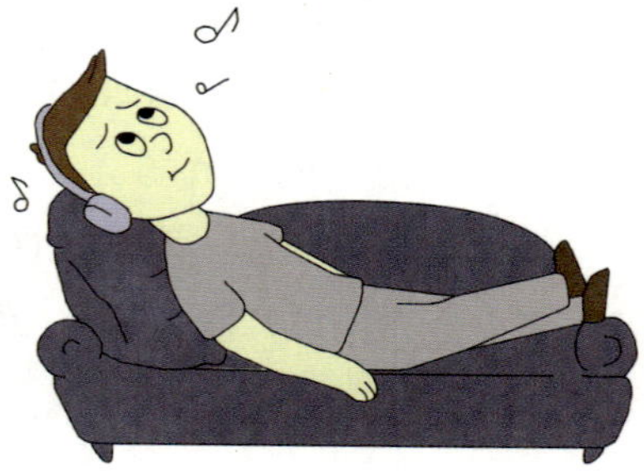

第三节 阳痿

勃起功能障碍又称为阳痿，是指青壮年男子，由于虚损、惊恐或湿热等原因，致使宗筋弛纵，引起阴茎痿软不举，或临房举而不坚的病证。本病多因肾虚、惊恐、精神刺激所致；或因纵欲过度、精气虚损；或少年手淫、思虑忧郁；或湿热下注、宗筋弛纵等因素所致。尤以肾阳虚和精神因素者居多。阳痿分为器质性和功能性两种。器质性阳痿又称为原发性阳痿，多见于阴茎发育异常、先天畸形、海绵体肌损害、瘢痕及阴囊水肿、睾丸纤维化等；精神性阳痿又称功能性或继发性阳痿，占阳痿病例的85%～90%，多由大脑皮质对勃起的抑制加强或中枢功能紊乱所致。

临床表现

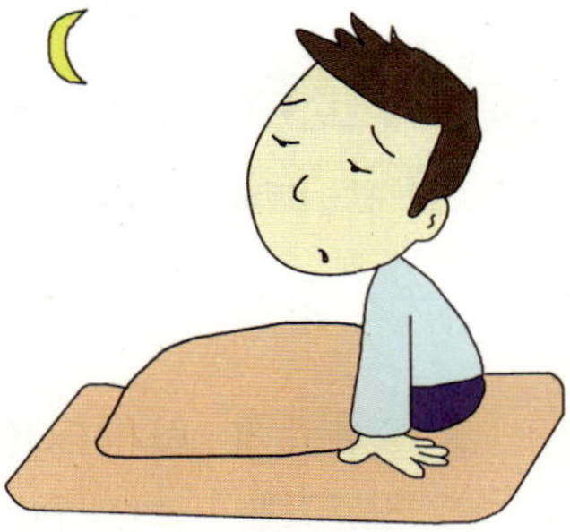

（1）命门火衰型　表现为不举，面白神疲，畏寒喜暖，头晕目眩，精神萎靡，腰膝酸软，舌淡，苔白，脉沉细。

（2）心脾两虚型　表现为精神不振，面黄食减，心悸失眠，健忘自汗，舌淡，苔薄白，脉细弱。

（3）惊恐伤肾型　表现为胆怯心悸，多疑苦闷，失眠，苔薄腻，脉弦细。

（4）湿热下注型　表现为阴茎痿软不坚，小便短赤，余沥不尽，阴囊潮湿，舌红，苔黄腻，脉滑数。

醋疗法

（一）壮阳灵

组　成　制附子10g，肉桂6g，肉苁蓉20g，淫羊藿15g，巴戟天15g，阳起石10g，制马钱子8g，韭菜子10g，菟丝子15g，赤芍15g，蜈蚣5

条，水蛭10g，麝香2g，冰片6g，食醋适量。

制法用法 上药除食醋外，共研极细末，瓶贮备用。治疗时取药粉适量，用食醋调成膏约5分硬币大小，0.5cm厚，贴脐部，盖以塑料薄膜与敷料，用胶布固定，每贴72小时，隔日复贴，直至痊愈。另外根据不同病因，配合心理治疗、性行为治疗及内服中药。

功效主治 补肾阳，疏肝，活血，通络。适用于勃起功能障碍。

（二）韭菜子丸方

组　　成 韭菜子100g，米醋600ml，蜂蜜适量。

制法用法 将韭菜子拣净，醋煮千沸，焙干，研末，炼蜜为丸，如梧子大。每服30丸，空腹温酒下。

功效主治 补肾壮阳，涩精止遗。适用于肾阳虚冷，男子阳痿、梦遗及女子带下。

（三）青囊斑龙丸

组　　成 鹿角胶（炒成珠）240g，鹿角霜240g，菟丝子（酒浸）240g，柏子仁240g，茯苓120g，补骨脂120g，米醋适量。

制法用法 前6味药共为细末，米醋煮糊为丸，梧桐子大，每服50丸，空腹姜盐汤送下。

功效主治 补肾壮阳，补虚安神。适用于肾亏体虚，阳痿遗精。

（四）枸杞羊肾醋汤方

组　　成 鲜枸杞叶250g，羊肾1具，葱白15根，生姜3片，食醋适量。

制法用法 将羊肾洗净，剖开，去脂膜，切片，与其他4味一起煮成汤。经常食用。

功效主治 补肾气，益精髓。适用于腰酸、阳痿。

注意事项

（1）劳逸结合，适当锻炼，消除紧张情绪，加强性知识教育及饮食调养。

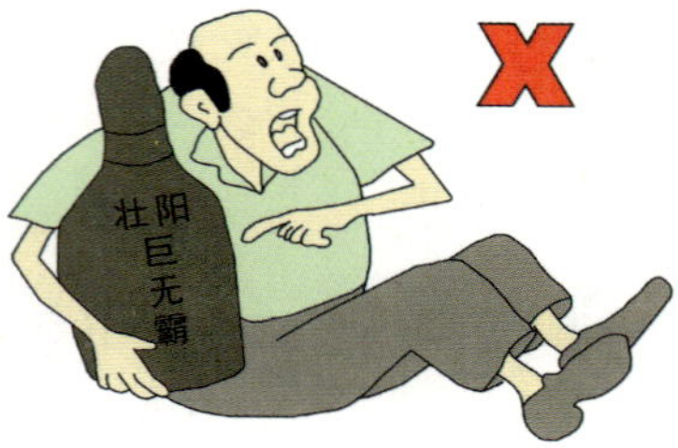

（2）积极治疗引发本病的其他疾病，避免房事过度，戒烟酒。

（3）消除心理障碍，保持心情舒畅。

（4）治疗期间，禁止房事。

（5）不可滥用壮阳药物。

第四节　不育症

男子不育症是指由于男性因素引起的不育。一般把婚后同居2年以上未采取任何避孕措施而女方未怀孕，称为不育症。有的男子婚后有过生育史，而后不能生育者，称为继发性男子不育症，发生率为10%左右。临床上把男性不育分为性功能障碍和性功能正常两类，后者依据精液分析结果可进一步分为无精子症、少精子症、弱精子症、精子无力症和精子数正常性不育。

临床表现

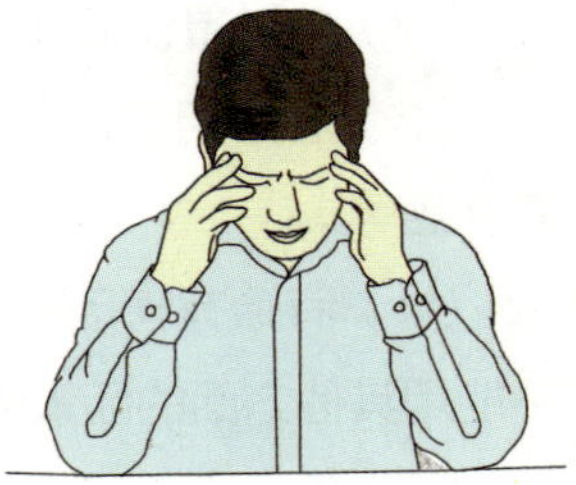

（1）肾阳虚衰证　表现为腰酸腿软，疲乏无力，面色㿠白或灰暗，性欲减退，阳痿早泄，小便清长，精子数少，精子活动力弱，或肾气虚弱，无力送出精液。舌质淡，苔薄白，脉沉细。

（2）肾阴不足证　表现为头晕耳鸣，浑身乏力，手足心热，遗精滑精，精少精薄，精子活动力弱或精液黏稠不化。舌红，苔少，脉细数。

（3）肝郁气滞证　表现为精神抑郁，胸闷不舒，两胁胀痛，嗳气泛酸，不思饮食，性欲低下，阳痿不举或举而不坚，精子质量下降，或性交时不能射精。舌暗，苔薄，脉弦细。

（4）湿热下注证　表现为头晕身重，少腹急满，小便短赤，阳事不举或阴茎勃起不坚，精子数少或死精子过多。舌苔薄黄，脉弦滑数。

（5）气血两虚证　表现为身体虚弱，神疲力倦，面色萎黄，头晕目眩，性欲减退，阳事不举或精子数少、成活率低，活动力弱。舌淡苔薄，脉沉细无力。

醋疗法

鲜虾韭菜醋方

组　成　鲜虾250g，鲜嫩韭菜100g，植物油、黄酒、酱油、姜丝、食醋各适量。

制法用法　将鲜虾洗净剥虾仁；鲜嫩韭菜拣好洗净，切成小段。炒锅上火，加油煸炒虾仁，入黄酒、酱油、食醋、姜丝，稍烹即好。再将韭菜段煸炒至嫩熟为度，烩入虾仁即成。经常食用。

功效主治　补虚助阳。适用于阳痿、不育症及不孕症的辅助治疗。

注意事项

（1）及时进行青春期性卫生教育。要提倡进行婚前教育，宣传生殖生理方面的有关知识，科学地指导青年男女正确认识两性关系，夫妻和睦，性生活和谐，才能建立起幸福美满的家庭。

（2）勿过量饮酒及大量吸烟。

（3）治疗相关疾病，如腮腺炎、附睾炎、前列腺炎、精囊炎、精索静脉曲张、附睾肿瘤等。

（4）消除有害因素的影响。对接触放射线、有毒物品或高温环境而致不育者，又不能用其他方面的因素进行解释，可适当调动工作。

（5）性生活要适度。性交次数不要过频，也不宜相隔时间太长，否则，可影响精子的质量。一般每周1～2次为宜。如果能利用女方排卵的时间进行性交，往往可以提高受孕的机会。

第五节　阴囊湿疹

阴囊湿疹是湿疹中最常见的一种，局限于阴囊皮肤，有时延及肛门周围，少数可延至阴茎。以皮疹多样性、对称分布、剧烈瘙痒、反复发作、易演变成慢性为特征。阴囊由于其潮湿的生理环境，容易感染湿疹。

临床表现

（1）干燥型　表现为水肿变厚，有薄痂和鳞屑，呈灰色，由于浸润变厚，间有裂隙，可有不规则的色素消失。

（2）潮湿型　表现为整个阴囊肿胀突出，有轻度糜烂、溢液、结痂和显著浸润、肥厚，皱纹深阔，稍发亮，色素加深，阴囊比正常显著增大，由于严重瘙痒间有累累抓痕。

醋疗法

（一）茱柏膏方

组　成　吴茱萸80g，黄柏80g，苦参60g，枯矾20g，食醋、凡士林各适量。

制法用法　前4味研极细末，过100目筛，混匀，装瓶备用。用时先用清水或温水洗净患处，取药粉、食醋各适量，用凡士林调成膏，外敷患处，每日2~3次。

功效主治　清热燥湿，敛疮，杀虫止痒。适用于阴囊湿疹。

（二）黄柏苍术醋敷方

组　成　黄柏100g，苍术100g，精盐3~5g，醋250ml。

制法用法　将黄柏和苍术研成细末，与精盐混匀，再与醋调成糊状，敷于患处。

功效主治　清热解毒，泻火燥湿。适用于阴囊湿疹。

（三）五倍子儿茶醋敷方

组　成　五倍子、儿茶各等份，米醋适量。

制法用法　研末和匀，湿性者干撒上，干性者以醋调搽于患处。

功效主治　燥湿收敛。适用于阴囊湿疹。

注意事项

（1）消除精神紧张因素，避免过于疲劳，注意休息。治疗期间忌房事，忌烟、酒。

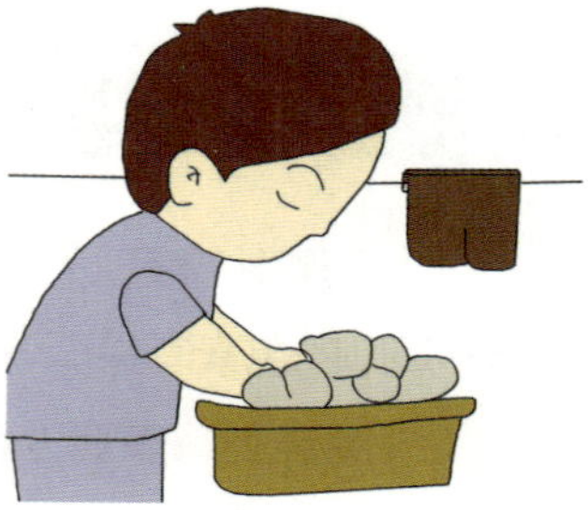

（2）居住条件要干爽、通风、便于洗浴。每天清洗阴囊部位，不要用肥皂水清洗。不能使用刺激性的药物涂抹阴囊部位。

（3）不要穿过紧的衣服，保持良好的通透性。及时换洗内裤，尤其是运动后，要及时清洁换洗内裤。

（4）有阴囊瘙痒时，忌搔抓、揉搓、摩擦、烫洗等。

（5）清洗患处时，动作要轻揉，不要强行剥离皮屑，以免造成局部感染，影响治疗，使病程延长。

（6）平时应注意清淡饮食，少吃生冷食物，少吃辛辣鱼腥食物，多食富含维生素的食品，如新鲜水果、蔬菜等。

（7）抗疟药、β-受体阻滞药均可诱发或加重病情。

第九章

美容养生醋疗方

- 雀斑
- 黄褐斑
- 皮肤黝黑粗糙
- 酒渣鼻
- 瘢痕疙瘩
- 护发
- 宁心安眠
- 滋阴补血

第一节 雀斑

雀斑，俗称雀子斑，因其状如雀卵上之斑点而定名。本病是一种以鼻面部发生褐色斑点为特征的皮肤病，其与遗传或日光照射有关，即在遗传因素的基础上，复受日光照射而发病。男女均可发生，多发于青春期后的少女，以皮肤白皙的女性较为多见。

临床表现

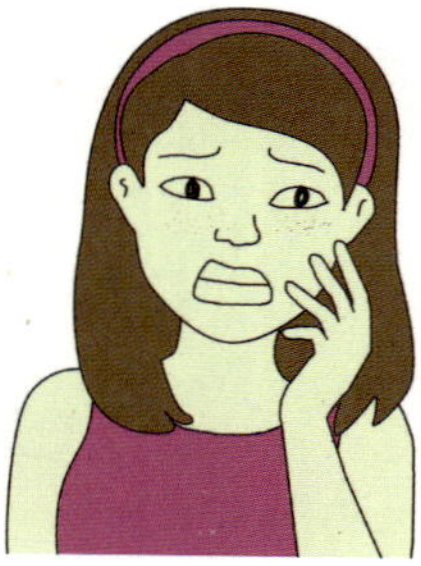

（1）风火外袭型　本型皮损呈针尖至粟米大小黄褐色斑点，以颜面、前臂、手背暴露部位多见，在被日晒后色素加重，舌脉如常。

（2）肾阴不足型　本型从小发病，有家族史，皮疹色淡褐色，以鼻为中心，对称性散在分布，夏季加重增多，舌质淡，苔少，脉细数。

（3）阴虚火旺型　本型除脸部雀斑外，还可见头晕腰酸、耳鸣潮热、五心烦躁、梦遗失精、失眠多梦，舌红无苔或少苔，脉细数。

（4）血虚生风型　本型除脸部雀斑外，还可见患处瘙痒、头晕乏力等症、舌淡白，苔薄白，脉细无力。

（5）气虚血瘀型　本型除脸部雀斑外，还可见神倦乏力、脘闷纳呆、头晕、口唇淡白，舌淡红有瘀点，苔薄白，脉细涩。

（6）血热妄行生风型　本型除脸部雀斑外，还可见皮肤下有出血点，口干口苦（半夜更甚），小便黄，大便结，舌鲜红或绛红，苔薄黄，脉数有力。

醋疗法

（一）白芷白醋方

药物组成　白芷90g，白醋500ml。

制法用法 将白芷泡入白醋中，浸泡半个月后去渣取汁，外搽患处，每日3次，每次5分钟。

功效主治 清热祛湿，消除斑块。适用于雀斑。

（二）白术浸醋方

药物组成 白术、米醋各适量。

制法用法 用米醋（白醋）浸白术7天，滤取药醋汁，收贮备用。在每天洗脸后，用白术浸泡过的醋液擦拭有雀斑的面部，坚持天天擦拭，日久可退雀斑。

功效主治 健脾燥湿，散瘀除斑。适用于面部雀斑、黑斑。

（三）鲜鸡蛋陈醋方

药物组成 鲜鸡蛋1只，山西老陈醋180ml。

制法用法 用陈醋浸泡生鸡蛋3～5天，取出后用蛋白擦面部，每日数次。

功效主治 养血润燥，散瘀除斑。适用于雀斑。

注意事项

（1）尽量避免长时间日晒，尤其在夏季。防止各种电离辐射。慎用各种创伤性治疗。

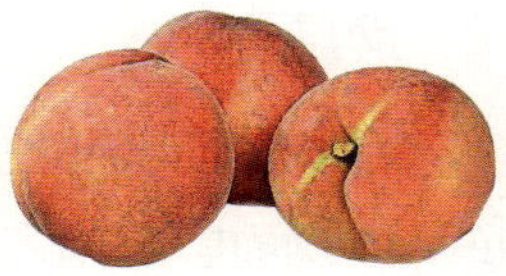

（2）每天要保证充足的睡眠，不要过于劳累。戒掉不良习惯，如抽烟、喝酒、熬夜等。

（3）多喝水，多吃蔬菜和水果，如西红柿、黄瓜、草莓、桃等。

（4）注意饮食的搭配，含高感光物质的蔬菜，如芹菜、胡萝卜、香菜等，在晚餐食用，食用后不宜在强光下活动，以避免黑色素的沉着。

（5）面部斑点多的女性，特别要注意经期中的保养。在这段时期多吃些有助于排出子宫内瘀血的食物，帮助子宫运转正常，加强血液流通，不给肝脏增加负担。

（6）选择适合的护肤品，不使用劣质化妆品。

第二节 黄褐斑

黄褐斑俗称肝斑，也称“蝶形色素沉着”，是一种以面生黑斑，形如蝴蝶为特征的皮肤病。本病多发于面部，以女性多见。皮肤呈黄褐色或淡黑色斑片，形状大小不一，色枯不泽，境界清楚，不高出皮肤。有的妇女在妊娠3～4个月后出现此斑，所以还称为“妊娠斑”。

临床表现

1．肝气郁结型

症状表现为色斑分布范围广，但多在眼周、颧部、眉弓、面颊等处。斑色多为浅褐或深褐色，部分患者在月经来潮前色斑加重，经后色斑减轻。体征表现为情志不畅，烦躁易怒，情绪不稳，多疑善虑或精神抑郁；月经周期紊乱，颜色暗红，经量减少，伴有血块；气滞不通，胸闷腹胀，有时头痛或小腹痛；口苦咽干，不思饮食，嗳气吞酸等。

2．脾虚型

症状表现为色斑分布在口周、面颊、鼻翼周围等处。斑色多为黄褐，大部分患者肤色偏黄，或颜面虚浮。体征表现为消化功能减退，食欲缺乏，食后腹胀，便溏腹泻；舌色淡白，舌体胖大、边有齿痕，脉弱或缓；月经量或多或少，经期延长，甚至崩漏，血色淡红，血瘀严重则血色暗兼有血块；健忘嗜睡，神疲身重，气短懒言，四肢乏力，怕冷畏寒等。

3．肾阴虚型

症状表现为色斑分布在耳前、两颊、额部等处。斑色多为黑褐，部分患者肤色偏暗发枯或萎黄不泽，或有黑眼圈；皮肤多干燥，午后颧红。体征表现为两侧腰痛，尤以经期时明显，常伴有月经不调；失眠多梦，并伴有头晕耳鸣；口干嗜饮，尿少色黄，便干便秘，喜冷怕热，头发枯黄、脱发或断发；舌体瘦小，舌红苔少或无苔；脉细数。

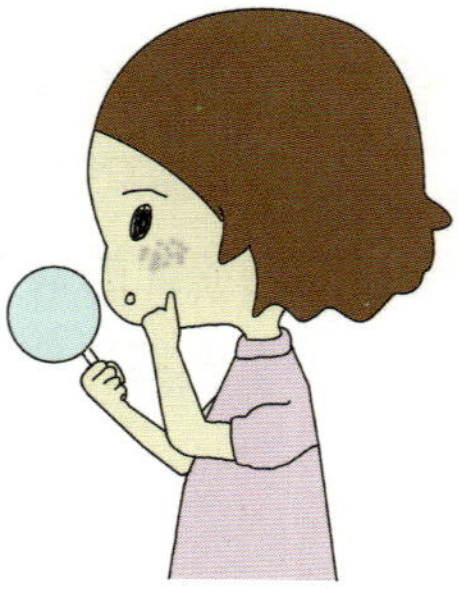

4. 肾阳虚型

症状表现为色斑分布在耳前、额部、面颊外侧等处，斑色多为黑褐；部分患者肤色晦暗无光，或有黑眼圈，重者晨起颜面浮肿或眼睑水肿。体征表现为腰酸腿软，常伴有月经不调；睡眠易惊醒，多梦；喜热怕冷，四肢冰凉；舌体胖大，边有齿痕，舌淡苔白，脉沉；常流清涕，神疲乏力，动则气喘，大便溏薄，小便清长。

醋疗法

（一）黄褐斑散

药物组成　红花、柴胡、生地黄、赤芍、补骨脂、杏仁各等份，食醋适量。

制法用法　上药共研为细末，用食醋调和，用胶布密封贴脐治疗（对胶布过敏者可用肤疾宁贴敷），每隔4日换药1次，5次为1个疗程。

功效主治　活血化瘀，凉血清热，滋阴补肾，疏肝解郁，润肺养肤，软化血管。适用于黄褐斑。

（二）韭茄醋方

药物组成　韭菜、茄子、硼砂、硼酸各25g，醋200ml。

制法用法　将以上前4味混合捣烂，加醋，密封24小时，敷于患处。

功效主治　杀虫解毒。适用于黄褐斑。

（三）五菜醋方

药物组成　胡萝卜、白菜、卷心菜、南瓜、黄瓜各等量，精盐、食醋各适量。

制法用法　先将以上5种新鲜蔬菜洗净，放在盆内加精盐后压实，6小时后加醋凉拌。经常食用。

功效主治　祛斑增白。适用于面部皮肤色素沉着。

（四）知母醋方

药物组成　知母、醋各适量。

制法用法　知母用好醋磨取浓汁，搽患处。

功效主治 滋阴降火，散瘀解毒。适用于黄褐斑。

（五）治面皯黯方（1）

药物组成 白矾7.8g，石硫黄7.8g，白附子7.8g，醋适量。

制法用法 上3味，为末，以醋一盏，渍之3日，夜净洗面，敷之。莫见风日，21日，白如雪。

功效主治 祛风洁面，祛斑增白。适用于黧黑斑。

（六）治面皯黯方（2）

药物组成 鸡蛋3枚，丁香50g，胡粉（细研）50g，醋1L。

制法用法 上3味，先以醋渍7天后，取鸡蛋清调香粉，令匀。以浆水洗面，敷之。

功效主治 润肤洁面，祛斑增白。适用于面部皮肤色素沉着。

（七）半夏米醋方

药物组成 半夏、米醋各适量。

制法用法 半夏焙干，研为细末，米醋调敷，不可见风，不计次数，从早至晚，皂角汤洗下，如此3天，面莹如玉也。

功效主治 化瘀散结，润肤增白。适用于面上黑气。

（八）密陀僧醋方

药物组成 密陀僧60g，醋适量。

制法用法 将密陀僧研为细末，再与醋调成糊状备用。洗净患部皮肤，用药糊擦之，每日1～2次。

功效主治 解毒，除湿，止痒。适用于黄褐斑等。

（九）硼砂白醋方

药物组成 硼砂50g，白醋100ml。

制法用法 将硼砂研成细粉，再与白醋混匀，涂敷患处，每日2～3次。

功效主治 清热，消痰，解毒防腐。适用于黄褐斑。

（十）化瘀消斑散方

药物组成 柴胡、香附、白芍、白芷、栀子各等份，冰片少许，食醋适量。

制法用法 将上药研为细末，每取药末10g以食醋调成糊，敷于脐中，纱布覆盖，胶布固定。每2~3日换药1次。

功效主治 疏肝理气，散瘀。适用于面部色斑。

（十一）硫黄雄黄醋方

药物组成 硫黄30g，雄黄30g，密陀僧30g，硼砂10g，轻粉5g，米醋200ml。

制法用法 将以上前5味研成细末，置米醋中浸泡7天后，用生姜切片蘸药醋液搽患处。每日3~4次，连用7天为1个疗程。

功效主治 祛风散湿，解毒杀虫。适用于黄褐斑。

（十二）薏苡仁浸醋方

药物组成 薏苡仁300g，食醋500ml。

制法用法 先将薏苡仁浸于米醋中，密封10天后即成。每日服醋液15ml。

功效主治 祛斑增白。适用于面部皮肤色素沉着。

（十三）海螵蛸菖蒲醋方

药物组成 海螵蛸26g，菖蒲26g，硫黄26g，醋适量。

制法用法 将以上前3味共研粗末，再与醋调匀，涂于患处，3~5次即愈。

功效主治 辟秽杀虫。适用于黄褐斑。

注意事项

（1）注意防晒，防止各种电离辐射。

（2）积极治疗原发病。面部发生各种皮炎应及时治疗，防止炎症性色素沉着发生。

（3）不滥用化妆品，尤其不用劣质化妆品。

（4）注意劳逸结合，保证充足的睡眠，注意调节情志，避免过度的精神紧张。

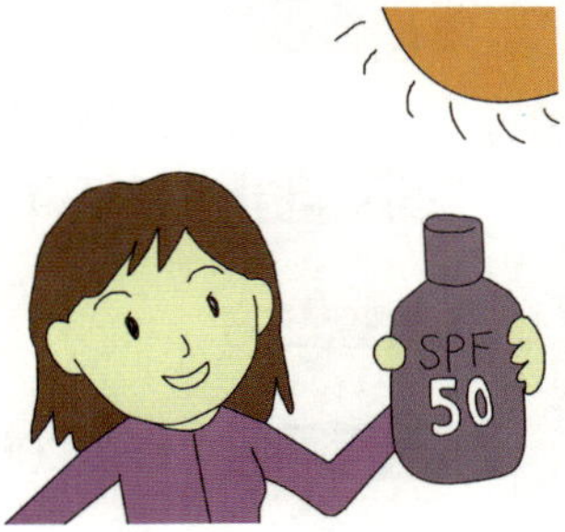

（5）多喝水，多吃蔬菜和水果，如西红柿、黄瓜、草莓、桃等，避免刺激性食物，少食油腻、辛辣的食品，戒掉不良习惯，如抽烟、喝酒、熬夜等。

第三节 皮肤黝黑粗糙

随着年龄的增大，皮脂分泌功能减弱，很多人开始出现皮肤黝黑粗糙，色如尘垢的症状。本病多由饮食不节，劳倦过度，脾胃受损，则化源竭乏，肌肤失养；或房事过度，肾阴不足，虚火上扰；或命门火衰，肌肤不得温煦，皆能致病。本病多见于中年以上妇女，好发于面颈部，亦可累及四肢等处。病程较久，进展缓慢。严重影响美观。

临床表现

临床表现为皮肤黝黑粗糙、无光泽、无弹性。

醋疗法

（一）洗面醋方

药物组成 米醋适量。

制法用法 先用香皂洗脸，再用加醋的温水洗脸，然后用水洗干净。常洗有效。洗脸时要紧闭双眼，以免伤害眼睛。

功效主治 养颜嫩肤。适用于皮肤粗糙、黝黑。

（二）蜂蜜醋方

药物组成 蜂蜜20ml，食醋20ml。

制法用法 将上2味加温开水冲服。每日2～3次，久服效佳。

功效主治 养颜嫩肤。适用于皮肤粗糙、黝黑。

（三）桃仁醋浸方

药物组成 桃仁（去皮、尖）250g，食醋500ml。

制法用法 将桃仁浸在食醋中，密封保存在玻璃瓶内。浸泡10天后，即可每日饮1汤匙。可泽润皮肤，改善皮肤的微循环。

功效主治 活血化瘀，嫩肤养颜。适用于颜面肌肤甲错、粗糙、晦暗。

（四）黑米醋焖猪脚

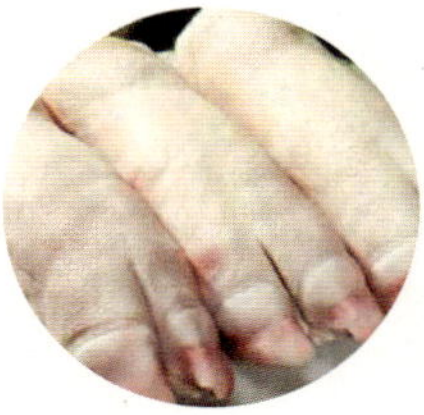

药物组成 猪脚1块，冰糖、生姜、盐各适量，大枣、枸杞子各少许。

制法用法 将猪脚尖洗净，加入适量冰糖、黑米醋、生姜、盐，少许大枣和枸杞子，放在砂锅里，再加水，先大火烧开，再用小火煲到猪脚变成软软糯糯的即可。随餐食用。

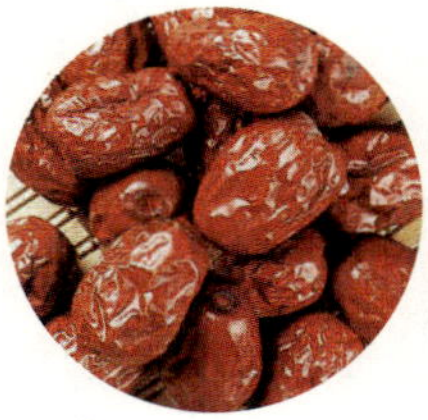

功效主治 益气补血，润肤泽面。适用于皮肤粗糙、黝黑。

（五）食醋甘油防皱方

药物组成 食醋10ml，甘油2ml。

制法用法 将食醋与甘油按比例混合，调拌成混合剂，每晚睡前做过面部清洁工作后，把混合剂涂抹于脸部和颈部，可以睡眠过夜，也可在30分钟后以清水洗净再涂晚霜睡眠，每日2～3次，连续用2～6个月，能使容颜变得细嫩、光洁，皮肤皱纹减少。

功效主治 散瘀除皱，养颜润肤。适用于皮肤粗糙、黝黑。

注意事项

（1）晨起空腹饮一杯淡盐水或蜂蜜水，配合腹部按摩或转腰，让水在肠胃振动，加强通便作用。全天都应多饮凉开水以助润肠通便。

（2）进行适当的体力活动，加强体育锻炼，比如仰卧屈腿、深蹲起立、骑自行车等都能加强腹部的运动，促进胃肠蠕动，养成促进排便。

（3）每晚睡前，按摩腹部，养成定时排便习惯。

（4）注意饮食结构。主食不要过于精细，多吃蔬菜、水果、谷物、植物籽、果仁等，饮食中必须有适量的纤维素。

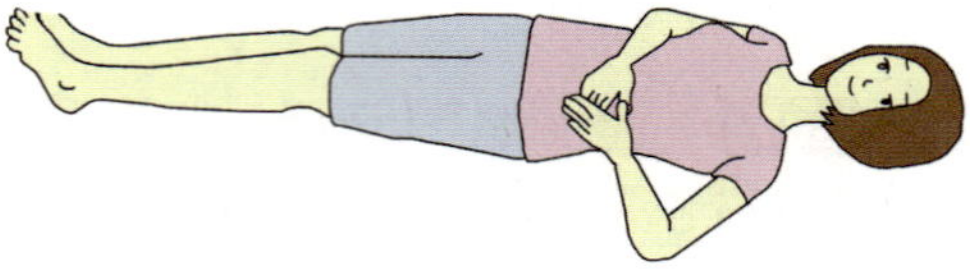

第四节 酒渣鼻

酒渣鼻也称酒糟鼻。由脾胃湿热上熏于肺所致。症见鼻准发红，久则呈紫黑色，甚者可延及鼻翼。鼻部油腻，疹起如黍，色赤肿痛，破后出粉白汁，日久皆成白屑；重则皮肤变厚，鼻头增大，表面隆起，高低不平，状如赘疣。多见于中年以后的男女或嗜酒之人。

临床表现

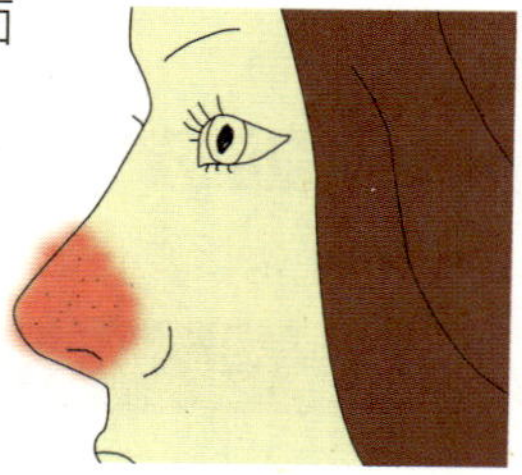

（1）肺胃积热型（红斑期） 表现为鼻及颜面部潮红，表面光亮，重者红斑显著，瘙痒，受热后更红，大便干，口渴。舌边红，苔薄白或黄燥，脉滑微数。

（2）热毒炽盛型（丘疹期） 表现为鼻及颜面除有红斑外，常有散在炎症小丘及脓疱，患处灼热疼痛，大便干结，小便黄。舌质红，苔黄燥，脉滑数或弦数。

（3）血瘀凝结型（鼻赘期） 表现为鼻部暗红或紫红，逐渐肥厚变大，形成鼻赘，舌质暗红或有紫斑，脉弦涩。

醋疗法

（一）醋熘茭白

药物组成 茭白500g，植物油50ml，米醋、白糖、酱油、花椒、香油、淀粉适量。

制法用法 将茭白洗净切成旋刀块，起油锅投入花椒炸香后捞出，投入茭白块略炒，放入糖、醋、酱油，煮沸，用水淀粉勾芡，淋上香油即成。佐餐食用。

功效主治 清热除烦，明目。适用于酒渣鼻等。

（二）治面上皻疱方

药物组成 木兰皮500g，陈醋500ml。

制法用法 将药细切，以陈醋渍之百日，晒干捣末，每次服3ml，每日3服。

功效主治 健脾清热，散瘀祛斑。适用于酒渣鼻。

注意事项

（1）多吃新鲜水果和蔬菜，保持大便通畅。

（2）禁止在鼻病变区抓、搔、剥及挤压。

（3）注意日常饮食，忌食辛辣、酒类等刺激性食物。

（4）注意防晒，避免在高温、湿热的环境中长期生活或工作。

（5）患者最好不化妆，实在需要化妆时，避免用刺激性化妆品。

（6）避免使用刺激性清洁用品，平时用温水肥皂清洁面部。

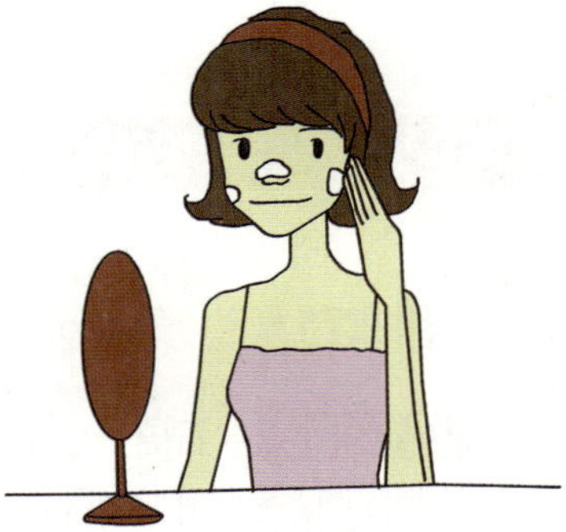

第五节 瘢痕疙瘩

瘢痕疙瘩为皮肤损伤后结缔组织过度增生所引起的良性皮肤肿瘤。患者往往具有瘢痕体质，有色人种较易发病。有时有家族史，呈常染色体隐性或显性遗传。伤口张力大、烧伤、异物和某些炎症性皮肤病如痤疮、穿掘性毛囊炎等均易促发本病。

临床表现

1．瘀毒聚结证

临床表现为瘢痕块初起或时间不长，颜色较鲜红或紫红，质地坚硬，时有痒痛不适，口干大便干结，小便短赤，舌红有瘀斑点，苔薄黄，脉弦。

2．气虚血瘀证

临床表现为瘢痕日久不消退，颜色淡红或暗红，质地韧实，如橡胶样，无痒痛，体弱肢乏，声低懒言，面色无华，舌质淡，苔薄白，脉细涩。

醋疗法

（一）黑布药膏

药物组成 五倍子粉860g，金头蜈蚣10条，蜂蜜180g，梅花冰片3g，老黑醋2.5L。

制法用法 将黑醋盛砂锅内，火上熬开30分钟，加入蜂蜜再熬至沸腾状，用铁筛将五倍子粉慢慢撒入，边撒边按同一方向搅拌。撒完后，即改用文火熬成膏状离火；再兑入蜈蚣粉和梅花冰片粉，搅匀即成。做成的黑布药膏，质量要求光亮，黑润，贮存在瓷罐或玻璃瓶中备用（切勿用金属器皿中储存）。外涂此药时需2～3mm厚（不要用金属器械涂药），用黑布或厚布盖上，换药前清洁皮肤，每2～3日换药1次。

功效主治 破瘀软坚，敛疮解毒。适用于瘢痕疙瘩，以及疖、痈、毛囊炎初期，乳头状皮炎。

（二）醋调三七末

药物组成 三七末、食醋各适量。

制法用法 上2味，调成膏状，外敷患处。

功效主治 散瘀除坚，润肤化斑。适用于瘢痕疙瘩。

（三）蒺藜山栀醋和方

药物组成 蒺藜90g，山栀子90g，醋适量。

制法用法 前2味，共研为末，醋和，夜涂脸上，清晨洗去。

功效主治 清热燥湿，散瘀解毒。适用于面上瘢痕。

注意事项

（1）属于瘢痕体质者，应尽量保护皮肤，避免外伤或感染。

（2）平时不要吃柑橘、南瓜、海鲜等食物，避免刺激到瘢痕肌肤的神经末梢，使痛痒更加严重。

（3）产生瘢痕后，尽量不要搔抓、摩擦或挤压。

第六节　护发

头发与皮肤一样也有油性、中性和干性的分别，要根据皮脂膜的分泌量而定。而洗头次数也应根据人而定，只要感觉不洁便要清洗。拥有一头闪亮滑润的头发，是每位爱美人士所盼望的事，因为柔亮的头发会给人明朗、健康的感觉。

醋疗法

（一）洗发醋方

药物组成 米醋200ml。

制法用法 将醋倒入盆内加水300ml，加温后洗头。隔日1次。

功效主治 美发，护发。适用于头发脱落、头皮发痒，能使头发柔软有光泽。

（二）醋煮黑豆方

药物组成 黑豆120g，米醋500ml。

制法用法 以醋煮黑豆（不加水）至如稀糊，过滤去渣。用牙刷蘸醋豆液刷毛发，每日1次。

功效主治 补肾乌发。适用于各种非遗传性白发。

（三）洗发醋蛋液方

药物组成 洗发液、鸡蛋、食醋各适量。

制法用法 在洗发液中加入鸡蛋清，混匀后蘸取轻轻地按摩头发，用水洗净头发；再用蛋黄调入食醋，慢慢地按摩头发，用毛巾包1小时后用水冲洗干净。每周或隔周1次。

功效主治 美发，护发，养发。适用于干性头发和发质较硬者，可防止脱发，使头发变得光润柔滑。

（四）名人乌发护发经验方

药物组成 淘糯米水500ml，醋10ml。

制法用法 在淘米水中加适量醋，用该水边洗头边按摩，等十几分钟后，便可用清水冲洗干净。每周1次。

功效主治 滋阴润燥，散瘀解毒。适用于乌发、护发、养发。

注意事项

（1）如果遇到静电，在用免洗护发素之前，先把外层头发束起来，涂好里面的头

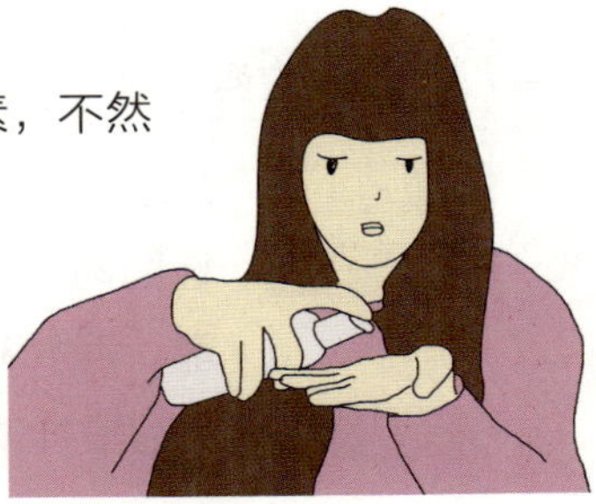

发后，再涂表层。

（2）洗完头发后，应该用毛巾擦干头发再涂抹护发素，不然水分会影响护发素的吸收，削弱其功效。

（3）为了梳理顺畅，不起静电，需要先将头发喷湿。干燥季节，可滴上数滴婴儿油或纯橄榄油在小喷雾器内，全头喷洒后细心梳理，就不会拉扯头发。

（4）洗发前应先冲湿头发，再将洗发精倒在手心里搓出泡沫，揉在头发上。不要直接把香波倒在头发上。

（5）冬天血管收缩，头发缺少营养供应，易变脆脱落。外出时，注意头发的保暖。

第七节　宁心安眠

宁心安眠是指用于治疗阴虚而心神不安，难以入眠的方法。症见心悸易惊，健忘失眠，精神恍惚，多梦遗精，口舌生疮，大便燥结，舌红少苔，脉细数。多因心血亏虚所致。

醋疗法

（一）花生醋方

药物组成　花生米40g，嫩花生叶50g，粳米40g，食醋20～30ml。

制法用法　花生米和粳米捣研为末，加入嫩花生叶共捣研为细末，加600ml水煮至400ml，加食醋调匀。每日早晚食用。

功效主治　宁心安神助眠。

（二）桂圆莲子枣仁醋方

药物组成 桂圆肉、莲子仁、酸枣仁各30g，食醋30ml。

制法用法 桂圆肉、莲子仁、酸枣仁放入锅中，加500ml水煮熟，然后倒入食醋，再煮3～5分钟。睡前服用。

功效主治 宁心安神助眠。

注意事项

（1）劳逸适度，改变不良生活习惯。戒烟、酒，忌辛辣刺激食品，如咖啡、浓茶等。晚餐不要过饱。

（2）适量选食一些有助于神经功能的食品。如河鱼、海鱼、牡蛎、虾、泥鳅、猪肝、猪腰、核桃、花生、苹果、蘑菇、豌豆、蚕豆、牛奶等。

（3）睡前30分钟不再用脑，在安宁的环境中听一些舒缓的音乐。难以入睡者还可以做一些外出散步之类的松散活动。

（4）上床前以40～50℃温水洗脚后，搓揉脚底片刻。冬天更应该将脚部搓至温热。

（5）忌用热性补药，如鹿茸、人参、附子等。

（6）经常参加种花养草等园艺活动，陶冶性情，消除紧张焦虑情绪。

（7）睡前喝一杯牛奶或吃一点甜食，有助于提高睡眠质量。

（8）清晨迎着太阳活动，锻炼30分钟左右，有助于人体生物钟的调整。

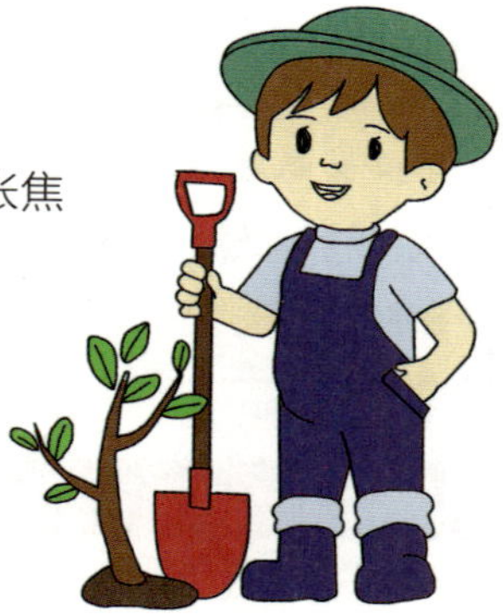

第八节　滋阴补血

中医学认为“女子以气血为本”，血盛则形健、面红润、皮肤光滑、毛发润泽，血不足则精神恍惚、心悸不安。气血充足不仅能让女性朋友们拥有好皮肤，同时也能帮助协调身体的健康。想要有好的气色，就需要知道如何滋阴补血。滋阴补血是最根本的养生之法，适用于阴血亏虚的患者，临床多见头晕耳鸣，失眠健忘，神疲乏力，眼花，面色萎黄等。

醋疗法

二冬生地醋方

药物组成　天冬、麦冬、生地黄、熟地黄、川芎、五加皮、牛膝各15g，桂枝9g，汾酒10L，蜂蜜、红糖各100g，陈米醋500ml。

制法用法　将前8味捣碎，入布袋，置瓷坛内，加入汾酒和蜂蜜、红糖、陈米醋搅匀，豆腐皮封口，压以重物，入锅内蒸30分钟，取出，阴凉处静置7天以出火毒，取出即可服用。不拘时饮之。

功效主治　滋阴补血，养血息风。

注意事项

（1）饮食营养要合理，食物必须多样化，食谱要广，不应偏食，否则会因某种营养素的缺乏而引起贫血。饮食要富有营养，易于消化。忌食辛辣、生冷的食物。平时可配合滋补食疗以补养身体。

（2）饮食应有规律、有节制，严禁暴饮暴食。多食含铁丰富的食物，如猪肝、猪血、瘦肉、奶制品、豆类、大米、苹果、绿叶蔬菜等。

（3）多饮茶能补充叶酸、维生素B_{12}，有利于巨细胞性贫血的治疗。但缺铁性贫血患者不宜饮茶，因为饮茶不利于人体对铁剂的吸收。适当补充酸性食物则有利于铁剂的吸收。

参考文献

[1] 杨绿茵．对症健康好醋方[M]．浙江：浙江科学技术出版社，2013.

[2] 康永政．醋疗验方1000例[M]．山西：山西科学技术出版社，2013.

[3] 张仁庆．食醋养生饮食[M]．北京：中国社会出版社，2014.

[4] 国医编委会．茶・酒・醋速效小偏方[M]．黑龙江：黑龙江科学技术出版社，2014.

[5] 杨绿茵．神效醋疗[M]．吉林：吉林科学技术出版社，2014.

[6] 刘强．醋的保健功能与药用便方（第3版）[M]．河南：河南科学技术出版社，2018.